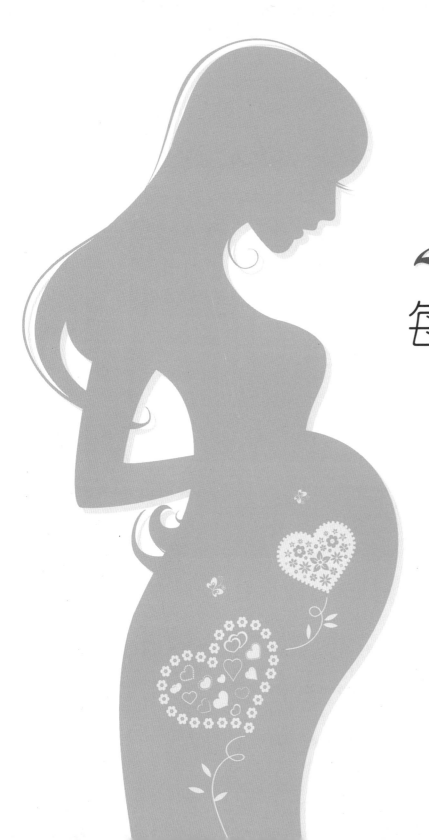

怀孕
280天
每日一读

首都医科大学附属

北京妇产医院　主任医师

周　莉◎编著

U0278552

中国人口出版社

China Population Publishing House

全国百佳出版单位

图书在版编目（CIP）数据

怀孕 280 天每日一读 / 周莉编著 . –– 北京 : 中国人
口出版社 , 2021.1
ISBN 978–7–5101–7416–2

Ⅰ . ①怀… Ⅱ . ①周… Ⅲ . ①妊娠期－妇幼保健－基
本知识 Ⅳ . ① R715.3

中国版本图书馆 CIP 数据核字 (2020) 第 216105 号

怀孕 **280** 天每日一读
HUAIYUN 280 TIAN MEI RI YI DU

周莉　编著

责 任 编 辑	姜淑芳　李瑞艳
责 任 印 制	林　鑫　单爱军
装 帧 设 计	北京品艺文化传播有限公司
出 版 发 行	中国人口出版社
印　　　刷	小森印刷（北京）有限公司
开　　　本	889 毫米 ×1194 毫米　1/16
印　　　张	19
字　　　数	350 千字
版　　　次	2021 年 1 月第 1 版
印　　　次	2021 年 1 月第 1 次印刷
书　　　号	ISBN 978–7–5101–7416–2
定　　　价	49.80 元

网　　　址	www.rkcbs.com.cn
电 子 信 箱	rkcbs@126.com
总编室电话	（010）83519392
发行部电话	（010）83510481
传　　　真	（010）83538190
地　　　址	北京市西城区广安门南街 80 号中加大厦
邮 政 编 码	100054

前　言

母爱是与生俱来的。

当一个小生命在你身体里扎根，母爱的嫩芽也在悄悄地生长，从此伴随一生。生命真的很神奇，你将慢慢体验这种奇特的感受，并跟随这个奇迹，一起成长。

本书全面、系统地为你提供科学、实用的孕期保健知识，每天读一页，每天获取一个新知识，每天都在增加对孕育进程的了解，对腹中胎宝宝的认知，有助于每个准妈妈树立正确的保健理念，养成健康的生活方式，你将收获一个难忘的孕期。从现在就开始懂得感恩，感谢生命的赐予吧，什么是血脉相连，什么是十指连心？你将体验更多的刻骨铭心。

愿本书能成为你怀孕旅程的知心朋友，陪伴你度过孕期每一天，让你安全、愉快、健康地度过这段美妙的人生阶段，陪你共同获得对生命的感知。

当你迎接新生命到来的那天，我们也和你一样幸福。

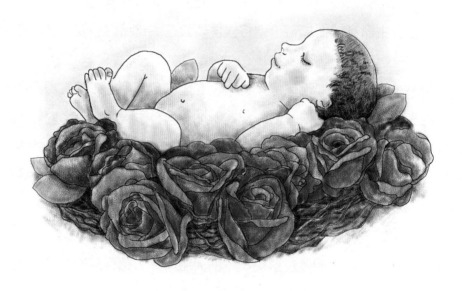

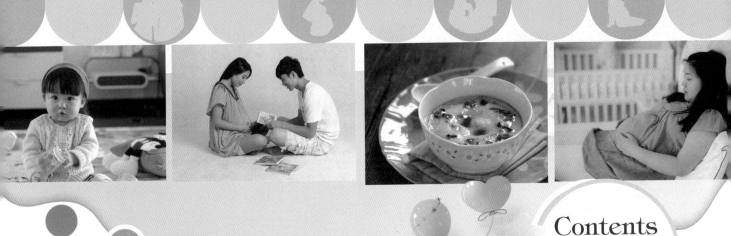

Contents
目录

第一章 了解优生知识，科学备孕

一、生殖的奥秘 / 2

二、怀孕的历程 / 7

三、做个孕前检查更安心 / 10

第二章 专家教你如何逐月养胎

孕1月 受精卵发育成胚芽 / 14

第 1 天　顺应自然，择时受孕 / 16

第 2 天　适龄生育，讲究受孕环境 / 17

第 3 天　精子也要拼"颜值" / 18

第 4 天　性生活质量决定受孕成功率 / 19

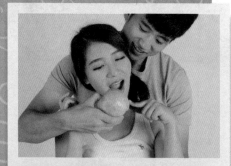

第 5 天　遗传与优生 / 21

第 6~7 天　血型的遗传 / 22

第 8 天　不妨试试基础体温测排卵期 / 24

第 9 天　记录基础体温，找出排卵日 / 26

第 10 天　推测排卵期最便利的方法：使用排卵试纸 / 28

第 11 天　推算排卵日的其他方法 / 29

第 12 天　受孕最好在家中进行 / 31

第 13~14 天　选择最佳受孕体位 / 32

第 15 天　心情愉悦容易受孕 / 33

第 16 天　避开黑色受孕时间 / 34

第 17 天　准妈妈需要了解自己的权益保障 / 35

第 18 天　外出回来要及时做好清洁 / 36

第 19 天　做好营养储备，孕育健康宝宝 / 37

第 20~21 天　预防胎儿畸形，及早补充叶酸 / 39

第 22 天　胚胎（胎儿）发育全过程（1）/ 40

第 23 天　胚胎（胎儿）发育全过程（2）/ 41

第 24 天　如何正确理解胎教 / 43

第 25 天　胎教让女性更美丽 / 44

第 26 天　胎教要建立在胎宝宝生理变化基础上 / 45

第 27~28 天　优境胎教，为准妈妈营造一个良好环境 / 46

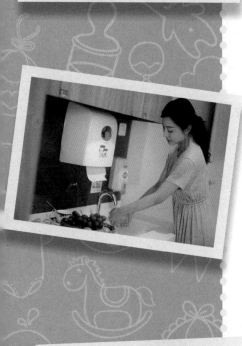

孕 2 月　胎儿面部五官已经完备 / 47

第 29 天　这些怀孕征兆你知道吗 / 49

第 30 天　自测怀孕的方法 / 50

第 31 天　去医院确诊是否怀孕 / 52

第 32 天　算一算预产期 / 53

第 33 天　如何选择产检医院 / 54

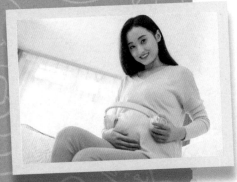

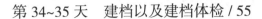

第 34~35 天　建档以及建档体检 / 55

第 36 天　为什么要定期产检 / 56

第 37 天　制订一个切实可行的营养计划 / 58

第 38 天　可以开始音乐胎教 / 59

第 39 天　适量营养，缓解早孕反应 / 60

第 40 天　别让体重增长得太快 / 61

第 41~ 42 天　准妈妈要多吃补脑食物 / 62

第 43 天　孕期高热的危害 / 63

第 44 天　孕早期感冒食疗方 / 64

第 45 天　音乐胎教的好处 / 65

第 46 天　音乐胎教：欣赏《春之声圆舞曲》 / 66

第 47 天　准妈妈营养不良危害多 / 67

第 48~49 天　准妈妈要注意预防病毒感染 / 68

第 50 天　远离致畸药物 / 69

第 51 天　孕期要保持居家环境卫生 / 70

第 52 天　厨房、地毯污染不可轻视 / 71

第 53 天　孕早期营养和膳食安排要合理 / 72

第 54 天　孕 2 月常规检查项目 / 73

第 55~56 天　克服妊娠反应，积极补充营养 / 74

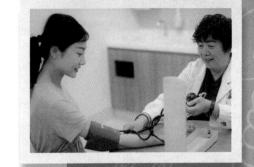

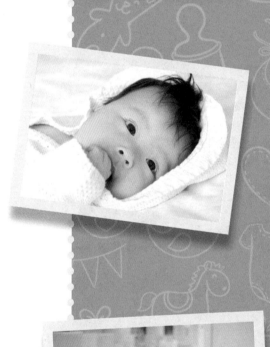

孕3月　成为真正的胎儿 / 75

第 57 天　为什么要做超声检查 / 77

第 58 天　居家生活要有所回避 / 78

第 59 天　职场准妈妈要注意工作环境 / 79

第 60 天　准妈妈用药准则 / 80

第 61 天　不同时期的用药对策 / 81

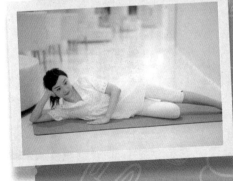

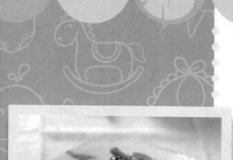

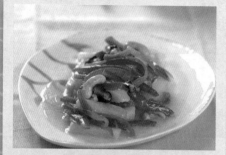

第 62~63 天　职场准妈妈如何缓解疲劳 / 82

第 64 天　孕早期要预防风疹病毒感染 / 83

第 65 天　吃点儿坚果，胎儿更聪明 / 84

第 66 天　这些禁忌准妈妈要了解 / 85

第 67 天　准爸爸要给准妈妈更多的爱 / 86

第 68 天　孕早期的胎教 / 88

第 69~70 天　准妈妈补碘很重要 / 89

第 71 天　可以开始运动胎教 / 90

第 72 天　孕期明星营养素：维生素 C / 91

第 73 天　预防妊娠纹有妙招 / 92

第 74 天　不宜盲目保胎 / 93

第 75 天　避免孕期肥胖 / 94

第 76 ~77 天　孕 3 月要注意营养补充 / 95

第 78~79 天　孕期规律生活有利于胎儿生长 / 96

第 80 天　语言胎教：母子心灵的沟通，从胎儿期开始 / 97

第 81 天　如何知道自己怀了双胞胎 / 98

第 82 天　双胎妊娠的保健措施 / 99

第 83~84 天　为胎儿大脑补充足够营养 / 100

孕4月　胎儿听力发育完全 / 101

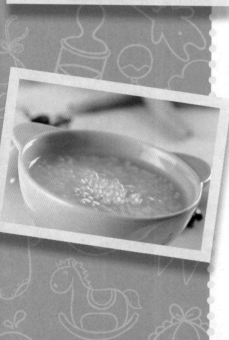

第 85 天　孕 11~13 周，需做早期排畸检查 / 103

第 86 天　多沐浴阳光，预防先天性佝偻病 / 104

第 87 天　制订可行的孕期运动方案 / 105

第 88 天　孕期应该做几次 B 超 / 106

第 89 天　教准妈妈看懂 B 超检查单 / 107

第 90~91 天　准妈妈应保证脂肪的供给 / 108

第 92 天　准妈妈要警惕会影响胎儿听力的疾病 / 109

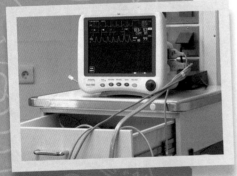

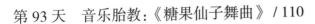

第 93 天　音乐胎教：《糖果仙子舞曲》/ 110

第 94 天　孕期科学喝水 / 111

第 95 天　孕中期是胎教的最佳时期 / 112

第 96 天　什么是无创 DNA 检测 / 113

第 97~98 天　控制总热量，避免肥胖和妊娠期糖尿病 / 114

第 99 天　职场准妈妈巧妙应对四大难题 / 115

第 100 天　益生菌——准妈妈和胎儿健康的保障 / 116

第 101 天　预防妊娠纹要多吃这些食物 / 117

第 102 天　预防孕期便秘 / 118

第 103 天　孕期适宜的睡眠姿势 / 119

第 104~105 天　水果和蔬菜：最好的维生素来源 / 120

第 106 天　宝宝补钙从孕期开始 / 121

第 107 天　准妈妈易陷入的补钙误区 / 122

第 108 天　语言胎教：准爸爸给胎儿唱儿歌 / 123

第 109 天　准妈妈孕期洗浴有讲究 / 124

第 110 天　准妈妈要注重口腔保健 / 125

第 111~112 天　准妈妈可以多吃西葫芦 / 126

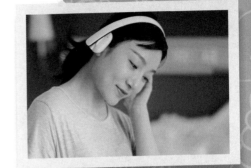

孕5月　胎儿四肢发育完成 / 127

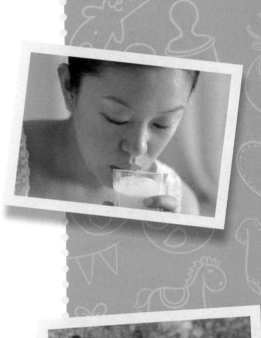

第 113 天　感受胎动 / 129

第 114 天　学会观察胎动 / 130

第 115 天　语言胎教的重要性 / 131

第 116 天　语言胎教：给胎儿讲睡前故事《小猴摘桃》/ 132

第 117 天　准妈妈的生活禁忌 / 133

第 118~119 天　饮食均衡，多样化营养 / 134

第 120 天　准妈妈补钙不要过量 / 135

第 121 天　准妈妈常见的皮肤问题 / 136

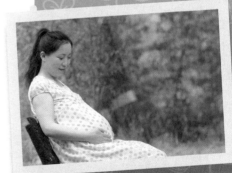

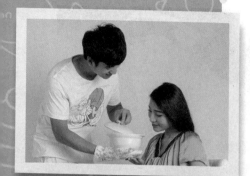

第 122 天　孕期最安全的美容方案 / 137

第 123 天　准妈妈驾车、乘车时需要注意的细节 / 138

第 124 天　准妈妈孕期乳房保健方案 / 139

第 125~126 天　准妈妈要注意孕中期饮食 / 140

第 127 天　孕期如何着装 / 141

第 128 天　选购孕妇装的标准 / 142

第 129 天　孕期如何选择胸罩和内裤 / 143

第 130 天　准妈妈应坚持每天散步 / 144

第 131 天　唐氏综合征筛查 / 145

第 132~133 天　语言胎教：准爸爸为胎宝宝读《三字经》/ 146

第 134 天　运动胎教的好处 / 147

第 135 天　准妈妈在运动时的注意事项 / 148

第 136 天　实施音乐胎教的意义 / 149

第 137 天　音乐胎教能提升胎儿的情商 / 150

第 138 天　怎样进行音乐胎教 / 151

第 139~140 天　别盲目产检 / 152

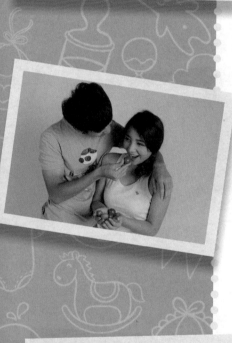

孕6月　胎儿有了微弱的视觉 / 153

第 141 天　准妈妈要警惕的化妆品 / 155

第 142 天　准爸爸要做准妈妈的好助手 / 156

第 143 天　孕中期的"性"福秘籍 / 157

第 144 天　准妈妈可以适当做些家务 / 158

第 145 天　准妈妈需要纠正的不良习惯 / 159

第 146~147 天　给胎儿做体操，锻炼胎儿体格 / 160

第 148 天　职场妈妈，减压有方法 / 161

第 149 天　孕晚期准妈妈不适早知道 / 162

第 150 天　下肢静脉曲张怎么办 / 163

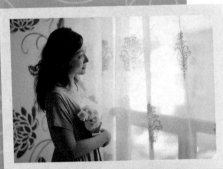

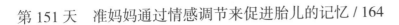

第 151 天　准妈妈通过情感调节来促进胎儿的记忆 / 164

第 152 天　美育胎教的好处 / 165

第 153~154 天　美育胎教：欣赏《妈妈的谅解》，
　　　　　　　　感受母子情深 / 166

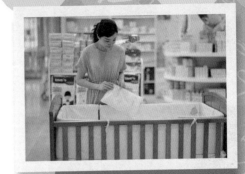

第 155 天　警惕妊娠期糖尿病 / 167

第 156 天　控制饮食防治妊娠期糖尿病 / 168

第 157 天　患糖尿病的准妈妈要注意餐次分配 / 169

第 158 天　降低食物升糖指数的烹调方法 / 170

第 159 天　养胎不必整天卧床休息 / 171

第 160~161 天　孕中期、孕晚期要定时进行 B 超检查 / 172

第 162 天　语言胎教：为胎宝宝读诗《领悟》 / 173

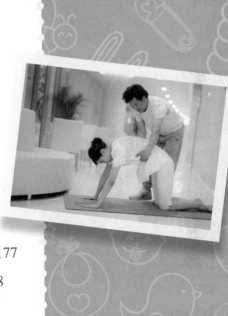

第 163 天　准妈妈情绪不良易导致宝宝将来患多动症 / 174

第 164 天　抚摸胎教给宝宝更多刺激 / 175

第 165 天　做一做缓解身体疼痛的健身球操 / 176

第 166 天　语言胎教：给胎宝宝讲故事《十二生肖的故事》 / 177

第 167~168 天　语言胎教：为胎宝宝读《阳光下的时光》 / 178

孕7月　胎儿皮肤发育完成 / 179

第 169 天　腿抽筋，不一定是缺钙 / 181

第 170 天　孕期水肿怎么办 / 182

第 171 天　教你预防和缓解孕期水肿 / 183

第 172 天　胎教要继续 / 184

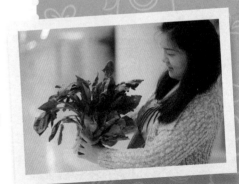

第 173 天　语言胎教：给胎宝宝讲故事《爱美的小公鸡》 / 185

第 174~175 天　准妈妈要保障孕期营养 / 186

第 176 天　孕期食欲过盛的隐患 / 187

第 177 天　准妈妈自我防护有妙招 / 188

第 178 天　语言胎教：为胎宝宝读诗《孩子的世界》 / 189

第 179 天　妊娠期抑郁症的判断 / 190

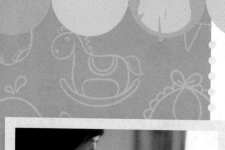

第 180 天　远离妊娠期抑郁症 / 191

第 181~182 天　拍孕妇照，留下孕期美好回忆 / 192

第 183 天　多吃富含钙的食物，坚固胎宝宝的骨骼和牙齿 / 193

第 184 天　什么是妊娠期高血压疾病 / 194

第 185 天　调整饮食，预防和缓解妊娠期高血压疾病 / 195

第 186 天　及早发现胎位不正 / 196

第 187 天　胎位不正的纠正方法 / 197

第 188~189 天　音乐胎教：听贝多芬的《田园》/ 198

第 190 天　孕晚期，更要注意心理保健 / 199

第 191 天　出现不正常的乳汁怎么办 / 200

第 192 天　碳水化合物，孕期不可或缺的营养 / 201

第 193 天　孕晚期应做的检查 / 202

第 194 天　开始准备宝宝出生后的用品 / 203

第 195~196 天　运动胎教：做一做夫妻体操 / 204

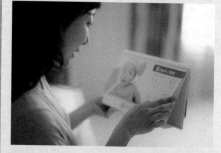

孕8月　皮下脂肪越来越多 / 206

第 197 天　孕晚期遭遇腹部胀痛 / 208

第 198 天　继续实施胎教 / 209

第 199 天　语言胎教：给胎宝宝讲故事《找帮助》/ 210

第 200 天　经常吃牛肉可预防贫血 / 211

第 201 天　进行骨盆测量，判断能否自然分娩 / 212

第 202~203 天　孕晚期要积极预防早产 / 213

第 204 天　准妈妈应为母乳喂养做准备 / 215

第 205 天　孕晚期运动不宜过于频繁 / 216

第 206 天　遵循"三高三低"饮食原则 / 217

第 207 天　准妈妈要保持良好的情绪 / 218

第 208 天　音乐胎教：欣赏德沃夏克的《自新大陆》/ 219

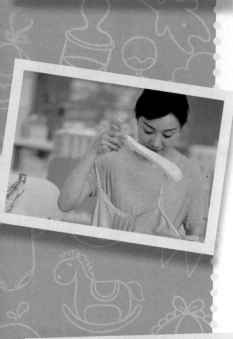

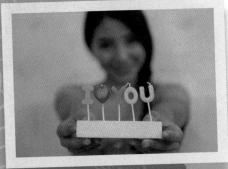

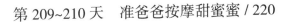

第 209~210 天　准爸爸按摩甜蜜蜜 / 220

第 211 天　准妈妈动动脑：思维训练 / 221

第 212 天　做一做活动下半身的工间操 / 222

第 213 天　利于自然分娩的放松训练 / 224

第 214 天　最后 3 个月合理饮食，避免巨大儿 / 226

第 215 天　美育胎教：欣赏名画《洗澡》，品读亲情之美 / 227

第 216~217 天　需要做妊娠期高血压疾病筛查 / 228

第 218 天　孕晚期遭遇痔疮怎么办 / 229

第 219 天　什么是高危妊娠 / 230

第 220 天　准妈妈要注意保护自己 / 231

第 221 天　准妈妈何时停止工作 / 232

第 222 天　孕晚期适当运动有利于分娩 / 233

第 223~224 天　语言胎教：欣赏诗歌《吉檀迦利》

（节选）/ 234

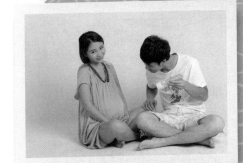

孕9月　胎儿外形丰满 / 235

第 225 天　安排好住院期间的看护工作 / 237

第 226 天　练习腹式呼吸法 / 238

第 227 天　补锌助力准妈妈顺利分娩 / 239

第 228 天　准妈妈动动手：用彩泥捏个大南瓜 / 240

第 229 天　如何选个靠谱的月嫂 / 241

第 230~231 天　请月嫂时需要注意的事项 / 242

第 232 天　孕晚期尿频现象如何应对 / 243

第 233 天　准妈妈学习插花，环境美心情好 / 244

第 234 天　警惕过期妊娠 / 245

第 235 天　语言胎教：准爸爸给胎儿唱儿歌 / 246

第 236 天　轻松解决失眠困扰 / 247

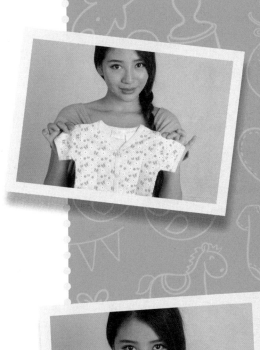

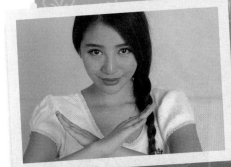

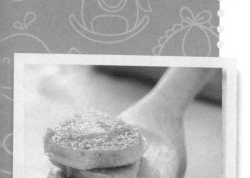

第 237~238 天　语言胎教：为胎宝宝读诗《爱抚》/ 248

第 239 天　孕晚期营养摄取应遵循的原则 / 249

第 240 天　准爸爸帮助准妈妈消除产前焦虑 / 250

第 241 天　自然分娩好处多 / 251

第 242 天　剖宫产需谨慎 / 252

第 243 天　决定分娩方式 / 253

第 244~245 天　了解待产中的意外情况 / 254

第 246 天　准爸爸：为准妈妈准备待产包 / 255

第 247 天　双胎妊娠的分娩方式 / 256

第 248 天　如何预防过期妊娠（1）/ 257

第 249 天　如何预防过期妊娠（2）/ 258

第 250 天　美育胎教：欣赏名画《圣母子》/ 259

第 251~252 天　音乐胎教：欣赏《小夜曲》/ 260

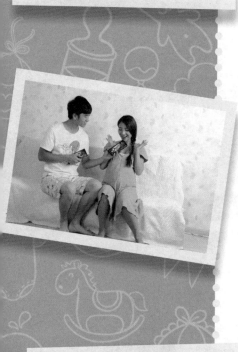

孕10月　胎儿身体各器官发育完成 / 261

第 253 天　了解临产征兆，做到心中有数 / 263

第 254 天　保证营养，为分娩储备能量 / 264

第 255 天　分娩前的身体准备 / 265

第 256 天　临产前这"七忌"要避免 / 266

第 257 天　接近分娩，准妈妈要调整心态 / 267

第 258~259 天　对话胎教：跟胎儿说一说即将迎接他 / 她
　　　　　　　　的这个世界 / 268

第 260 天　教你分娩前舒缓焦虑的小妙招 / 269

第 261 天　准爸爸提前做好功课 / 270

第 262 天　突然分娩的应对措施 / 271

第 263 天　随时做好住院准备 / 272

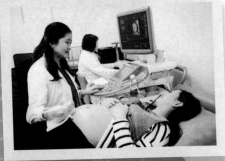

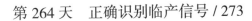

第 264 天　正确识别临产信号 / 273

第 265~266 天　给临产准妈妈的饮食建议 / 274

第 267 天　了解分娩前兆 / 275

第 268 天　专家解读"无痛分娩" / 277

第 269 天　为什么要做会阴侧切 / 278

第 270 天　剖宫产如何进行麻醉 / 279

第 271 天　产房什么样 / 280

第 272~273 天　语言胎教：为胎宝宝读诗《开始》 / 281

第 274 天　了解分娩四大要素 / 282

第 275 天　分娩六字箴言 / 283

第 276 天　了解顺产分娩过程 / 284

第 277 天　不同产程的配合方法 / 286

第 278 天　产前准妈妈的饮食宜忌 / 287

第 279~280 天　新生儿的特点 / 288

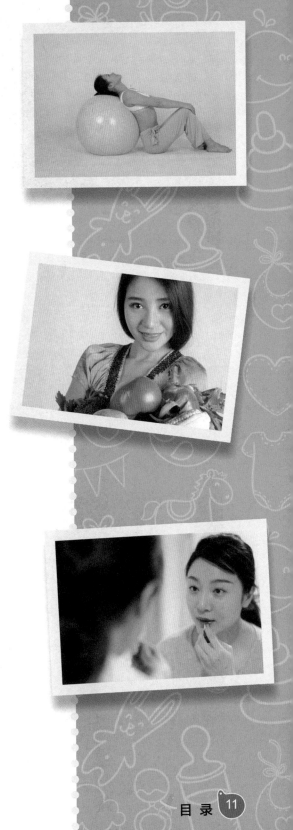

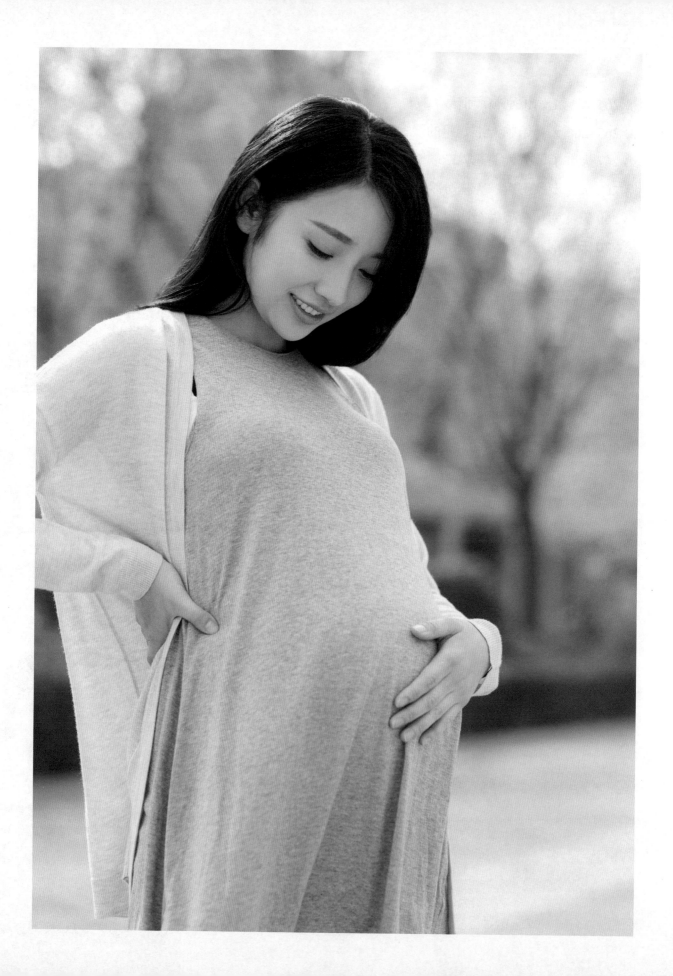

第一章

了解优生知识，科学备孕

学习了解优生优孕知识，科学地计划备孕，把各种不利于胎儿发育的风险降到最低，帮助准爸妈孕育一个健康的宝宝。

一、生殖的奥秘

（一）什么叫怀孕

怀孕是指胚胎和胎儿在母体内的发育、成长过程。它包括了精子、卵子结合的受精过程，受精卵细胞分裂、发育成为胚胎的过程，胚胎在子宫内不断发育逐渐成为胎儿的过程。在这个过程中，女性体内也发生着变化。体内分泌大量的孕激素、雌激素以维持妊娠的继续，各个器官也为适应妊娠发生一系列变化。

（二）怀孕必备的条件是什么

成功的受孕必须具备一定的条件：

第一点

男女必须具备健康正常的生殖器官，男性能产生足够数量的健康精子和精液并能正常射精，即每次排出精液2~6毫升，每毫升精液中精子数达到6000万至2亿个，其中正常形态的精子应占70%~80%，存活率在70%以上。精液应在排出后半小时内液化完全，使精子在液化的精液中充分发挥活动能力。女性必须能够产生健康的卵子并能排卵，且卵子能进入输卵管与精子结合。

第二点

健康活泼的精子必须能进入阴道，并能保持活动力。

第三点

女性宫颈黏液的黏稠度必须合适而富于营养，利于精子的生存和游入。

第四点

女性生殖道必须通畅，即通畅的阴道、子宫颈管、子宫腔、输卵管，使精子能顺利通过并达到输卵管内。

第五点

受精后形成的孕卵必须及时到达宫腔，宫腔的内环境必须适合孕卵的植入、生长、发育。

以上是受孕的必备条件，其中的任何一项不正常即可造成不孕。

（三）了解女性生殖系统

受孕是一个比较复杂的过程，要顺利完成这一过程，女性必须具备健康的生殖系统。了解女性生殖器的构造及作用，对优生优育及自身健康都有很重要的意义。

子宫

子宫，也称女子胞、胞宫等。子宫是令女性非常骄傲的器官，因为有了它，女性才被称为伟大的母亲，子宫是女性孕育生命的摇篮。

古人很早就认识到子宫是女性孕产的器官。女性在发育成熟后，月经应时来潮，便有受孕生殖的能力，此时，两性交媾，两精相合，就构成了胎孕。"阴阳交媾，胎孕乃凝，所藏之处，名曰子宫。"受孕之后，月经停止来潮，脏腑经络气血皆下注于冲任，到达子宫以养胎。胎儿在子宫内生长发育10个月左右，就从子宫娩出，呱呱坠地，新生命便诞生了。所以说，子宫是孕育胚胎和胎儿之处。

卵巢

卵巢，顾名思义，就是卵子的居身之所，是女性独有的、让女性焕发青春魅力的器官。卵巢位于子宫两侧，呈椭圆形，重量仅为5~6克，相当于杏核那么大，左右各一，

由韧带悬挂于女性骨盆内子宫的两侧。它们是女性身体里非常重要的器官，在女性的一生中扮演着重要角色。

女性进入青春期后，体内的卵泡就开始发育，每28~30天就有1~2个卵子发育成熟，每个月都会挑选最优秀的送出去，然后卵子会挑选强壮的精子做伴侣，当它选定"如意郎君"后，就会产生孕激素，帮助受精卵在女性的子宫安家落户。

卵子的质量与女性年龄有很大关系，女性的年龄增长，其卵子的年龄也在增长。因此，卵子受精并在子宫里生长的能力，都会随着女性年龄的增长而大幅下降。卵子质量下降，是许多高龄女性发生不育症和流产的主要原因。

输卵管

两根输卵管从子宫通向卵巢，但输卵管可不只是让精子方便到达卵巢的简单通道，它们的顶端还带有手指样的突出部分，从卵巢的表面横向伸出，它们能抓住卵子，然后带进输卵管里。卵子一旦进入输卵管，被称为纤毛的细小突出物就会沿着输卵管的内壁扫动卵子，使其进入子宫，受精卵植入子宫壁的过程一般就在这里发生。

卵子

卵子是女性生殖的种子，诞生在神秘的

卵巢。卵巢就好像生产卵子的"花园"，里面种植了很多"种子"，即卵子。然而，想要卵子优质，就必须定期给"花园"施肥、灌溉，于是，卵巢就产生了"肥料"，这种肥料就是天癸，即现代医学所说的卵巢分泌的雌激素和孕激素（也叫黄体酮）。作用就是使女性生殖器官更好地生长发育，让女性第二性征如期出现，为迎接精子做准备。

卵子呈无色半透明、圆球状，外层被一层透明的薄膜保护着，看起来像一个悬浮在天体中的漂亮的星球。卵巢在每个月都会定期地排出一个成熟的卵子。在特殊情况下，也可能有两个卵子同时排出。排卵的时间，一般在月经周期的第13～15天。

正常女性一生中只能成熟300～400个卵子，并由左右两侧的卵巢交替排出。这种排卵现象必须是每隔一段时间进行一次，正常情况下不可能在短时间内多次排卵。卵子一经成熟排出，只能存活12～24个小时。卵子就像一朵美丽的昙花，独行在输卵管中，在短短的十几个小时内等待着遇到精子，卵子与精子胜利会合后共同营造小生命的巢穴。然而，与精子的相遇，是非常不易的。如果没有遇到精子，在排出后6个小时卵子会开始老化，12小时后"昙花"就会"枯萎"。半个月后随着月经来潮，这个卵子就随经血一同排出了。在下一个月经周期，卵巢又将用同样的方法排出另一个成熟的卵子。如此循环往复，直至25～30年后卵巢功能衰退为止。

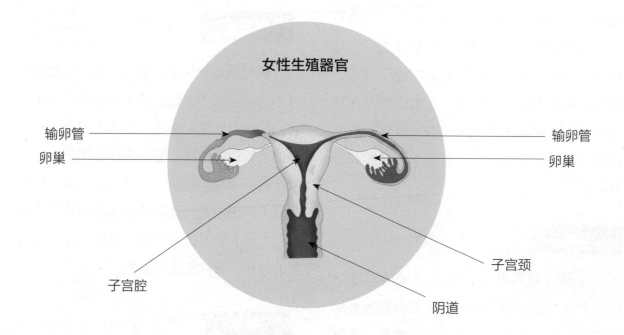

女性生殖器官

输卵管

卵巢

子宫腔

子宫颈

阴道

输卵管

卵巢

（四）了解男性生殖系统

男性生殖系统分为内、外两大部分。睾丸、附睾、输精管、精囊腺和前列腺等属内生殖器，阴茎、尿道和阴囊属外生殖器。

睾丸

睾丸是制造精子的"工厂"，左右各一。睾丸内分布着规则排列的200～300个睾丸小叶，每个睾丸小叶里有3～4根精曲小管，精子就在这里产生。数不清的精曲小管合并成很多精小管，再由汇集成网状的精小管分出10～20根睾丸输出小管伸出睾丸，最后合并成一根总的管道走向附睾。

附睾

附睾是一个半月形的管状物，它是睾丸内许多睾丸输出小管合并而成一根总管道的继续，称为附睾管，它盘曲而成附睾。附睾是精子发育、成熟和贮藏的地方。精子通常要在附睾中停留5～25天，才逐渐成熟并获得运动和授精的能力。要想生一个聪明健康的宝宝，就要保证优质精子的产生。睾丸每天能够产生1000万个精子，每次射精能排出2亿～4亿多个精子，一般情况下，只有一个精子有机会与卵子结合，这个精子通常都是最优秀的。

输精管

输精管开始于附睾的尾部，终止在前列腺部位，全长约40厘米，左右各有1根。输精管是输送精子的通道，输精管壶腹部也具有贮藏精子的功能。输精管是一种以肌肉结构为主的管道，它的肌肉很厚，因此有强烈的收缩能力。收缩时输精管产生像蚯蚓爬行般的蠕动，帮助里面的精子通过。当进行性生活时，射精的瞬间，输精管就会出现这种有力而协调的收缩，迅速地把精子输送到射精管。

精囊

精囊是一个叶状长形的袋样结构，左右各1个。精囊的主要任务是制造与分泌精囊液。这种精囊液是组成精液的主要成分。精囊液里有两类重要物质：一类叫果糖，是营养价值很高的物质，供给精子必要的能量；另一类是酶类物质，其作用是使射入女性生殖道内的精液保持一定时间的凝固，防止向阴道外流出。

前列腺

前列腺只有1个，位于膀胱下面。前列腺的结构分为两部分：充满整个腺体的是腺液组织，能分泌前列腺液；另外，还有15～30条叫作前列腺管的小管通向尿道，射精时，把前列腺液排泄到尿道里。前列腺液是组成精液的成分之一，占一次射精的精液量的13%～32%，比精囊液先射出。

射精管

　　左右射精管都很短，射精管在结构上有两个特征：一是管壁比较厚实，可以产生强有力的收缩，帮助精液射出；二是在尿道嵴上的射精管开口极小，一方面使射精有力，另一方面使精液在挤出射精管开口时，通过神经反射，产生一种射精快感。

尿道

　　男性尿道负责排尿和排精功能，所以是尿液与精液的共同通道。

阴茎

　　阴茎是男性性交工具，成年男性阴茎长度为7～10厘米，勃起后长度可增加1倍。

精子

　　精子是男性生育的"种子"。

　　精子是人体内最小的细胞，是男性的生殖细胞。精子的产生是由带着46条染色体的未分化的精原细胞转变为仅含23条染色体的精子的一系列过程。在整个成年人生命中，睾丸恒定地提供精子，将之运输并储存在生殖器官中。与女性的排卵能力在女性年长后逐渐衰退不同，研究发现，男性在80～90多岁时还能见到正常精子的排出。这使男性具有难以置信的生殖能力。

男性生殖器官

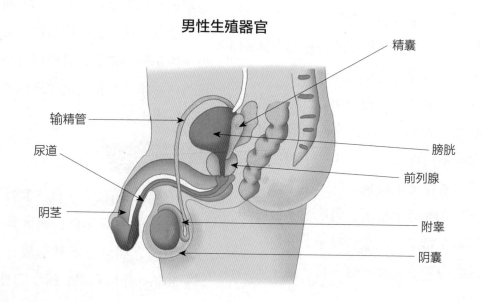

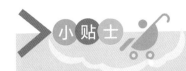
生男生女是由什么决定的

　　在精子和卵子内，均含有决定性别的遗传物质——性染色体。根据其功能不同，分为X染色体和Y染色体。女性卵细胞内均为X染色体；男性的精子则分为两种，一种是含Y染色体，一种是含X染色体。当含X染色体的精子与卵子结合受孕后，发育成的胎儿即为女孩；当含Y染色体的精子与卵子结合受孕后，发育成的胎儿即为男孩。所以说，女性没有决定性别的功能，生男生女是由男性精子决定的，怪罪女方是没有道理的。俗语说：栽什么树苗结什么果，撒什么种子开什么花。

二、怀孕的历程

　　新婚夫妇，度过了人生最幸福的蜜月生活，并且经过了一段时间的心理准备及身体的调养，终于开启了繁衍下一代的旅途。

（一）排卵期受孕

　　正常育龄女性卵巢每月排出一个成熟卵子，卵子排出后被输卵管摄取，一般可以存活1~2天，这段时间即排卵期。此时卵子在输卵管内等待受精，精子在女性的生殖道内可维持2~3天受精能力，故在卵子排出的前后几天里择时同房，容易受孕。以下是计算排卵期的几种方法：

月经周期推算法：

　　排卵一般发生在两次月经中间，通常在第14天左右。推算方法：从下次月经来潮的第1天算起，倒数14天或减去14天（±2）就是"排卵日"，排卵日及其前5天和后4天加在一起称为"排卵期"。

白带观察法：

　　白带，即现代医学所说的宫颈黏液。接近排卵期时，黏液变得清亮、滑润而富有弹性，如同蛋清状，拉丝度高，不易拉断，出现这种黏液的最后一天±48小时之间就是排卵日，阴部湿润感时即为排卵期，此时最容易受孕。

通过测定基础体温找出排卵日：

　　基础体温就是在清晨刚醒来，在身体未活动时，所测量的体温。量体温应使用专用的基础体温计，每天持续测量，记在记录纸上，表现在表格上就成为基础体温曲线。

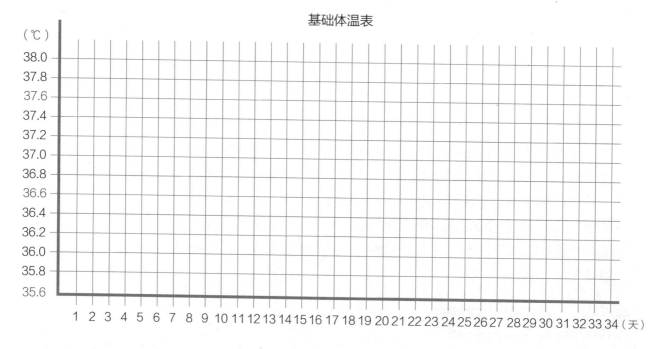

基础体温表

（℃）
38.0
37.8
37.6
37.4
37.2
37.0
36.8
36.6
36.4
36.2
36.0
35.8
35.6

1 2 3 4 5 6 7 8 9 10 11 12 13 14 15 16 17 18 19 20 21 22 23 24 25 26 27 28 29 30 31 32 33 34（天）

女性的基础体温与月经周期发生对应性变化，这是黄体激素作用的结果。黄体激素分泌活跃期基础体温上升，不分泌时呈相对低温。

即月经开始日起到排卵日止，由于黄体激素没有分泌而持续呈低温状态（36.2~36.5℃），排卵后，成为空壳的卵泡生成黄体，并分泌黄体激素，基础体温急剧上升而进入高温状态（36.8℃）。

如换一种角度看，从低温状态到高温状态移行的时期就是进行排卵的时期。一旦受精，黄体激素持续分泌，一直到妊娠5个月前后均呈高温期状态。

由于黄体的机能约可持续2周，在此期间呈现高温相，如果不受精，黄体的活动衰退变成白体，黄体激素的分泌停止，月经来潮。与此同时，基础体温也呈现低温相。

因此，测量基础体温就可知道排卵期，也可判断是不是月经来潮却并不伴有排卵的无排卵性月经。

（二）精卵结合

1. 精子出发

男性每次排出上亿个精子，精子射入女性阴道后，大部分精子随精液从阴道内排出。小部分精子依靠尾部的摆动前进，很快游向宫颈管，因为宫颈管黏液呈碱性，有利于精子活动。同时，同房时引起的子宫收缩及输卵管蠕动加速了精子的运行，输卵管肌层的蠕动，黏膜纤毛的摆动及黏液细胞分泌的输卵管液的流动，使精子由宫腔向输卵管壶腹部行进。

2. 等待卵子

输卵管壶腹部是卵子受精场所，精子就在这里等待着与卵子邂逅。输卵管壶腹部呈S形弯曲，起于输卵管峡部外端，先向外行，然后弯曲向上，沿卵巢前缘上行，至卵巢上端，再弯曲向后，移行于漏斗部。

3.优者胜出

数亿个精子进入阴道内后经过"长途跋涉"，真正到达卵子周围的精子已为数不多了，一般不超过200个。剩下的强壮精子最后也只有一个脱颖而出，与卵子邂逅孕育新的生命。这个优胜者终于完全进入了卵子体内，精子和卵子在靠近卵巢的膨大部位完美邂逅，并融合在一起，就此完成受精的准备过程，形成一个新的细胞。这个细胞被称为受精卵，这个过程被称为受精，一个新的生命即将诞生。

4.胚胎形成

受精卵在受精后不断地从输卵管分泌的液体中吸取营养和氧气，并进行细胞分裂。与此同时，通过输卵管的蠕动，受精卵逐渐向宫腔方向移动，3~4天后到达宫腔。受精后8天，胚芽完成"着陆"，微微嵌入子宫内膜。受精卵在受精36小时后分裂为2个细胞，72小时后分裂成16个细胞，叫桑葚胚。受精后第4日，细胞团进入子宫腔，并在子宫腔内继续发育，这时，细胞已分裂成48个细胞，呈桑葚状，成为胚泡准备植入。受精后第6~8天，受精卵已分裂发育为几百个细胞，它们埋藏在营养丰富的子宫内膜里，即着床，并开始形成胎盘，胚胎孕育就正式开始了。

排卵和受精的过程

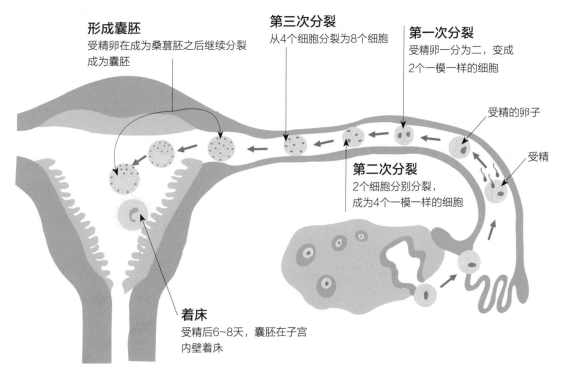

形成囊胚
受精卵在成为桑葚胚之后继续分裂成为囊胚

第三次分裂
从4个细胞分裂为8个细胞

第一次分裂
受精卵一分为二，变成2个一模一样的细胞

受精的卵子

受精

第二次分裂
2个细胞分别分裂，成为4个一模一样的细胞

着床
受精后6~8天，囊胚在子宫内壁着床

三、做个孕前检查更安心

（一）孕前常规检查项目

检查项目	检查内容	检查目的	检查方法	检查时间
身高体重	测出具体数值，评判体重是否达标	如果体重超标，最好先减肥调整体重，将其控制在正常范围内	用秤、标尺来测量	怀孕前3个月
血压	血压的正常数值： 高压：小于140毫米汞柱 低压：小于90毫米汞柱	孕前及早发现血压异常，及早治疗，有助于安全度过孕期	用血压计测量	怀孕前3个月
血常规血型	白细胞、红细胞、血红蛋白、血小板、ABO血型、Rh血型	是否患有贫血、感染等，也可预测是否会发生血型不合等	采指血、静脉血检查	怀孕前3个月
尿常规	尿糖、红细胞、白细胞、尿蛋白等	有助于肾脏疾病的早期诊断，如有肾脏疾病需要治愈后再怀孕	尿液检查	怀孕前3个月
生殖系统	通过白带常规筛查滴虫感染、真菌感染、淋病等性传播疾病，有无子宫肌瘤、卵巢囊肿、宫颈上皮内膜病变等	是否有妇科疾病，如患有性传播疾病、卵巢囊肿、子宫肌瘤、宫颈上皮内膜病变，要做好孕前咨询、必要的治疗和生育指导	通过阴道分泌物、宫颈涂片及B超检查	怀孕前3个月
肝肾功能	包含肝肾功能、乙肝病毒、血糖、血脂等项目	肝肾疾病患者怀孕后可能会出现病情加重、早产等情况	静脉抽血	怀孕前3个月
口腔检查	是否有龋齿、未发育完全的智齿及其他口腔疾病	怀孕期间，原有的口腔问题容易恶化，严重的还会影响胎儿的健康。因此，口腔问题要在孕前解决掉	口腔检查	怀孕前3个月
甲状腺功能	促甲状腺激素（TSH）、游离甲状腺素（FT4）、甲状腺过氧化酶抗体（TPOAb）	孕期可使甲状腺疾病加重，也会增加甲状腺疾病发生风险。而未控制的甲状腺疾病会影响后代神经和智力发育	静脉抽血	怀孕前3个月

（二）孕前特殊项目检查

检查项目	检查目的
乙肝病毒抗原、抗体检测	乙肝病毒可以通过胎盘引起宫内感染或者通过产道引起感染，可能导致胎儿出生后成为乙肝病毒携带者，做此项检测可让备孕妈妈提早知道自己是否携带乙肝病毒
糖尿病检测	备孕妈妈怀孕后会加重胰岛的负担，可能会出现严重并发症，因此备孕妈妈要做空腹血糖检测，有糖尿病高危因素者应进行葡萄糖耐量试验
遗传疾病检测	为避免下一代有遗传疾病，备孕夫妻一方有遗传病史的要进行相关咨询和检测
传染病检测	艾滋病、梅毒等病具有传染性，会严重影响胎儿的健康，做此项检测可让备孕妈妈及早发现自己是否患有传染病
ABO、Rh 血型检查	了解备孕夫妻双方血型，尤其是当备孕妈妈为 Rh 阴性血、备孕爸爸为 Rh 阳性血时，孕期要监测新生儿溶血问题
TORCH 全套检查	检查备孕妈妈是否感染弓形虫、风疹病毒、巨细胞病毒、单纯疱疹病毒等，备孕妈妈一旦感染这些病毒或寄生虫，怀孕后可能会引发流产、死胎、胎儿畸形、先天智力低下、神经性耳聋等
染色体检查	有不良孕产史，或家族有遗传性染色体疾病，或双方有染色体异常者可进行基因检测分析

专家提醒： 备孕女性孕前检查时间应在月经干净后的3~7天内，检查前不要同房，检查当天需要空腹，最好选择穿戴宽松、便于穿脱的衣物。

（三）备孕男性项目检查

检查项目	检查目的
血常规、血型	检查有无贫血、血小板减少等血液病，ABO、Rh 血型等
血糖	检查是否患有糖尿病
血脂	检查是否患有高脂血症
肝功能	检查肝功能是否受损，是否有急（慢）性肝炎、肝癌等肝脏疾病的初期症状
肾功能	检查肾脏是否受损、是否有急（慢）性肾炎、尿毒症等疾病
内分泌激素	必要时检查体内性激素水平
精液检查	如有不育问题，了解精子是否有活力或者是否少精、弱精。如果少精、弱精，则要进行治疗
男性泌尿生殖系统检查	检查是否有隐睾、睾丸外伤、睾丸疼痛肿胀、鞘膜积液、斜疝、尿道流脓等情况
传染病检查	梅毒、艾滋病等传染病的检查
全身体格检查	全身检查有无系统性疾病

检查前需要注意的几点：

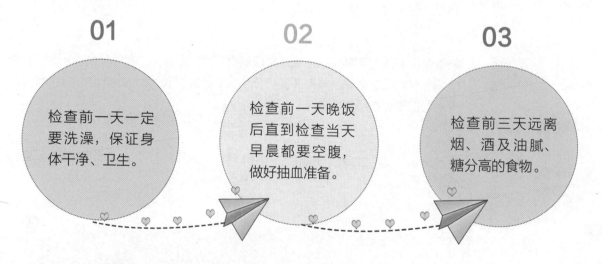

01
检查前一天一定要洗澡，保证身体干净、卫生。

02
检查前一天晚饭后直到检查当天早晨都要空腹，做好抽血准备。

03
检查前三天远离烟、酒及油腻、糖分高的食物。

为了精液检查的准确性，检查前3~5天不能有性生活，但也不能间隔太长时间。

第二章

专家教你如何逐月养胎

生命的种子已经开始在妈妈体内生根发芽，准妈妈开始了孕育生命的历程。对新生命的期盼，对幸福的憧憬将伴你度过整个孕期。

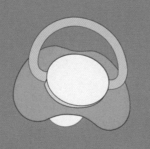

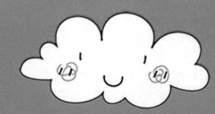

孕 **1** 月

受精卵发育成胚芽

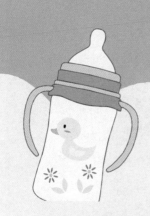

《逐月养胎法》说："妊娠一月名始胚，饮食精熟，酸羹受御，宜食大麦，无食腥辛，是谓才正，一月之时，血行痞涩，不为力事，寝必安静，无令恐畏。"这个阶段胚胎刚刚形成，应注意居住环境、情绪、饮食等方面的调理。

胚胎与准妈妈

1~4周左右的受精卵，在完成了重要的着床工作后，一周一变样，从桑葚胚到小胚囊，最终变成了"胚芽"。

这个小小的胚芽一边做着细胞的分裂，一边还要完成神经管闭合的工作，神经管闭合的完整度将直接决定胎儿整个中枢神经系统的质量。在怀孕第一个月末，神经管的上端出现膨胀，后来发育为大脑的3个主要的部分——前脑、中脑、后脑；同期，心脏也开始有了跳动。

在子宫内的第一个月结束时，这个神奇的小生命如同豌豆粒大小。

准妈妈在这一阶段最重要的是稳定身心。你有可能变得嗜睡、困倦，甚至可能有少量出血及呕吐，这其实也是小生命初来乍到的不安与惶恐，需要与妈妈的身体更好地磨合。

虽然称为妊娠第一个月，但准妈妈在前半个月中身体并未受孕。在后半个月，准妈妈也没有表现出相应的妊娠反应，对大多数人而言，只有基础体温最能传达怀孕的正确信息。当然，妊娠的征兆因人而异，月经该来而过了数天仍未来的，是最明显的特征。

顺应自然，择时受孕

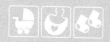

受孕季节

按照中国传统医学"天人合一"的观点，人和自然界的万物都有一种共存共荣的联系，人的生存和繁殖都受到自然环境的影响。所以人应当掌握科学知识，适应自然规律，把握住优生的季节，巧妙地安排生育活动，做好计划。

我国在地理上南北纬度跨度较大，气候差别也较大，应根据当地情况选择较理想的受孕季节。从气候上来说，每年4~6月份母亲怀孕，第二年2~3月份出生的孩子最适合优生规则。4~6月份，春季还没过，但气候已经开始变得稳定，过了谷雨节气，在春末夏初，此时最有利于胚胎的发育。春季是万物滋生繁衍、春意盎然、环境优美的季节。植物在春季生根、发芽、开花、传粉、孕育果实；动物在春季生命力旺盛，发情交配，受孕怀崽。同样，人类在春季阳气上升，阴气下降。春天是人类和世上万物繁衍的最佳时间。人们在春季的身体状况也是一年之中最佳。宝宝出生正好跨过严寒，避开酷暑，春天气温回升，不用给宝宝准备冬季用的厚棉衣棉裤。

受孕时间

科学家根据生物钟的研究发现，人体的生理现象和机能状态在24小时内是不断变化的。早7时至12时，人的身体机能状态呈上升趋势；13时至14时，是白天里人体机能最低时刻；下午5时再度上升，晚11时又急剧下降。因此，普遍认为晚9~10时同房是受孕的最佳时刻。除此之外，同房后女方长时间平躺睡眠有利于精子游动，增加了精卵接触的机会。

这种说法与中医关于受孕时辰的研究不谋而合。中医认为，夜间阳气内敛，阴气上升，此时，万物回巢，归于平静，人的活动、心境也趋于平静，亥时（9~11时）是宜于同房的时机。

当然，每个人的生活习惯不同，什么时辰同房受孕，最好顺其自然，可根据自己的实际情况而定，没有一定之规。

第 2 天　适龄生育，讲究受孕环境

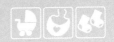

适龄生育

我国婚姻法规定，结婚年龄男不得早于22周岁，女不得早于20周岁。晚婚晚育应予鼓励。男25周岁、女23周岁以上结婚为晚婚，已婚妇女24周岁以上或晚婚后怀孕生育第一个孩子为晚育。

从女性的生理特点、母婴健康、优生优育等多方面综合因素考虑，最佳生育年龄为23~35岁。产科临床经验证明，分娩是否顺利主要取决于子宫收缩力、产道（骨盆和软产道）、胎儿的大小与胎位、产妇的精神心理状态几个因素。子宫收缩力在20~30岁一般没有明显差异，但生育年龄过早或过晚（35岁以后）骨盆韧带的松弛性、骨盆底和会阴肌肉的弹性均较弱。所以，从优生角度来看，过早或过晚生育，都不利于生产，先天畸形的发生率和围产儿死亡率也会增高，后代的体质和智力可能会受到影响，其结果对母婴双方都会造成不同程度的损伤，最严重的可导致母婴双亡的后果。我们主张在23岁以后30岁之前生第一胎。

讲究受孕环境

受孕需要一个安静、舒适的环境。古人认为，宜选吉日良辰交合，避开大风、大雨、大雾、过热、过冷、雷电交加、地震、月食日食的时候，因为以上情况下受孕，不仅对父母有害，而且生育的孩子往往多病，寿命也不长。这种观点也是具有科学依据和符合优生理论的。因为大寒、大热、大燥、大风、大雨、大雾等自然界的不利气候会使人心神不宁，对生殖行为产生不利影响。有研究显示，不良的自然环境可能造成胎儿的畸形，如雷雨天闪电产生穿透力很强的X射线，可使人体生殖细胞染色体发生畸变；日月食时，容易使人的情绪发生波动和干扰内分泌系统，也会影响人的生殖细胞正常发育。

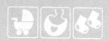

在显微镜下面，所有的精子看起来都像个小蝌蚪，实际上，根据生物学的研究来看，每一个精子都是不一样的。

研究发现，能穿透女性宫颈黏液的精子，被认为是具有受精潜能的精子。通过对这部分精子形态特征的分析，发现它们头部外形平滑、弧度规则、大体为椭圆形、长宽比为1.5、顶体区占头部面积40%～70%，尾部可有弯曲、但未成角折弯等。这样的精子被称为"正常形态"，受孕率会较一般精子高许多。

每个男人体内都有"长相"不好的精子，生育力正常的男性，精子正常形态率只有4%～25%，比例并不是很乐观。但是精子的形态与是否生育畸形后代之间没有必然联系，也就是说体内有畸形精子的男士生出来的孩子并不一定就畸形。但是，好的精子形态却与怀孕概率有直接的关系，所以，备孕男性一定要注意避免以下事项以免伤害精子。

长期抽烟酗酒：烟酒一直都是备孕人群的禁忌。研究证实，酗酒产生的酒精中毒可能损伤精子，造成精子畸形率增高。而香烟中的尼古丁也容易导致畸形精子发生率增高。吸烟还是导致弱精症的一大源头。

营养缺乏：营养来自各种食物，尤其是与精子产生和成熟相关的微量元素锌、硒，一旦缺乏，就会使精子生成减少，从而导致精子的畸形率升高。

温度过高：在精子成熟时期，它适合的温度是35～36℃，由于各种原因导致阴囊部温度升高的时候，都不利于精子发育。

生殖感染：较常见的影响精子畸形的感染主要有前列腺炎、精囊炎、尿道炎、睾丸炎、附睾炎等。

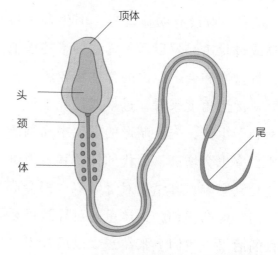

精子的结构

性生活质量决定
受孕成功率

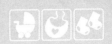

夫妻性生活的质量决定着受孕的成功与否。一般来说，和谐美满的夫妻性生活，能提高受孕的概率。

心理学家把夫妻性生活划分为三种行为过程：

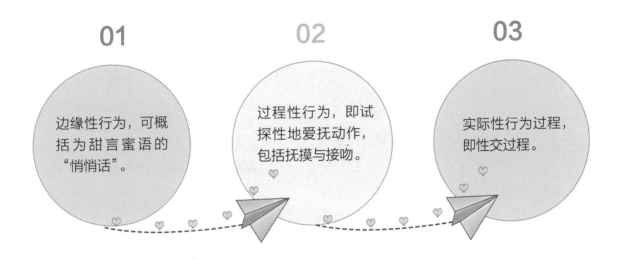

01
边缘性行为，可概括为甜言蜜语的"悄悄话"。

02
过程性行为，即试探性地爱抚动作，包括抚摸与接吻。

03
实际性行为过程，即性交过程。

边缘性行为、过程性行为双方都得到了满足，才可能进行实际性行为。只有经过这样一个完整的过程，双方心理上的需要达到平衡，而不是服从、勉强和被动，才能充分地分享夫妻性生活的愉快欢欣，使心理上的满足超过生理的需要。

正常的夫妻性生活是一种复杂的生理和心理过程，如果不具备健全的生理和心理条件，就难以维持正常的夫妻性生活，自然也就无法达到怀孕的目的。具体地说，夫妻维持正常的性生活至少要具备以下条件：

要有健全的生殖器官：生殖器官是进行夫妻性生活的"工具"。如果男女任何一方生殖器官发育畸形，如男性的小阴茎、隐匿阴茎、阴茎海绵体纤维化，女性先天性无阴道、阴道闭锁或狭窄、阴道横隔等，都会造成性交障碍。男女一方或双方如果性器官感染某些炎症，也会影响夫妻生活，甚至根本无法同房。

应有定量的性激素：因为性激素不仅与性器官发育有密切关系，还可引起性中枢兴奋，产生性欲和维持性功能。如果性激素不足，就会造成性欲减退或性功能障碍，不能进行正常的性生活。

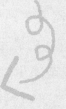

要有良好的精神状态：性生活既是一种生理活动，也是一种心理活动过程，其中包括夫妻的笃深感情。如果夫妻不和，感情破裂，性生理反应就会随之减弱、淡漠；如果夫妻炽热相爱，性生理反应就会增强、旺盛。

第5天　遗传与优生

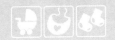

性格与遗传

遗传学家认为，性格50%左右来自遗传，其余则来自后天。如古人说："夫妇顽嚣凶暴，乖戾尤愆，而生子禀质怪异。"意思是说父母的性格直接影响后代，父母修身积德，母亲贤淑端庄，生下来的孩子多聪慧可爱；而父母脾气暴躁易怒，情绪多变，后代脾气有可能怪异。这体现了性格、气质在遗传方面的影响。胎教可以使后代获得好的性格，"欲生好子者，必须先养其气，气得其养，则生子性情和顺，有孝友之心，无乖戾之习……无不由胎教得之"。说明父母性格以及胎教的重要性。

体质与遗传

先天禀赋会影响后代的体质，胎儿在母体里的发育状况可使孩子出生后体质发生变化。如有的孕妇内热明显，孩子受母亲的影响，出生后体质也明显偏热，就很容易患热病；还有的孕妇体质虚弱、气血不足，宝宝出生后则体质虚弱，免疫力不足，常易患各类感染性疾病。母体的寒热温凉与胎儿息息相关，先天禀赋薄弱，阴阳不足，气血不充，则会影响到胎儿五脏六腑、肢体筋骨、五官九窍的发育，导致胎弱、胎怯、胎惊、胎痫、痴呆以及各种先天性畸形；当染色体异常时，则形成遗传性疾病。因此，育龄的女性在怀孕前就应好好地调养，改善自己的体质，把胎儿赖以生存的基础打好，这样才有利于宝宝的生长发育。

母亲聪明孩子更聪明

智商可以反映出宝宝的智力水平。孩子的智商与父母的遗传有一定的关系，其影响约占50%~60%。就遗传而言，母亲的遗传大于父亲。妈妈聪明，所生的孩子大多聪明，如果是男孩子就更聪明，这是因为人类与智力有关的基因主要集中在X染色体上。女性有2个X染色体，男性只有1个，所以妈妈的智力在遗传中就占据更重要的地位。

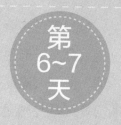
血型的遗传

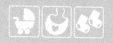

人类的血型有很多种，十分复杂。人类的血型系统中最常见的是"ABO血型系统"和"Rh血型系统"。血型是有遗传规律的，依照血型遗传规律，如果知道父母的血型，便可推算出子女可能是哪种血型，不可能是哪种血型，这给法医的亲子鉴定提供了某些参考价值。当然，目前最准确的方法是DNA检测。除此之外，了解血型的遗传规律，对输血或治疗血液性疾病，也有重要意义。

ABO血型

ABO血型是按照人类血液中的抗原、抗体所组成血型的不同分为A型、B型、AB型、O型，其中O型血比较常见，被称为"万能捐血者"，AB型是"万能受血者"。

ABO血型系统遗传规律表

双亲血型	子女可能有的血型	子女不可能有的血型
O+O	O	A、AB、B
O+A	A、O	AB、B
O+B	B、O	A、AB
O+AB	A、B	O、AB
A+A	A、O	AB、B
A+B	A、B、AB、O	无
A+AB	AB、B、A	O
B+B	B、O	A、AB
B+AB	B、A、AB	O
AB+AB	AB、A、B	O

如表所示，父母都是O型血者，遗传关系最简单，宝宝只可能是O型血；而父母为"A+B"型血时，遗传关系最为复杂，宝宝可能出现AB、A、B、O这4种血型。

Rh血型

恒河因子Rh是恒河猴（Rhesus）外文名称的头两个字母，是血液中另一主要特点，也被读作Rh抗原、Rh因子。Rh是由第一对染色体上一对有2个等位的基因所控制。Rh+称作"Rh显性"，表示人体红细胞有"Rh因子"；"Rh-"，称作"Rh阴性"，表示人体红细胞没有"Rh因子"。

Rh血型系统遗传规律表

双亲血型	子女血型
Rh+、Rh+	Rh+
Rh+、Rh-	Rh+
Rh-、Rh-	Rh-

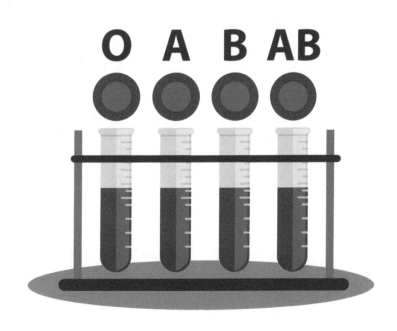

不妨试试基础体温测排卵期

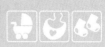

基础体温测量法是根据女性在月经周期中基础体温呈周期性变化的规律来推测排卵期的方法。一般情况下，女性排卵前为卵泡期，卵巢会分泌雌激素，基础体温大多在36.6℃以下，以排卵日体温最低。排卵后残存的卵细胞形成黄体，并逐渐成熟，基础体温上升0.3~0.5℃，持续14天，排卵前3天到排卵后3天这段时间是容易受孕期，可作为受孕计划的参考。

下图为基础体温表格，备孕女性可以比照画一张放在床头，每日记录。

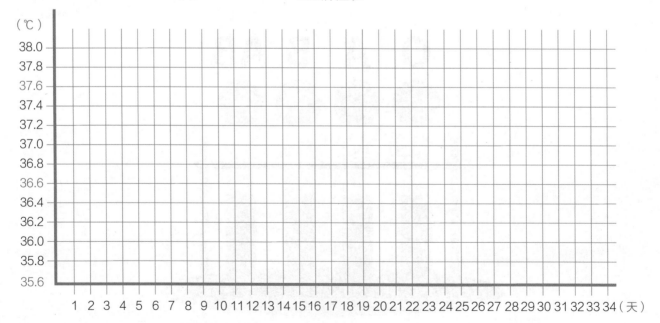

基础体温表

测量基础体温的方法

01

准备基础体温表格。备孕女性可以在网上下载，也可以自己动手画一个基础体温表格。这个表格其实是一个折线统计图，横轴坐标表示日期，纵轴坐标表示当天所测得的基础体温，然后把每天的体温连接起来就形成了基础体温趋势曲线，这样备孕女性就能很直观地了解自己的基础体温变化，从而找到最佳受孕时机。

02

睡前将基础体温计放置在方便拿取的地方。基础体温计不同于普通的水银体温计，它的精度较高，一般用更安全的电子体温计。为了保证睡醒后第一时间内测量体温，备孕女性头天晚上将基础体温计放在床边容易拿取、夜里翻身不会碰到的地方，注意体温计周围不能有热源。

03

睡醒后不要活动。备孕女性睡醒后不要翻身、伸懒腰、上厕所等，因为这些活动可能会导致体温上升。然后将基础体温计放入舌下静卧 5 分钟。

第9天　记录基础体温，找出排卵日

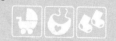

使用基础体温测排卵期，需要备孕女性每天及时记录数据。备孕女性每天要把测出来的数据及时记入表格中，做成曲线图，找出排卵日。

基础体温曲线图

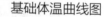

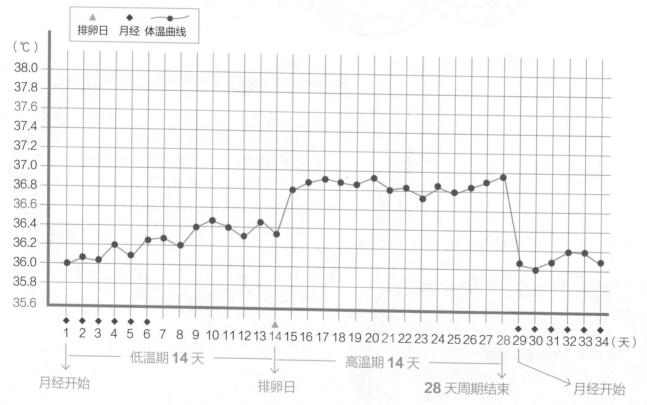

从上图中，我们可以发现月经周期基础体温呈双向型，即月经前半期体温偏低，后半期体温偏高。发育成熟的女性，从月经期结束以后至排卵期开始前，其基础体温偏低，排卵期来时基础体温降到较低点（有的人不降低），但仅为1天，此后至下一次月经开始前，体温持续升高至36.7℃。在排卵前3天、排卵日和排卵后体温上升的第3天同房，能大大提高受孕率。

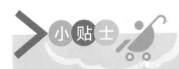

对于生活不规律、经常上夜班的女性，不建议用基础体温测排卵期，因为基础体温要求在生活规律的前提下，定时、定点地测量，它只是一个间接估算排卵期的方式，如果体温监测不准确就不能推算出排卵日期了。

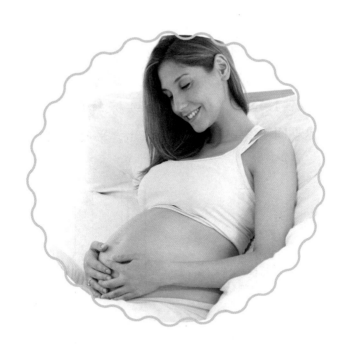

第10天　推测排卵期最便利的方法：使用排卵试纸

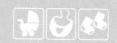

卵泡是在促卵泡成熟激素（FSH）和黄体生成素（LH）的共同作用下发育成熟的。在排卵前的24小时内，LH会出现一个高峰，排卵试纸就是用来检测这个高峰的，从而确定排卵的时间范围。

通过月经来锁定易孕期

备孕女性首先要掌握自己的月经周期，用最短的月经周期减18，最长的月经周期减11就可以得出答案，例如你的月经周期是30~32天，用30–18=12，32–11=21，那么，易孕期就是12~21天，在这期间使用排卵试纸进行测试即可。考虑到精子和卵子的存活时间，一般将排卵日的前3天和后3天，连同排卵日在内共7天称为排卵期。所以，排卵期又称为易受孕期。在预计排卵前的3天内和排卵发生后的3天内同房最容易受孕。

使用方法

用洁净、干燥的容器收集尿液。收集尿液的最佳时间为上午10点至晚上8点。尽量采用每天同一时刻的尿样。将测试纸有箭头标志线的一端浸入尿液中，约3秒钟后取出，平放10~20分钟，观察结果。

结果判断

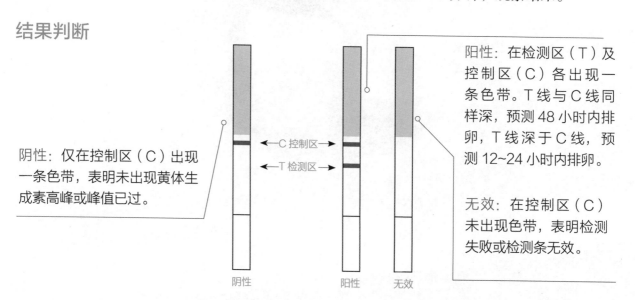

阴性：仅在控制区（C）出现一条色带，表明未出现黄体生成素高峰或峰值已过。

←C 控制区→
←T 检测区→

阳性：在检测区（T）及控制区（C）各出现一条色带。T线与C线同样深，预测48小时内排卵，T线深于C线，预测12~24小时内排卵。

无效：在控制区（C）未出现色带，表明检测失败或检测条无效。

阴性　　阳性　无效

第11天 推算排卵日的其他方法

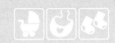

在目前所知的所有测排卵的方法中，B超监测排卵是最准确的，因为它不仅能测出卵巢中是否有优势卵泡，还能测出优势卵泡的大小、子宫内膜的厚度等，但不能确定卵子是否一定能排出。

如何选择B超监测的时间

在几种B超监测方式中，以阴道B超最为准确。通常第一次去做B超监测的时间可选择在月经周期的第10天，也就是说从来月经的第10天到医院去监测。

B超如何推算出排卵日

卵泡的发育是有规律可循的。经过大量计算得出，排卵前3天卵泡的直径一般为15毫米，前2天为18毫米左右，前1天达到20.5毫米左右。这样便可以通过B超监测卵泡的大小来推算出排卵日了。

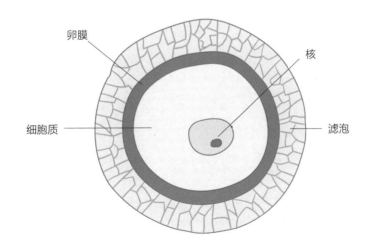

卵子的结构

卵膜　核　细胞质　滤泡

通过宫颈黏液变化来推测排卵日

宫颈黏液由子宫颈管里的特殊细胞所产生，随着排卵情况和月经周期的变化，其分泌量和性状也跟着发生周期性的变化。

平日，白带呈混浊黏稠状，量也不多。但是在月经中期接近排卵日时，宫颈内膜腺体细胞分泌功能趋于旺盛，白带明显增多，呈蛋清状，稀薄透明。当你觉得分泌物明显增多，且可拉成长丝时，就要留意，排卵日马上要到了。

观察方法

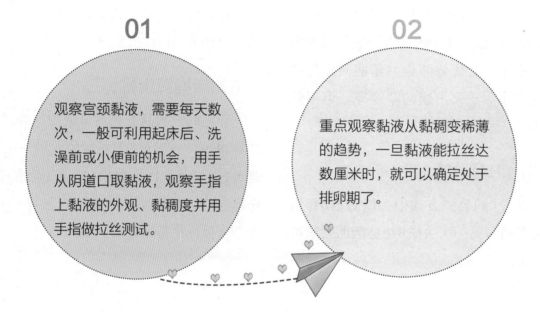

01

观察宫颈黏液，需要每天数次，一般可利用起床后、洗澡前或小便前的机会，用手从阴道口取黏液，观察手指上黏液的外观、黏稠度并用手指做拉丝测试。

02

重点观察黏液从黏稠变稀薄的趋势，一旦黏液能拉丝达数厘米时，就可以确定处于排卵期了。

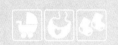
家中环境更让你放松

良好的环境能使女性情绪稳定、放松。在这样的环境中受孕更有利于优生。良好的环境包括宜人的气候、周围的整洁清爽、空气清新，这有利于精卵结合着床和胎儿的发育成长。

备孕夫妇最好选择在家中受孕。家中更安静、卫生，夫妻对家庭环境又很熟悉和放心，能做到精神放松、情绪稳定，更有利于优生。同时，受孕时卧室的环境也很重要。比如卧室的环境应尽量安静，不受外界不良环境的干扰；要保持室内空气流通，清新宜人；室内陈设应摆放得整齐有序，被褥、枕头等床上用品清洁整齐，最好是刚刚洗晒过，能散发出一股清香的味道。这是因为恬静而清洁整齐的环境会对人们的心理产生正面的影响，有利于夫妻双方心情舒畅和情意缠绵，可以在最佳状态下受孕。

性高潮有利于提高受孕率

专家认为，男女双方的性高潮都有利于提高受孕率和实现优生优育，极度的性高潮不但容易受孕，更有助于实现优生。男性在性高潮中射精，由于精液激素充足，活力旺盛，有利于及早与卵子会合，减少在运行过程中受到外界因素的伤害。对于女方来说，性高潮带来的有利条件更多，子宫颈碱性分泌液的增多，不仅有利于精子的游动和营养供应，还可以中和阴道的酸性环境，对精子有保护作用。研究还发现，性高潮时子宫颈稍张开，这种状态可保持30分钟之久，为精子大开方便之门，此时的子宫位置几乎与阴道形成直线，避免走"弯路"。女性高潮还会出现额外排卵，因为高潮时激素分泌充足，输卵管的液体增多，已经成熟的卵子可得到更多营养，而在卵巢里尚未成熟的卵子可以提前成熟并排出。

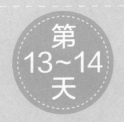
选择最佳受孕体位

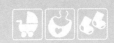

受孕的原理是精子首先经过宫颈进入宫腔，再到达输卵管，与卵子结合。所以，要想受孕成功，最重要的是夫妻在行房时，要为精子能顺利进入宫腔而采取正确的体位。

男上女下：受孕最佳体位

男上女下，是受孕的最佳体位。采取这种体位时，位于上方的男性一次次冲刺都能更深更近地触到女方宫颈，等于无形中帮助精子更快、更容易地遇到卵子而结合。而对女方而言，平躺仰卧的姿势方便精液射在宫颈口周围，当宫颈外口浸泡在精液中时，给精子进入子宫创造了有利条件。而男方在最后冲刺的时候，尽量接近深处，也是使精子上行路程缩短的方法。

最大限度深入的后位式

采取后位式，可以确保男性的精液尽可能地接近创造新生命的圣地——子宫，因为这是可以最大限度深入的角度。但有一点需要注意的是，当丈夫射精后，妻子应立即翻身躺下，以免精液脱落。

根据体形选择体位

高大型女性最好采用缩短身体的体位，如屈曲位或后背位。

娇小型女性一般动作比较敏捷，可适应各种体位，但如果男方相当高大，则不宜采取屈曲位和伸张位，最好采用坐位或骑乘位。

第15天 心情愉悦容易受孕

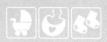

受孕时良好的心理状态与优生有密切关系。夫妻双方应在心情愉悦的状态下进行性交，丈夫要重视并让妻子达到性高潮，这对于得到一个健康聪明的孩子是至关重要的。

不好的心理会影响受孕的概率、卵子和精子的质量等，从而影响受孕后胎宝宝的素质。中医强调，交媾时精神愉快，心情舒畅，可以排除一切思虑忧郁和烦恼。《大生要旨》指出："时和气爽之宵，自己情思清宁，精神闲裕""清心寡欲之人和，则得子定然贤智无病而寿"。这说明良好心理状态与优生的密切关系。情绪的剧烈变化和极度疲劳势必导致气血逆乱、经络闭塞、脏腑功能紊乱、精子耗散，干扰精卵结合，影响受孕。

据国外的一份心理学调查表明，在青少年精神分裂症患者中，有41%在遗传因素外还有母体受孕时突遭精神刺激的历史，诸如被强奸、突遇发生巨大声响、遭遇恐怖事件或性交后被虐待等。专家认为这可能是突然强烈的心理刺激干扰了精子或卵子的遗传密码，使胎宝宝在脑神经发育中留下了隐患。

根据现代心理学和人体生物钟理论，当人体处于良好的精神状态时，精力、体力、智力、性功能都处于高潮，精子和卵子的质量也高，此时受精，易于着床受孕，胎宝宝素质也好，有利于优生。此外，良好的气候、整洁清爽的环境，也能使男女双方心情舒畅，心理平静，有利于精卵结合和胎宝宝的发育生长。

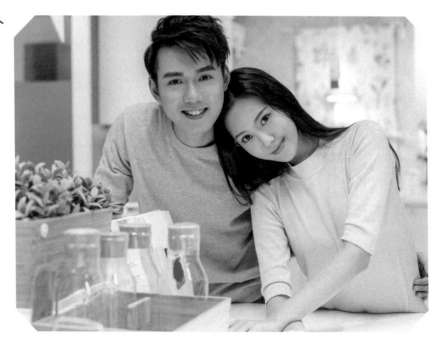

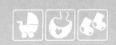
精子和卵子的质量决定着胎儿的健康与否，而受孕时间则直接影响着胚胎的质量，所以，为了保证受孕成功，避免给腹中胎儿造成不必要的损害，你需要有意识地避开以下这些不利于受孕的时间，给宝宝一个良好的开端。

饲养宠物期间

宠物身体中可能会隐藏弓形虫，它可通过动物的唾液等途径传染给人。准妈妈感染这种病毒，可通过血液、胎盘、子宫、羊水、阴道等多种途径，使胚胎或胎儿感染，进而引起很多不良后果。如果准备怀孕，需要给宠物做血清学检测，若宠物体内缺乏弓形虫抗体，或者已经感染了弓形虫，就应严格禁止与宠物亲密接触。养过宠物的夫妇应先去医院检查，在确认没感染宠物身上的病原体后再怀孕。

蜜月中

过度操劳：在结婚前后，夫妻双方都为婚事操劳，饮食不规律，休息不好，精力消耗也很大，会觉得精疲力竭。婚后不久身体还未恢复时就怀孕，对胎儿生长的先天条件及女性的身体都会产生不良影响。

新婚饮酒：在新婚宴席上，新郎、新娘出于礼节一般都会饮酒，如果酒后受孕，会对胎儿十分有害。

旅行结婚：旅途中体力过度耗损，生活起居没有规律，经常睡眠不足，每日三餐的营养也不均衡。因此，这不仅会影响受精卵的质量，还会引起反射性子宫收缩，使胚胎的着床和生长受到影响，导致流产或先兆流产。

早产或流产后

出现过早产及流产的女性，机体某些器官的平衡被打破，出现功能紊乱，子宫等器官一时不能恢复正常，尤其是经过人工刮宫手术的女性更是如此。为了使子宫等器官得到充分休息，恢复应有的功能，为妊娠提供良好的条件，出现过早产及流产的女性在半年后再怀孕较为合适。

第17天　准妈妈需要了解自己的权益保障

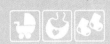

国家关于孕妇聘用保护的制度

1 《中华人民共和国妇女权益保障法》第二十七条规定：任何单位不得因结婚、怀孕、产假、哺乳等情形，降低女职工的工资，辞退女职工，单方解除劳动（聘用）合同或者服务协议。但是，女职工要求终止劳动（聘用）合同或者服务协议的除外。

2 《中华人民共和国劳动法》第二十九条规定：女职工在孕期、产期、哺乳期内的，用人单位不得依据《劳动法》第二十六条、第二十七条的规定解除劳动合同。而《劳动法》第二十六条规定，有下列情形之一的，用人单位可以解除劳动合同，但是应当提前三十日以书面形式通知劳动者本人：（一）劳动者患病或者非因公负伤，医疗期满后，不能从事原工作也不能从事由用人单位另行安排的工作的；（二）劳动者不能胜任工作，经过培训或者调整工作岗位，仍不能胜任工作的；（三）劳动合同订立时所依据的客观情况发生重大变化，致使原劳动合同无法履行，经当事人协商不能就变更劳动合同达成协议的。

3 《关于贯彻执行〈中华人民共和国劳动法〉若干问题的意见》规定：除劳动法第二十五条规定的情形外，劳动者在医疗期、孕期、产期和哺乳期内，劳动合同期限届满时，用人单位不能终止劳动合同。劳动合同的期限应自动延续至医疗期、孕期、产期和哺乳期期满为止。

孕妇享有不被降低工资的权利

《女职工劳动保护特别规定》第五条：用人单位不得因女职工怀孕、生育、哺乳降低其工资、予以辞退、与其解除劳动或者聘用合同。

关于女职工的休假时间

《女职工劳动保护特别规定》第七条：女职工生育享受98天产假，其中产前可以休假15天；难产的，增加产假15天；生育多胞胎的，每多生育1个婴儿，可增加产假15天。

女职工怀孕未满4个月流产的，享受15天产假；怀孕满4个月流产的，享受42天产假。

晚育产假，由各省、自治区、直辖市根据本地区计划生育条例规定执行。

孕1月　受精卵发育成胚芽　　**35**

第18天 外出回来要及时做好清洁

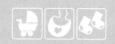

外出回到家要及时洗脸、漱口、清理鼻腔，以去掉身上所附带的污染残留物，一方面是减少雾霾等的侵害，另一方面可以减少病毒感染的概率。

 温水洗脸。洗脸时最好用温水，利于洗掉脸上的灰尘。洗脸后，手心相对，搓热手指，可用双手中指揉两侧鼻翼旁的迎香穴20次，然后双手上行搓到额头，再沿两颊下行搓到下颌部会合。

漱口。俗话说，"病从口入"。用温水漱口，既能清理口腔内的细菌，又能避免刺激，减少牙髓炎症的发生。

 清理鼻腔。比起第一点和第二点，第三点更为重要，也最为必要。可以用干净棉签蘸水进行清洗，也可以用生理盐水清洗鼻腔。清洗鼻腔时需要注意，洗的动作要轻柔，水流不要太大，以免刺激过大损伤鼻黏膜。需要提醒的是，清洗鼻腔不宜频繁。因为频繁清洗鼻腔，很可能会损伤鼻黏膜或引发鼻窦炎等疾病。

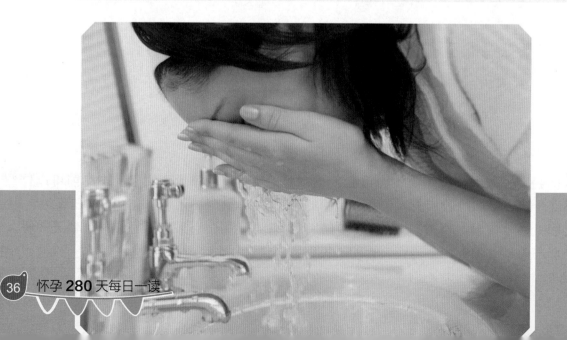

第19天 做好营养储备，孕育健康宝宝

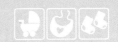

孕期营养的重大意义

宝宝营养促进应从孕前准备开始。宝宝的早期营养与青少年期能力行为密切相关。研究发现，宝宝自出生至6个月的生长速度与9～11岁的学习成绩相关；液体食物营养与社交能力、社会性有关；换乳期喂养与泥糊状食物营养衔接跟学习能力、竞争力、社会适应能力相关。为了宝宝的健康，准妈妈最好从孕前3个月开始补足营养。而且孕前营养计划应针对夫妻双方进行。

优质受精卵需要的营养

孕前饮食主要是为夫妻双方提供合格的精子和卵子服务，并为女性做好营养储备服务。怀孕前夫妻双方的身体健康，拥有强健的精子和卵子，可以为胎儿的孕育提供一个良好的基础。因为只有健康的精子和健康的卵子相遇，才能形成健康的受精卵。所以孕前合理地摄取膳食营养不仅是孕育优质受精卵的基础，而且是使后代优良因子遗传潜力得到充分发挥的保障。

胎宝宝的营养需求

孕前的饮食要注意加强营养，特别是保证蛋白质、无机盐等的摄入。

摄取足够的蛋白质和脂肪	蛋白质是制造精子和卵子的基本原料，孕前女性每天需补充60～80克蛋白质；脂肪是优生的必需物质，也是女性孕育胎儿的能源基地。
摄取足够的无机盐	如钙离子可提高受孕率；铁是人体造血的主要原料，女性孕前缺铁，不但会导致自身贫血，更会影响到以后胎宝宝的健康。

| 摄取足够的维生素E | 维生素E与性的发育、生精、排卵、怀孕关系密切，它可促进卵泡和黄体增大，起到增加黄体酮的作用，促使女性怀孕。 |

提升孕力的饮食习惯

多吃富含维生素C的食物：如果在准备怀孕时，女性多吃些富含维生素C的食物，可以大大提高卵子受精的能力。

多吃含锌、硒的食物：因偏食或挑食的不良习惯引起体内缺锌、硒，往往会影响受孕。

不要节食：如果卵子的活力下降，就会难以受孕，且孕前营养不足还会影响胚胎的发育，所以女性孕前需要储备各种营养，不要节食。

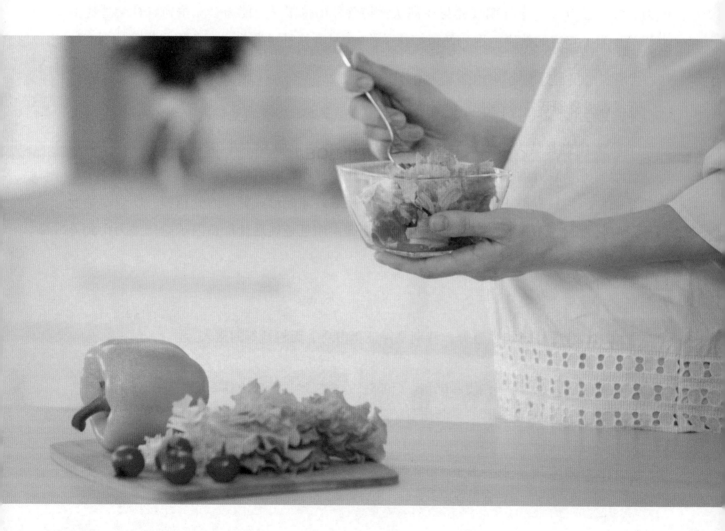

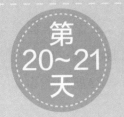

第20~21天 预防胎儿畸形，及早补充叶酸

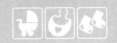

叶酸是人体必需的水溶性B族维生素之一。孕早期是胎儿细胞分化的关键时期，而叶酸是胎儿脑神经发育必需的营养成分，一旦摄取不足就可能影响胎儿中枢神经系统的发育，引起神经管畸形。神经管畸形的发生率在各种出生缺陷中是最常见的，会造成脊柱裂（椎骨未能融合）、无脑畸形（脑或颅顶骨缺失）等中枢神经系统发育异常，是造成围产儿死亡的主要原因之一。

如果在孕前或者孕早期补充适量的叶酸，能够有效预防神经管畸形的发生，减少比率约为70%。如果是计划怀孕，自受孕前3个月起直至孕早期3个月，每天应该摄入0.4毫克的叶酸。如果是计划外怀孕，从怀疑怀孕的那一刻起就要立即补充叶酸或孕妇专用的复合维生素。补充叶酸可以多吃以下食物：动物肝、红苋菜、菠菜、生菜、芦笋、龙须菜、苹果、柑橘、橙子，以及豆类食品。

研究表明，叶酸对于准爸爸来说也非常重要。当男性体内叶酸含量不足时，精液的浓度会降低，精子的活力会减弱，使卵子受孕难度增加。另外，叶酸在人体内还能与其他物质合成叶酸盐，它对于孕育优质宝宝也起着关键作用。如果男性体内的叶酸不足或缺乏，就可能增加发生染色体缺陷的概率，增大孩子长大后患严重疾病的危险性。

在补充叶酸的同时，也要注意加强多种微量元素的摄入。这是为了避免因缺乏微量元素对胚胎造成神经系统的发育障碍，因为锌、铜等微量元素同样参与了胚胎最早期的中枢神经系统的发育，尤其是对锌的需求量大大增加。可以适当吃些富含锌的食物，如贝类、动物内脏，还有瓜子、山核桃、松子等坚果类食品。

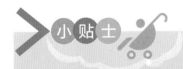 小贴士

根据中国营养学会建议，所有育龄女性在计划怀孕前3个月到怀孕初期3个月，应每天服用0.4毫克叶酸增补剂，但摄入量最多不超过1毫克/天。

胚胎（胎儿）发育全过程（1）

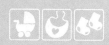

一个小小的受精卵，逐渐发育为有着复杂内部结构的小生命，十月怀胎的过程每一步都充满着奇妙的变化！人们通常说"十月怀胎，一朝分娩"，并不是说孕育宝宝需要10个月的时间。医学上的孕期约280天，也就是40周左右，是从末次月经的第一天开始算起的。

第1个月：在受精后几小时内，受精卵开始分裂，一周后，受精卵已分裂发育成几百个细胞，形成一个小圆球，并将自己嵌入子宫内膜，正式开始了胚胎的发育。

第2个月：胎儿的生长发育进入分化期，脑、脊髓、眼、听觉器官、心脏、胃肠、肝脏初具规模，已经能够分辨出头、身体和手足。

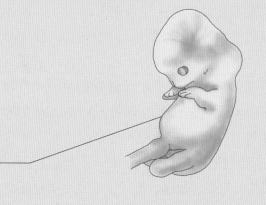

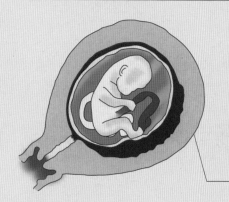

第3个月：胎儿的面颊、下颌及耳郭已发育成形，眼睛及手指、脚趾清晰可辨。心脏、肝脏、肾脏、输尿管更加发达，胎儿的骨骼和关节尚在发育中，而外生殖器已分化完毕，可辨认出胎儿的性别。

胚胎（胎儿）发育全过程（2）

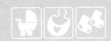

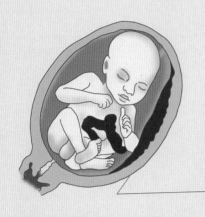

第4个月：胎儿头部伸直，脸部已有了人的轮廓和外形，下颌骨、面颊骨、鼻梁骨等开始形成，耳郭伸长，皮肤逐渐变厚而不再透明。

第5个月：胎儿头部及身体上呈现出薄薄的胎毛，长出指甲，牙床开始形成；头发、眉毛齐备；皮下脂肪开始沉积，但皮下血管仍清晰可见。

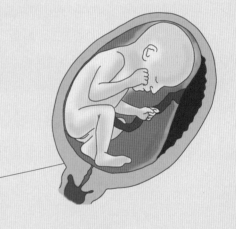

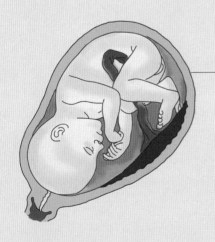

第6个月：胎儿骨骼发育良好，开始吸吮手指。

第 7 个月：此时的胎儿满面皱纹，有了明显的头发，胎儿大脑发育已进入一个高峰期，脑细胞迅速增殖分化，脑体积增大。

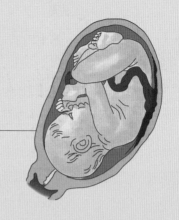

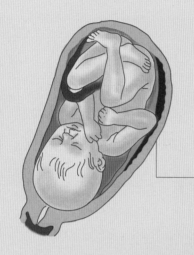

第 8 个月：胎儿指甲已长至指尖，皮肤呈淡红色，并变得光滑，皮下脂肪日渐增多。

第 9 个月：胎儿生殖器官基本形成，肺和胃肠的功能已较发达，具备了一定的呼吸和消化功能。

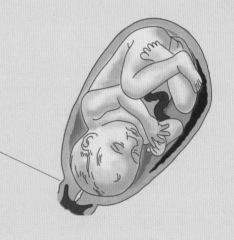

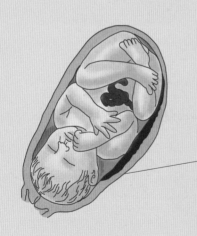

第 10 个月：胎儿已足月，皮肤红润，皮下脂肪发育良好，准备诞生。

第24天　如何正确理解胎教

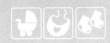

胎教是根据胎儿各感觉器官发育的实际情况，有针对性地采取如抚摸、对话、音乐、游戏等各种形式，使胎儿神经细胞不断增殖，神经系统和各个器官的功能得到合理的开发和训练，最大限度地发掘胎儿的智力潜能。

胎教包括准妈妈和胎儿两个方面，健康的准妈妈才能孕育出健康的宝宝。胎教强调的就是女性在怀孕期间将身体各个部分都调整到黄金状态，并给予胎儿适当的刺激，以期能生出聪明健康的宝宝。由此可知，胎教应该列入优生保健的范畴，而不是教育学范畴。

中国古代的胎教思想

调情志：准妈妈宜心情愉悦、静心宁欲、心胸开阔、遇事乐观。

慎寒温：准妈妈应避免风寒侵袭、忽冷忽热。

节饮食：准妈妈宜食用营养丰富而易于消化的饮食，切忌辛辣生冷食品。

慎起居、调劳逸：准妈妈宜起居有序、劳逸适度。

远房事：孕期节制性生活，以免伤胎。

美环境、悦子身：要多处于美好的环境中，多接触美好的艺术作品。

戒酒浆：酒能伤胎，宜戒为佳。

避毒药：孕期应减少不必要的服药。

慎针剂：慎针灸穴位，避免引起流产与早产。

安待产：临产时应安详、镇静、莫恐慌，以减少难产发生的概率。

第25天　胎教让女性更美丽

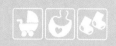

40周的孕期，准妈妈要为胎宝宝付出很多，但是在这个过程中，胎教会带给你很大的益处，让你成为一个内外兼修的美丽女人。

提高个人修养

胎教要求准妈妈对生活习惯、个人修养、兴趣爱好等都进行调整和提高，以便给胎宝宝良好的言传身教。准妈妈不妨利用这个机会，丰富自己的知识，修身养性，提升自己。

培养兴趣爱好

怀孕后，生活范围受到局限，在家的时间多了，可以利用这些时间发展多种兴趣爱好，或者深入钻研一种爱好，可以编织、画画、种多肉植物，或是写作，这些活动在丰富准妈妈生活的同时还能起到胎教的作用，而且使准妈妈的脑部时刻保持灵活运转，保

持心情舒畅，有助于分散注意力，减轻妊娠不适反应。

搭建与宝宝爱的桥梁

胎教是准妈妈和未见面的胎宝宝之间爱的沟通。宝宝出生后，这种爱依然会存留在双方的记忆中，长久地影响着母子之间的关系，并对胎宝宝的性格形成有着积极的作用。

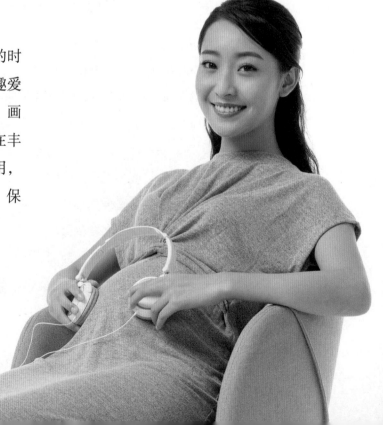

第26天 胎教要建立在胎宝宝生理变化基础上

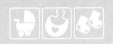

有些人会觉得胎教太虚了，认为胎宝宝在黑暗的子宫里，怎么接受教育呢？其实，胎教有着科学的理论依据，那就是胎宝宝的生理变化。胎教是根据胎宝宝的大脑、视觉、听力的发育逐步进行的。

胎宝宝脑部成长全记录

月龄	胎宝宝脑部发育
孕1月	妊娠18天起，胎宝宝的大脑就会形成管状的神经管，神经管头端会变厚，形成3个膨大物，中间部分会发育成脑，另一端则会发育成脊髓
孕2~3月	脑的各部分，如间脑、小脑以及以后成为大脑皮层的端脑开始进行分化，还形成了聚集脑脊液的脑室
孕4~5月	此时的胎宝宝脑部迅速发育，端脑会逐渐变大，形成大脑半球。同时脑部的神经系统也开始发育，首先出现感受触觉和气味的感觉区，脑内部也开始形成感受快感和不快感的领域。但脑的表面尚未产生褶皱
孕6~7月	脑细胞分化逐渐形成，大脑半球表面开始发育，包裹间脑和小脑而形成大脑皮层。其中前方的皮层特别厚，形成额叶，听觉和视觉的神经回路也逐渐形成。接近成人的脑部构造
孕8~9月	胎宝宝的脑部发育完成，大脑皮层的细胞分裂以达到高峰，表面褶皱也基本形成，到第9个月时，胎宝宝的脑细胞会达到140亿个，与成年人基本相同
孕10月	脑的重量约400克，脑的神经细胞约有1000亿个。此后，神经细胞数量不会再增加。这时脑部开始髓鞘化，神经胶质细胞开始增加，脑部逐渐发达

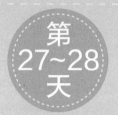
优境胎教，为准妈妈营造一个良好环境

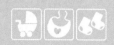

胎教最重要的条件之一是使胎宝宝生活在优良的环境中，这对胎宝宝的生长发育有着非同寻常的意义。

胎宝宝所生活的环境

胎宝宝所生活的环境大致可以分为两部分：内环境——准妈妈的身体；外环境——准妈妈生活的环境（包括准爸爸的影响）。

胎宝宝的生活环境还可以细分。心理环境：准妈妈的精神状态和意识（包括修养、兴趣、爱好、职业等）。生物化学环境：准妈妈的营养状况、药物反应、伴随情绪波动产生的内分泌变化等。物理环境：准妈妈心脏跳动的节奏变动、姿势变换、抚摸拍打、胃肠蠕动等。

准妈妈的环境好，胎宝宝的环境就好

通过自己生活的环境，胎宝宝不仅接收自己需要的东西，比如养分、氧气等生长必需品，还借助准妈妈的身体保护自己不受伤害。同时，胎宝宝也接收一些"精神品"，如通过感受准妈妈的情绪来愉悦自己，以促进自己更健康地发育。

优境胎教这样做

所谓优境胎教，就是要为胎宝宝营造一个内外都很好的生活环境，让胎宝宝能够愉快地成长，主要内容有：

1. 准妈妈保持身心健康、愉悦，养成良好的生活习惯，保证合理的营养。

2. 准爸爸也要为准妈妈创造舒适的环境，室内色彩要柔和，室内外保持干净整洁，在阳台、客厅养一些绿色植物，墙上挂上漂亮可爱的宝宝照片等。

3. 准妈妈要和准爸爸一起提高音乐、语言、思想情操等各方面的修养，避免外界不良环境因素的刺激。

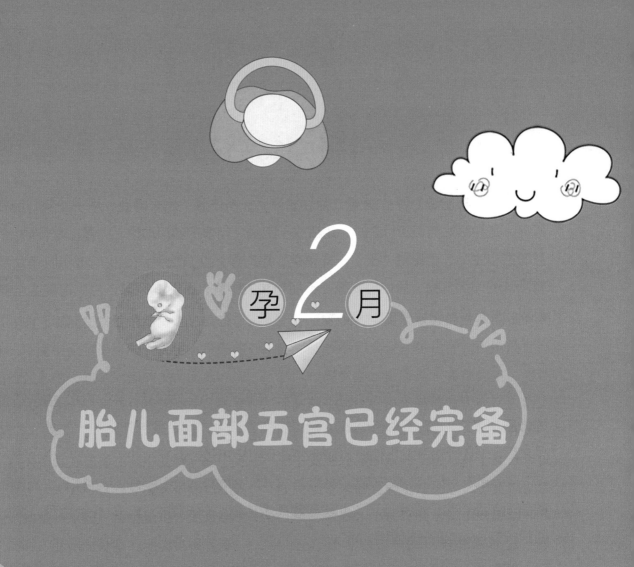

孕 **2** 月

胎儿面部五官已经完备

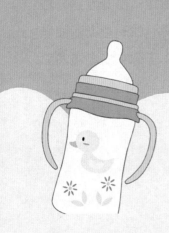

《逐月养胎法》说："妊娠二月名始膏，无食辛臊，居必静处，男子勿劳，百节皆痛，是为胎始结。二月之时，儿精成于胞里，当慎护勿惊动也。"意思是怀孕2个月时的小生命，就像膏（玉）一样精美，这时孕妇饮食应清淡，少吃或不吃辛辣及有臊味的肉类食物，居住应安静，不能与丈夫同房，不要受风寒，否则可能会全身疼痛，严重者胚胎会停止生长或流产。

胚胎与准妈妈

小生命在受精后大约5周大小的时候，皮肤就开始形成并且持续成长，由于胚囊的外胚层最终形成了皮肤与大脑，所以皮肤也称为"神经系统外露的一部分"。受孕之后5~6周开始，胎儿对触觉的敏感度在宫内快速发展。

第8周末，胚胎不仅内部器官到位，身体上能够辨认出更多的人的样子，更重要的是面部五官也已经完备了。此阶段超声波检查可探及胎心搏动，胚胎也可以像小蚯蚓一样在妈妈的子宫里蠕动了。

很多孕妇会出现早孕反应，如头晕、乏力、嗜睡、恶心、呕吐、喜欢酸性食物、厌油腻等症状。早孕反应由轻到重，一般持续两个月，还会出现尿频，甚至每一小时一次。出现白带增多、乳房增大、乳房胀痛或刺痛的感觉，乳晕出现小颗粒、腰腹部酸胀等。乳房有时会有刺痛或者抽动的感觉。

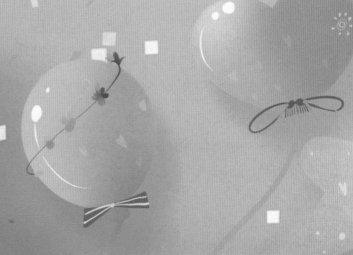

第29天 这些怀孕征兆你知道吗

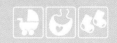

受精卵能否正常发育，20%取决于遗传因素，70%~80%取决于母亲体内环境。近年来，职业女性工作繁忙，往往不知自己已怀孕，容易忽视生活细节，从而影响胎儿健康。因此，应及早确诊是否怀孕。怀孕的早期征兆有以下几种：

月经不来潮

月经规律的已婚育龄女性突然停经，应考虑可能怀孕。哺乳、服用避孕药或其他原因引起的停经除外。

饮食喜好发生变化

可能会想吃一些以前不爱吃的食物。可能口味会有变化，如变得爱吃口味重的食物或总想喝某种饮料。

乳房变大有弹性

孕早期乳房会发胀，触之有痛感。这是由于妊娠后孕激素分泌增加，促使乳腺泡发育造成的。

精神疲乏

疲劳是很多女性怀孕后都会遇到的事，具体表现为乏力，想睡觉，工作没有精力，注意力不集中，稍微劳累一点就觉得精神不济，不想动，有点懒洋洋的。

尿频

在孕早期，会因为增大的子宫压迫膀胱而引起尿频。

阴道微量出血

在胚胎着床时造成的轻微出血，让人误以为是月经。少数女性在孕早期，会在原先月经应该来的时间出血。

讨厌某种气味

准妈妈的呼吸道黏膜、味觉神经对烟味、酒味或者某种食物的味道可能会觉得不舒服。

有了以上这些早孕现象，往往提示你可能怀孕了，应尽快到医院检查确诊。检查项目除化验血中HCG、黄体酮情况外，还要做妊娠免疫试验，即将早晨的尿液进行化验，如果报告妊娠免疫试验为阳性，且验血结果提示妊娠，就可确诊为妊娠。

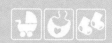
很多准妈妈在不能确定自己是否怀孕的时候，会选择在家里自己检测，只要掌握了正确的方法，也是有相当大的准确性。不过，即使在家确定了怀孕，也一定要再到医院确诊。

验孕试纸

将测试纸有箭头的一端插入尿液标本容器中静置10秒，取出平放，5分钟内等待观察显示结果。

注意	测试纸插入尿液深度不可超过标志线。因为早晨第一次尿液中含有 HCG 最多，所以使用晨尿测试结果会更加准确。
阳性	在检测区及对照区各出现一条红色反应线。
阴性	仅在对照区出现一条红色反应线。
无效	试纸无红色反应线出现，或仅在检测区出现一条反应线，表明测试失败或测试纸无效。试纸在 10 分钟后显示的结果无临床意义。另外，不同厂家的怀孕试纸可能有所不同，具体的使用方法最好还是参照使用说明书。

测量基础体温

通过测量基础体温也可以自测是否怀孕。如果基础体温保持在高温，过了高温期也没有下降的话，就表示可能怀孕了。

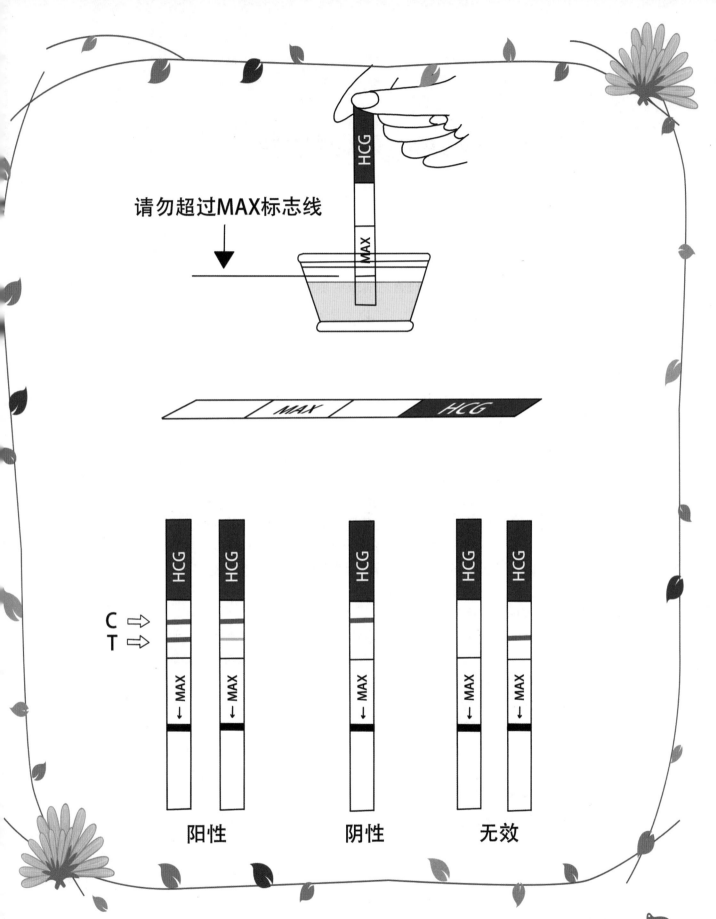

请勿超过MAX标志线

阳性　　　　　　　阴性　　　　　　　无效

去医院确诊是否怀孕

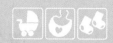

第一次去医院检查时，在实际做检查之前医生会有一个问诊。如果能事先做好准备，将资料记在备忘录上，问诊时就不会感到慌张了。以下是第一次问诊的注意事项：

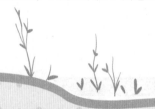

● 本人的健康状况。包括现在的身体状况（有无呕吐、微热）以及从前是否得过什么大病。

● 月经的状态。关于过去月经来潮的情形，如初潮的年龄，月经的周期（月经第一天到次月月经的间隔天数）是否规则，持续的天数，来经时的情形（有无腹痛、腰酸、头痛的现象），最后一次来月经开始的日期及持续的天数。以上这些都要详细地告知医生，因为这和怀孕的月数及预产期的确定，有着很大关系。

● 结婚时间（具体年月日）。

● 最近同房的时间及频率。

● 有无怀孕、分娩的经验。如果有的话，当时的状况是否正常？如果分娩时曾接受产科手术，当时情形如何，是否剖宫产或用产钳分娩等，为何会有此手术？还有分娩时的出血量、胎儿是否正常等。

● 有无特异的体质和疾病。

● 丈夫及家人的健康状况。

● 内诊。为了确定是否怀孕，必须从外面观察子宫的膨胀情形和乳房的状态，然后诊视子宫等性器官。内诊时，医生一只手的两根手指放置在阴道内，另一只手按压下腹部，两手配合，便可了解产道、子宫及附件有无异常情况，核查子宫大小与怀孕天数是否相符，有无生殖器官畸形和肿瘤，等等。

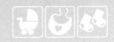

预产期主要的计算方法

由于准妈妈通常难以准确地判断受孕的时间，所以医学上规定，以末次月经的第一天起计算预产期，整个孕期共为280天，10个妊娠月（每个妊娠月为28天）。

根据末次月经计算

末次月经日期的月份加9或减3，为预产期月份数；末次月经日期天数加7，为预产期日，如果得数超过30，减去30得出的数字就是预产期的日期，月份则延后1个月。举例：如果最后一次月经是2016年2月1日，月份2+9=11，日期1+7=8，预产期为2016年11月8日。末次月经是2016年4月25日，月份4-3=1，日期25+7-30=2，预产期是2017年2月2日。

根据胎动日期计算

如果记不清末次月经日期，可以依据胎动日期来进行推算。一般胎动开始于怀孕后的18~20周。计算方法为：初产妇是胎动日加20周；经产妇是胎动日加22周。

根据基础体温曲线计算

将基础体温曲线的低温段的最后一天作为排卵日，从排卵日向后推算264~268天，或加38周。

根据B超检查推算

做B超时测得胎头双顶间径、头臀长度及股骨长度即可估算出胎龄，并推算出预产期。此方法大多作为医生B超检查诊断的依据。

从孕吐开始的时间推算

孕吐反应一般出现在怀孕第6周末，就是末次月经后42天，由此向后推算至280天即为预产期。

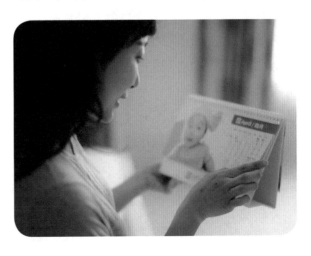

如何选择产检医院

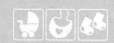

很多准妈妈觉得大型医院或者知名的医院更有优势，其实大医院经常人满为患，反而影响了服务体验，所以，准妈妈在选择医院时不宜扎堆，可从以下几个方面选择适合自己的产检医院。

根据位置选择医院

怀孕后，准妈妈要经常到医院进行定期产检，临近分娩时，更需要在出现异常情况后迅速前往医院，因此医院不要离家太远。对上班族来说，大部分时间都在工作单位度过，所以选择距离工作单位近的医院也是不错的选择。

了解医院的硬件条件

首先选择一家距离较近的医院，下一步就是考察这家医院的医疗设施的清洁度和安全性，还要确定产后是否可以喂母乳、住院病房共有多少床位、是否有儿科门诊等信息，以免等到分娩住院时才发现对医院的医疗服务条件不满意，就很难更改。

关注医院的评论

如果正在考察一家医院，可以参考一

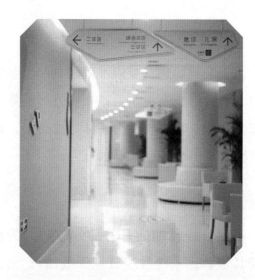

下以往准妈妈的评论。选择离家近的医院时，可以从身边准妈妈那里征求意见，询问一些细节性的问题。

最好将产检医院作为生产医院

如果没有特殊情况，产检和分娩最好在同一家医院，中途也不要变换产检医院。中途更换医院的话，容易造成信息的断层，影响新医生对准妈妈健康程度把握的连续性和全面性。

整个孕期要经历十几次常规产检，如有并发症，需要去医院的次数会更多，准妈妈和产检医院的医生、护士的接触就会特别频繁，因此维护好关系就很重要。

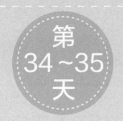

建档以及建档体检

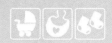

建档就是准妈妈到定点机构办理《孕妇保健手册》，一般在8~12周进行，但各大医院建档时间是不同的，应根据各医院的要求来建档。

一般来说，准妈妈要建档，医生会对准妈妈的身体做基本检查，包括称体重、量血压、胎心与宫高、腹围、验血常规、验尿常规、评估肝肾功能状态、乙肝丙肝筛查、凝血检查、测血型等，检查结果出来后，各项指标都正常的话，就可以在这个医院进行产检、分娩。

建档目的

医院为孕妇建个人病历，主要是为了能够更全面地了解准妈妈的身体状况以及胎儿的发育情况，以便更好地应对孕期发生的状况，为以后的分娩做好准备。因此最好能够提前确定自己的分娩医院，并且在同一家医院进行产检。

如何建档

一般情况下，第一次产检的时候不会要求准妈妈马上建立《孕妇保健手册》，而是在妊娠3个月后，准妈妈确定了产检和分娩医院再办理相关事宜。办理《孕妇保健手册》时，应带好户口簿、准生证，到户口所在地妇幼保健院（社区医院）办理。准妈妈在办理好《孕妇保健手册》后，可到选定的医院建立病历。

经过初诊检查之后，医生就会告知准妈妈下次该检查的事项。从这时起，准妈妈就要为自己和宝宝的健康，定期到医院接受各种检查和孕期保健指导。

《孕产妇保健手册》是记录孕妇整个孕期、分娩期、产褥期及产后42天母婴健康检查情况的档案，是准妈妈怀孕期保健的好帮手。

第36天 为什么要定期产检

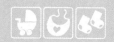

及时发现准妈妈和胎儿的身体异常

定期产检便于医生了解准妈妈整个怀孕过程和健康状况。对孕期疾病做到早预防、早发现、早应对，尽可能避免病情发展。

产检都做哪些检查

孕早期排除危险因素：孕6~8周发现怀孕后，要检查确认胚胎的情况，排除怀孕的危险因素，这是孕早期的检查。

孕中期确认胎儿发育正常：孕12周后就进入了孕中期，可以到医院建档，正式开始产检了。建档的同时会做一次全面的产科检查，包括体重、血压、尿检、听胎心、妇科检查、肝功能、验血等，之后的每次产检也会有一些例行的检查：

 测量体重和血压：通常会将怀孕前的体重作为孕期体重增加的参考，整个孕期体重的最佳增长幅度是8~12.5千克。

 验尿：主要是验尿糖、尿蛋白，检查准妈妈有没有血糖问题、肾功能是否正常，有没有子痫的危险，等等。

 验血：主要是检查准妈妈的血型、血红蛋白、肝肾功能，以及排除梅毒、乙肝、艾滋病等。

身体各部位检查：如甲状腺、乳房、盆腔。

检查子宫大小：为以后评估胎儿的成长是否正常做参考。

听胎心：是孕中期的常规检查，用多普勒胎心仪听胎儿的心跳。

孕晚期确保顺利分娩

孕28周后就进入了怀孕末期，这时除了产检的例行检查之外，也会确认胎儿的情况。孕38～42周确认胎位，看胎儿是头位、臀位，还是其他异常胎位，为准妈妈选择分娩方式提供重要参考。

给你一张产检时间表

产检时间表																																							
怀孕月份	一				二				三				四				五				六				七				八				九				十			
孕周期	1	2	3	4	5	6	7	8	9	10	11	12	13	14	15	16	17	18	19	20	21	22	23	24	25	26	27	28	29	30	31	32	33	34	35	36	37	38	39	40
产检												√				√				√				√				√		√		√		√		√	√	√	√	√

（注：各地区不同医院的要求可能不同，以当地医院要求为准）

制订一个切实可行的营养计划

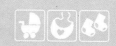

从妊娠开始，准妈妈就应该为自己制订一套合理、可行的营养计划，因为妊娠是特殊的生理时期，母体摄入的营养不但要维持自身机体代谢和消耗所需，还要提供给体内的小生命正常生长发育所需要的全部营养和热能。

合理安排饮食

因为生活节奏加快、工作压力大，很多准妈妈的营养状况是不均衡的。为此，要注意三大营养素比例及钙质、铁质的补充。一般来说，三大营养素的热量比例应为：蛋白质占0~14%，脂肪占20%~30%，碳水化合物占58%~68%。

准妈妈因为子宫扩大压迫到肠道，比一般人更容易便秘，所以还需要能促进肠道正常蠕动的膳食纤维。此外，亚麻油酸和次亚麻油酸也非常重要，它们是胎儿脑部发育所必需的脂肪酸，且两者之间的比例最好在4∶1~10∶1，以维持胎儿脑部和视网膜的正常发育。准妈妈怀孕需要大量的钙质通过胎盘供给胎儿。同时，准妈妈的铁质需求量也比未怀孕女性有所增加。

自我调节饮食习惯

准妈妈的健康和胎儿的营养都要靠饮食来维护。所以准妈妈的营养一定要合理，荤素搭配，粗细结合，饥饱适度，不偏食不挑食。可根据准妈妈的活动量、体质及孕前的体重决定摄入量和饮食配比结构。要特别注意加强蛋白质、矿物质及维生素的摄入，饮食宜清淡、少食多餐，避免食用高热量甜食、肥肉和油炸食物等。

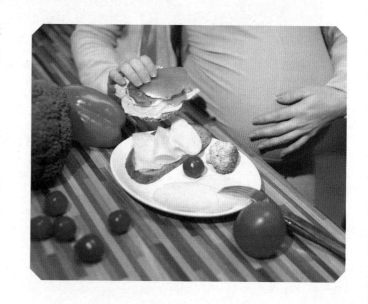

可以开始音乐胎教

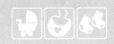

从怀孕第8周开始，胎儿虽然听觉还相当微弱，但可以实施音乐胎教了。音乐胎教可以一直持续到分娩。音乐胎教的形式非常多元化，建议选择经典音乐，不建议使用流行音乐。

什么是音乐胎教

音乐胎教就是指通过对胎儿不断地传输优良的乐声刺激，促使其脑神经元的轴突、树突及突触的发育，为优化后天的智力及发展音乐天赋奠定基础。生物学家认为，有节奏的音乐可以刺激生物体内细胞的分子发生共振，使原来静止的分子和谐地运动起来，以促进细胞的新陈代谢。

音乐胎教的主要作用是要让准妈妈感受到平静与愉悦的情绪，并通过神经系统将此情绪传递给腹中的胎儿，使其深受感染，潜意识能记录到和谐、美好的信息。科学研究发现，音乐由于速度、节拍、旋律的变化，能起到调节人体节律的作用。给胎儿"听"音乐，并给予适当的良性刺激，会使胎儿的心率随着音乐的节律而变化。经过音乐胎教训练的胎儿，出生后反应快，语言能力强，动作协调敏捷。

冥想音乐

这个阶段建议准妈妈选择一些冥想音乐，冥想音乐可以使准妈妈感觉放松和平静，有助于调整呼吸。音乐还能让准妈妈体内潜移默化地改变血流速度，达到调适情绪的效果。推荐以下冥想音乐：吴金黛的《森林狂想曲》《绿色方舟》等音乐在动人心弦的旋律里收录了真实的海洋波涛声、调皮的虫鸣、清亮的鸟啼、辽远的风浪等声音。这一切美妙的声音组合，让我们犹如躺在海滩，看浪花卷来贝壳、冲走海沙；又好像置身丛林，与花儿对话，听它诉说生命的色彩。

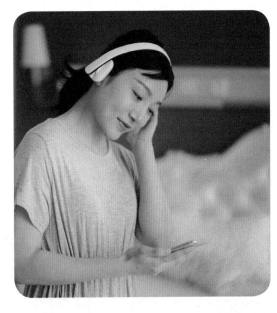

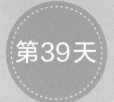

适量营养，缓解早孕反应

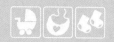

在怀孕第2个月里，胎儿还不需要过多营养，准妈妈保持正常饮食即可，蛋白质每天的供给量以80克为宜。不必追求数量，要注重质量。由于早孕反应，如果准妈妈实在吃不下脂肪类食物，也不必勉强自己，此时可以动用自身储备的脂肪。豆类、蛋类、乳类食品也可以补充少量脂肪。含淀粉丰富的食品不妨多吃一些，以保证必需的能量。

维生素是胎儿生长发育必需的物质，要补充B族维生素、维生素C、维生素A，准妈妈尤其应注意多补充叶酸，多吃新鲜的蔬菜、水果、谷物等。

准妈妈还应注意补充水和矿物质，特别是早孕反应严重的人，因为剧烈呕吐容易引起水盐代谢失衡。准妈妈还要适量吃些干果，不仅能够补充矿物质，还能补充必需脂肪酸，有利于胎儿大脑发育。也可以尝试饮用柠檬姜汁来缓解孕吐。

不宜过量吃菠菜

菠菜含有丰富的叶酸，叶酸能保护胎儿免受脊柱裂、脑积水、无脑等神经系统畸形之害。同时，菠菜富含的B族维生素还可预防准妈妈盆腔感染、精神抑郁、失眠等常见的孕期并发症。但菠菜含草酸较多，草酸可干扰人体对锌、钙等元素的吸收。所以准妈妈不要吃过量菠菜，食用菠菜前也最好将其放入开水中焯一下，使大部分草酸溶入水中之后再食用。菠菜中叶酸的含量很高，烹饪时不要煮太烂，以免营养流失。

> 柠檬姜汁：姜1片，柠檬半个，蜂蜜适量。柠檬榨汁备用。把姜、柠檬汁和1勺蜂蜜混合在一起，然后倒入温开水冲调后服用。孕早期每天早晨空腹喝1杯柠檬姜汁，可以止晨吐，夏季饮用尤佳。

第40天 别让体重增长得太快

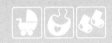

体重增长是反映准妈妈健康与营养状况的一项综合指标。虽然整个孕期和产后哺乳阶段准妈妈都需要加强营养，但并不是吃得越多越好。吃得太多会造成营养过剩，表现为体重增长过多、过快。

整个孕期体重增加多少为宜

妊娠期准妈妈的体重平均增加8～12.5千克，孕早期增加较少，为0.7～1.4千克；孕中期和孕晚期体重增幅较大，孕中期平均增重4～5千克，每周体重增加以0.4千克为宜；孕晚期增重超过6千克，每周增加350～400克。孕前体重过轻的准妈妈（体重指数BMI<18.5），体重可以多增加一些，建议每周增重≥0.5千克；而超重者（体重指数BMI>24.0）应适当控制体重增加，减少每周能量摄入量，增重约0.3千克为宜。

体重增长过多的危害

孕期体重增长过多、过快对准妈妈和胎儿都没有好处。有报道称，体重增加超过平均值50%的准妈妈易诱发妊娠期高血压、妊娠期糖尿病、生殖和泌尿系统感染，所怀的胎儿往往过大，胎儿过大容易出现宫内缺氧、胎位不正、早破水、难产等问题，导致准妈妈产道损伤、伤口愈合不良，新生儿产伤等情况，胎儿和新生儿的死亡率也明显增加。如果孕期体重增长过多，分娩后体形也难以恢复。

通过饮食调节体重

体重超标的准妈妈不能通过药物减肥，可在医生的指导下通过调节饮食来减轻体重。要注意控制糖类和高脂肪食物的摄入，米饭、面食等粮食均不宜超过每日标准供给量；动物性食物中可多选择含脂肪相对较低的鸡、鱼、虾、蛋、奶，少选择含脂肪量相对较高的猪、牛、羊肉，并可适当增加一些豆类；少吃油炸食物、坚果等含脂肪量较高的食物；多吃蔬菜水果，注意选择含糖分少的水果，既缓解饥饿感，又可增加维生素和矿物质的摄入。

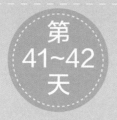

准妈妈要多吃补脑食物

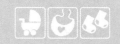

人的大脑主要由蛋白质、脂类、糖类、B族维生素、维生素C、维生素E和钙7种营养成分构成。

蛋白质：胎儿大脑发育需要35%的蛋白质，它能维持和发展大脑功能，增强大脑的分析理解能力及逻辑思维能力。

脂类：脂类是组成胎儿大脑非常重要的成分。支持胎儿大脑发育的营养物质60%是脂质。脂质包括脂肪酸和类脂质，而类脂质主要为卵磷脂。充足的卵磷脂是胎儿大脑发育的关键。

其他营养：糖类是大脑唯一可以利用的能源，维生素及矿物质能够增强大脑细胞的功能。

具有益智作用的五谷杂粮有大米、小米、赤豆、黑豆、绿豆、糯米、核桃、黑芝麻、花生等。若能以一种或两种地方主产的粮食作为主食，再配合其他杂粮，便能使胎儿获得全面的营养素，有利于大脑的发育。

具有益智作用的其他食物有大枣、黑木耳、黄花菜、海带、紫菜、鹌鹑蛋、牛肉、兔肉、羊肉、鸡肉、海鱼、草莓、金橘、苹果、香蕉、猕猴桃、柠檬、芹菜、菠菜、柿子椒、莲藕、番茄、胡萝卜等。

核桃富含卵磷脂，是非常好的益智食物。核桃仁含有的锌和锰是脑垂体发育所需的重要成分，准妈妈经常食用有益于胎儿大脑的发育，还能缓解准妈妈孕期失眠、头痛的症状。芹菜有降血脂、降血压的作用。

核桃仁拌芹菜 健脑益智，降血压

材料：芹菜100克，鲜核桃仁50克。

调料：盐、香油各少许。

做法：

1. 将芹菜择洗干净，切成3厘米长的小段，下沸水锅中焯2分钟后捞出，注意不要焯得太熟。

2. 焯后的芹菜段用凉水冲一下，沥干水分，放入盘中，加盐、香油拌匀。

3. 将鲜核桃仁用热水泡后剥去薄皮，再用开水泡5分钟取出，放在芹菜上，吃时拌匀即可。

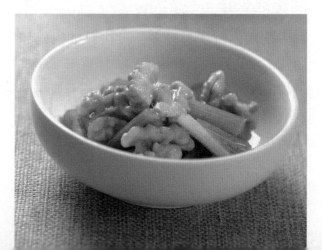

第43天 孕期高热的危害

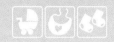

发热是常见的致畸因素。体温越高，持续越久，致畸性越强。因此，孕早期要注意天气变化，避免接触发热患者，少去空气不洁、人员拥挤的公共场所等，尽量避免患上发热性疾病。一旦发热应马上去医院及早治疗。

准妈妈高热是胎儿的致畸诱因之一

准妈妈体温如果比正常体温高1～4℃，即可诱发胎儿畸形。准妈妈对热刺激的敏感时间在妊娠前3个月。孕早期胚胎如果处在高温环境下，会使胚胎细胞停止分裂，特别是胎儿的中枢神经系统最易受到损伤，造成畸胎，严重者可导致胚胎死亡。孕期每日持续热水浴40～60分钟的准妈妈，畸胎率明显升高。虽然孕中期胎儿各器官基本形成，不太可能出现大的结构畸形，但发热可损害胎儿大脑，造成小儿癫痫、智力低下等。除桑拿和热水盆浴外，患病也是导致准妈妈发热的原因。引起发热的疾病有流感、肾盂肾炎、链球菌性咽炎等。胚胎发育6周左右，严重高热可导致胎儿小头畸形、智力障碍等；在妊娠的头3个月，准妈妈发热38.9℃以上，持续1天，便可引起胎儿畸形。因此，在怀孕早期，准妈妈若出现发热，应尽快治疗。

低热的治疗（37.3～38℃）

准妈妈出现低热时不必紧张，找出原因，对症治疗。如果是感冒引起的低热，可多喝开水，充分休息，一般能很快痊愈。

高热的治疗（高于38℃）

准妈妈出现高热时，要尽快采取物理降温法，如湿毛巾冷敷、酒精擦浴等，热天可给予清洁冷饮，必要时可用柴胡注射液，尽量不用西药退热剂或退热片，更不要使用抗生素退热。当选择退热药物时，应选用对胎儿无影响的药物。

第44天　孕早期感冒食疗方

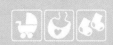

　　感冒病毒在孕早期会对胚胎造成伤害，若再伴有高热，其危害性更大。准妈妈注意要适时增减衣服，少去商场、剧院等人流密集的公共场合。如果不慎患了感冒，准妈妈可以试一试以下食疗方法，来缓解感冒症状。

以下几种姜茶均需趁热服用，然后盖被出微汗，最好能够睡上一觉，有助于降低体温，缓解头痛、四肢酸痛。

姜蒜茶：大蒜、生姜各 15 克，均切片加水一碗，煎至半碗，饮时加红糖 10 ~ 20 克。

姜糖饮：生姜片 15 克，葱白段 15 克，加适量水煮沸后加红糖溶化后饮用。

橘皮姜片茶：橘皮、生姜各 10 克，加水煎煮，饮时加红糖 10 ~ 20 克。

萝卜白菜汤：白菜心 250 克，白萝卜 60 克，加适量水煎煮后放红糖 10 ~ 20 克，吃菜饮汤。

萝卜汤：白萝卜 150 克洗净，切片，加水 500 毫升，煎至 300 毫升，加白糖 5 克，趁热服用。

米醋萝卜菜：白萝卜 150 克，米醋适量，萝卜洗净切片，用醋浸泡 1 小时，配白米粥食用。

雪梨煲：雪梨洗净，连皮切碎，加冰糖，放入容器隔水蒸熟，可缓解风热感冒引起的咳嗽。

橘皮水：鲜橘皮 30 克（干橘皮 15 克）加水 3 杯，煎成 2 杯，趁热饮用。

香菜黄豆汤：香菜 30 克，黄豆 20 克，加水 500 毫升，煎至 300 毫升，加盐调味饮用。

葱白粥：粳米 50 克，葱白 20 克切段，白糖适量，同煮成粥，热食。

第45天 音乐胎教的好处

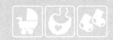

有益于母子健康

音乐胎教的主要作用是让准妈妈得到美的享受，感到平静与愉悦，并通过神经系统将这种情绪传递给胎宝宝，使其深受感染，潜意识能感受到和谐、美好的信息。

促进胎宝宝脑部发育

人在出生后左脑会比右脑发达，因此在出生前加强右脑开发就显得格外重要。音乐可以刺激主管各种感觉的右脑半球，只要持续倾听音乐，人的想象力和创造力都会有所上升，让胎宝宝左右脑的发展达到平衡，这将会使孩子更加聪明、更具才智。

使胎宝宝情绪安定

听音乐可以适当地促进感官发育，使肌肉得到放松并促进大脑活性激素的分泌，影响胎宝宝的神经发育。正因为如此，欣赏音乐才会使心理状态安定下来。在倾听节奏

柔和、旋律优美的音乐时，不仅会让准妈妈自己的情绪变得平静，而且还会将这种情绪传递给胎宝宝。当听到让自己感到愉快的声音时，人的大脑就会产生强烈的a波，这种电波往往在大脑活性增强时才会大量发散出来。这一事实证明了音乐足以起到让大脑环境产生积极变化的作用。

加深亲子关系

通过采取音乐欣赏、唱歌、使用乐器等音乐胎教，不仅可以使胎儿在情绪上、心理上、精神上和身体上健康地成长和发育，还可以更加有效地加深胎宝宝与父母之间的亲情交流。

音乐就是情感，情感就是生命的和谐，只有情感才能让胎宝宝感受到自我的存在，并使其安稳地成长。音乐可以加深准妈妈和胎宝宝之间的感情。不仅是准妈妈，准爸爸也应更多地参与到音乐胎教中，因为这可以让胎宝宝感受到父母之间存在的感情。

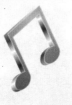
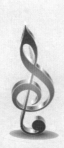

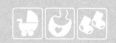
春天意味着生命的开始，春天的美景能唤起准妈妈对大自然的无比热爱之情。怀孕之初，身体容易疲惫，在欣喜的同时也会有很多不良情绪，这个时候打开音响，来聆听这首乐曲，音乐的魅力会带给你无穷的活力。

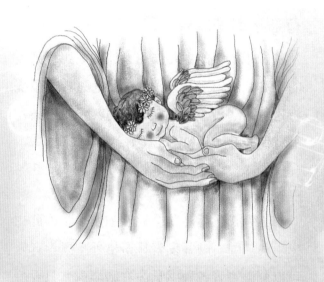

《春之声圆舞曲》通过生动流畅的旋律和自由灵活的节奏，生动地描绘了春回大地、冰雪消融、万物复苏的景象。欣赏这首乐曲时，准妈妈可以通过美妙的旋律想象美丽的维也纳森林景象：春天的早晨，在美丽的蓝色多瑙河畔，晨曦透过大树茂密的叶子洒在挂满露珠的草地上，小鸟在林间婉转啼鸣，牧童的牧歌和角笛……构成了一幅极美妙且色彩斑斓的"音画"，十分优美动人。

《春之声圆舞曲》的作者是奥地利作曲家、指挥家小约翰·施特劳斯，他被誉为"圆舞曲之王"。为了使乐曲具有浓郁的乡土气息，小约翰·施特劳斯在管弦乐队里破例加上了奥地利的民间乐器——齐特尔琴，为乐曲增添了浓厚的奥地利民族色彩。用这种特色型乐器拨奏出这首乐曲中最主要的一段旋律，轻柔而华美，仿佛晨曦透过浓雾照进维也纳森林，还伴着鸟儿们婉转的鸣叫，一切宛如人间天堂。

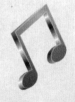
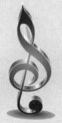

第47天 准妈妈营养不良危害多

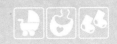

准妈妈的营养全面与均衡是促进胎儿正常发育的基本保证。

准妈妈营养不良对胎儿的危害

体重不足：

新生儿体重不足是准妈妈孕期营养不良最为直接的表现。据国外一项对300名准妈妈所做的营养状况调查显示，营养状况良好的准妈妈，其所生新生儿的平均体重为3000克，而营养状况不良者，其所生的新生儿的平均体重仅为2640克。

容易早产：

准妈妈怀孕后期，胎儿对母体的营养需求日益增加，如果营养不良，不能完全满足胎儿的需求，就容易出现早产。临床表明，早产儿由于身体各器官尚未发育成熟，需特殊护理，死亡率也相对较高。

智力低下：

大脑是胎儿生长发育最早、最快的一个器官，在妊娠10个月里，胎儿的脑细胞发育基本成熟。在胎儿大脑及神经系统的发育过程中，准妈妈的营养好坏直接关系到胎儿大脑和神经的发育情况。

先天畸形：

准妈妈在妊娠期间如果缺乏某种胎儿正常发育所必需的营养元素，就很容易导致胎儿先天畸形。

营养不良对准妈妈自身危害更严重

准妈妈孕期营养不良，容易诱发妊娠并发症，在分娩时易造成难产、产后出血等危险，还可能导致产后虚弱、易感染和母乳分泌不足等。例如，准妈妈缺乏蛋白质，就不能适应子宫、胎盘、乳腺组织的变化，会因血浆蛋白降低而引起水肿，还会使抗体合成减少，对疾病的抵抗力降低而导致多病，准妈妈缺乏维生素B_1，会比较容易影响食欲和乳汁分泌，并有可能加剧下肢水肿症状，易致脚气病。

营养过剩也是一种营养不良

有些准妈妈每天大鱼大肉，再加上大量水果，其结果是导致营养不均衡——大量糖分、脂肪和蛋白质摄入过多，给身体造成了负担，同时却忽视了维生素、微量元素的摄取，并有导致自身肥胖、妊娠期糖尿病及生出巨大儿的风险，这种营养过剩其实是营养不良的另一种表现。

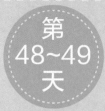
准妈妈要注意预防病毒感染

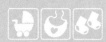

病毒感染多发生在冬春季节。孕期的病毒感染易发生在怀孕早期，怀孕早期病毒感染对胚胎发育影响非常严重，因此，准妈妈要注意预防病毒感染。

病毒致畸的机理

病毒致畸的机理在于病原体通过呼吸道黏膜、口腔、生殖道以及破损皮肤等，进入血液，造成病毒血症，并通过血液侵犯到胎盘及胎儿，形成宫内感染，影响胎儿的正常发育，导致胎儿畸形。

孕3月内最易致畸。胎儿先天性发育异常，与遗传因素、物理因素、化学因素及生物因素有关，其中生物因素主要是指病毒感染。准妈妈在怀孕的过程中，特别是怀孕初期，前3个月内，如果感染了致畸病原体，那么胎儿发生畸形的可能性要比正常准妈妈高得多。

可能导致胎儿畸形的病毒

风疹病毒：准妈妈孕早期感染风疹，可导致胎儿心血管异常、先天性耳聋、先天性白内障、小头畸形、智力障碍等。

巨细胞病毒：准妈妈感染后常导致早产、流产或胎死宫内，出生后的新生儿有黄疸、肝脾肿大、肺炎，并常伴有中枢神经系统损害。

单纯疱疹病毒：准妈妈感染后易致胎儿小头症、智力障碍、脑内钙化、白内障、心脏畸形、视网膜形成异常。

水痘病毒：水痘病毒可引起胎儿四肢发育不全、先天性白内障、小眼、视网膜炎、视神经萎缩、小头畸形、肌肉萎缩等。

流感病毒：准妈妈感染病毒后可导致胎儿兔唇、无脑、脊柱裂等。

如何预防病毒感染

为预防病毒感染，准妈妈应做到以下几点：

1. 加强锻炼，提高自身免疫力。
2. 孕前实行计划免疫。
3. 尽量不到公共场所。
4. 注意饮食卫生，增加营养。
5. 预防交叉感染。
6. 受孕期避开易感季节。

第50天　远离致畸药物

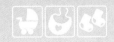

药物是治疗疾病的一种重要措施，但如果使用不当，可造成不良反应，对有的孕妇来说还可使胎儿致畸。

妊娠早期是胚胎组织器官分化、形成、发育的重要时期，主要是塑造成形；妊娠中后期主要是形体的发育长大。如果用药不当，则可能造成胎儿畸形。

胎儿从外表到内脏，从头颅到四肢，都在怀孕12周以内形成，故药物对胎儿致畸在妊娠前3个月内最明显。如果胚胎在12周以内受到损害，容易发生中枢神经系统缺陷、内脏畸形、肢体畸形。

可能致畸的常用药物

抗生素。 妊娠12周内服用四环素，可发生四肢短小畸形或先天性白内障。孕期用链霉素、阿米卡星等抗生素时，可导致胎儿先天性耳聋。产前10天服用氯霉素，可使新生儿患灰色综合征。当孕妇需要使用抗感染的药物时，一般采用青霉素和红霉素较安全。感冒时，用感冒冲剂、银翘解毒片、桑菊感冒片等是相对比较安全的。

抗癫痫药。 苯妥英钠，可导致胎儿发生唇裂、腭裂、小脑损害和先天性心脏病。

激素类药物。 怀孕早期使用雄性激素和合成孕激素，特别是睾酮衍化而来的合成孕激素，可引起女胎男性化，出现阴蒂肥大、阴唇融合粘连与局限性外阴异常。雌激素则可引起男胎女性化。口服避孕药可引起先天性心脏病，氢化可的松可引起唇裂或腭裂。

镇静催眠药。 镇静催眠药可导致多种畸形，氯丙嗪可导致视网膜病变。

抗过敏药。 氯苯那敏及苯海拉明，可造成胎儿肢体缺损、唇裂及脊柱裂等。

抗疟药。 如奎宁、氯喹及乙胺嘧啶等，可使胎儿发生脑积水、四肢缺陷、耳聋和视网膜病变。

抗肿瘤药物。 在妊娠早期服用腺嘌呤、环磷酰胺，可引起胎儿脑阙如、脑积水、腭裂和死胎。

具有活血化瘀作用的中草药。 可导致胎儿肢体畸形。

为了加强围生期保护，准妈妈应坚持写妊娠日记，将历次门诊产前检查的结果、服药名称、时间及剂量加以记载，作为孕期监护的参考。

孕期要保持居家环境卫生

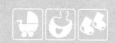

客厅、卧室要定期除螨

　　螨虫通常分为尘螨、粉螨、革螨、恙螨等几大类，是一种肉眼不易看见的微型害虫。螨虫广泛分布于居室的阴暗角落、地毯、床垫、枕头、沙发、空调、凉席等处，其中尘螨的分布最广、影响最大，螨虫的尸体、分泌物和排泄物都是过敏原，会使人出现过敏性皮炎、哮喘病、支气管炎、肾炎、过敏性鼻炎等疾病，严重危害人体健康。

　　螨虫喜湿怕光，所以保持室内的通风透光，使房间保持干燥，有助于从大环境上抑制螨虫的滋生。在室内不宜经常通风的情况下，可使用有除螨功能的空气净化器驱除空气中的过敏原及微小的污染物。

　　螨虫喜欢寄居在棉麻织物和毛绒织物中。床单、被罩、枕套要经常清洗。

　　也可以使用除螨仪来杀死螨虫。除螨仪能够发出特定频率的超声，作用于螨虫脆弱敏感的神经系统，使其生理系统发生紊乱最终死亡。

注意居室通风

　　为了享有舒适安全的居室环境，一定要注意空气的流通，经常开窗换气，让新鲜空气不断流入，同时让室内的二氧化碳及时排出，减少空气中病原微生物的滋生。如果居室通风条件不好，应设法安装换气扇或用其他办法改善室内通风换气。

　　夏季尽量少开空调，采用自然风降温；冬季在保暖的同时也要注意室内空气流通，保证居室的温度、湿度适宜。冬天可通过集体供暖取暖，如果没有集体供暖，则可采用电暖器供暖，避免采用燃煤炉供暖，以免引起煤气中毒。

　　室内湿度最好达到50%左右，冬天如果空气过于干燥，可采用加湿器加湿，或是在室内放置两盆水来调节室内的温度和湿度。装修材料中的有害物质，如甲醛、苯、甲苯、乙苯、氨等，会危及胎儿健康，增加先天性畸形、白血病的发病率。所以，装修好的房屋最好在有效通风换气3个月后，在室内嗅不到甲醛的异味后，才可以入住。

第52天　厨房、地毯污染不可轻视

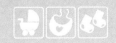

远离厨房油烟

　　厨房也会有污染吗？是的，因为煤气或液化气的成分都很复杂，燃烧后在空气中会产生多种对人体极为有害的气体，加之煎炒食物时产生的油烟，使得厨房被污染得更加严重。尤其是那些通风状况差的厨房，如果准妈妈长时间待在油烟较重的厨房，就会吸入这些有害气体，影响到胎儿的正常生长发育。所以，准妈妈最好少入厨房，即使需要，也一定要尽量减少停留时间。最好在厨房中安置排油烟机或排风扇，让厨房保持良好的通风。

　　准爸爸应该主动承担家务，让准妈妈暂时远离厨房。尤其是孕早期妊娠反应严重的时候，厨房油烟会让准妈妈更加没有胃口吃饭。

居室最好不铺地毯

　　地毯不仅可以吸收噪声和尘埃，在冬天还有不错的保暖效果，更可以为居室增添品质感。不过，地毯也是藏污纳垢的"集中营"。

　　铅：地毯可以储存从外界环境中带回的铅元素，对胎儿的健康造成威胁

　　螨虫：地毯还是螨虫栖身的好场所，螨虫在这里排泄，排泄出的小颗粒极易被准妈妈吸入，危害到胎儿的健康

　　吸附有害物质：地毯对蔬菜或水果上残留的农药及家用防腐剂的吸附力也很强，即使多年停用后仍有毒物存在，使用吸尘器也无能为力

　　所以，如果你家里正好铺着地毯，不管你有多么喜欢这块舒适的地毯，最好还是把它收起来吧。如果家里实在需要使用地毯，那么最好定期请专业的人员来给地毯做好清洁消毒工作。

孕早期营养和膳食安排要合理

胎儿的细胞分化、器官形成主要发生在孕早期，其中以人体最重要的器官——脑和神经系统的发育最为迅速。同时，这一时期也是准妈妈体内发生适应性生理变化的时期。因此，这一时期的膳食安排和营养供应对准妈妈的健康和胎儿的发育均具有十分重要的作用。

饮食养胎

胎儿的肝、肺、心脏等器官开始形成，脑部的体积增加，血液循环也开始形成，需要三大营养素组成身体各器官组织；前3个月是胎儿神经分化的关键阶段，必须有充足的蛋白质供应。此时准妈妈所需的蛋白质不需增加数量，跟孕前一致即可，每天55克，但要保证质量。鱼虾类、去皮禽肉、瘦肉、蛋类、乳类、豆类及豆制品都是优质蛋白质的良好来源。

早孕反应严重时，剧烈的呕吐容易引起酮症，需要足够的碳水化合物，准妈妈要保证主食的供给。还要及时补水，避免体内代谢失衡。

多吃高钾食物，避免低钾血症

早孕反应严重的准妈妈，消化液大量丢失，加上进食受影响，容易导致钾的摄入量不足。若患有低钾血症，会出现全身无力、精神萎靡、乏力、头昏眼花、反应迟钝、烦躁不安等症状，因此要注意钾的补充。在这个阶段，准妈妈要尽量地迎合自己的口味，想吃什么就吃什么，同时尽量多吃一些高钾食物，如黄豆、绿豆、香菇、香蕉、海带、土豆等，来补充身体所丢失的钾。

不要过分迷信燕窝、海参

对于燕窝和海参，不要过分放大它们的功效。比如燕窝中的蛋白质和维生素含量并不比大多数水果高，海参虽然蛋白质含量较高，脂肪含量相对较低，但也没有特别神奇的功效。有研究显示，海参的营养价值相当于山药。一种食物即便营养再好，也不能取代其他食物，日常饮食的均衡才是获取营养的主要途径。

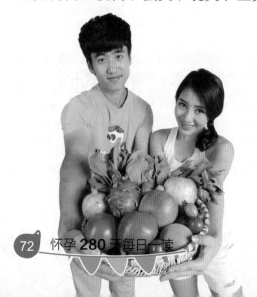

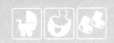
血常规检查	一般孕期妇女的血色素在110克/升以上时为正常。血小板有重要的凝血功能，正常值为100×109～300×109/升，如果血小板的数量过低，就易发生出血，尤其是产后大出血，会危及产妇的生命。必要时要进一步检查血小板过低原因，并及时处理
尿常规检查	通过检查准妈妈的尿液，观察有无尿蛋白、尿糖、尿酮体、红白细胞等。通过尿常规检查，可以了解准妈妈的肾脏功能，有无妊娠期高血压疾病、糖尿病、酸中毒以及泌尿系统感染等
肝肾功能检查	肝肾功能不正常会直接影响妊娠进程，此外有极少数准妈妈还会发生脂肪肝、妊娠特发性肝内胆汁淤积综合征等，这些都可借助肝功能化验及时诊断，并给予治疗
血型检查	检查准妈妈的血型后，可为分娩时做好输血的准备，还能有效预防血型不合的情况发生
感染性疾病筛查	孕早期常规要做三项感染性疾病筛查，包括乙型肝炎病毒（HBV）筛查、艾滋病病毒（HIV）筛查及梅毒血清学检验（RPR）等

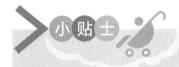

产前检查要做几次

　　整个怀孕期间，准妈妈要进行早孕确诊、产前检查、分娩、产后随诊等一系列检查。产前检查的次数为：早孕确诊后，在怀孕3个月内做第一次复查，5～7个月每月检查一次，8～9个月每半月检查一次，9个月后每周检查一次。

克服妊娠反应，积极补充营养

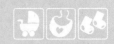

补充水分：早孕反应严重的准妈妈因为剧烈的呕吐容易引起水盐代谢失衡，所以要注意补充水分，多吃新鲜蔬菜和水果。

不挑食，保证全面营养：这个时期胎儿的主要器官开始全面形成，准妈妈的饮食要能够满足胎儿的正常生长发育和准妈妈自身的营养需求。

少食多餐，减轻妊娠反应：早孕反应带来的恶心、厌食，影响了准妈妈的正常饮食，可以通过变化烹饪方法和食物种类，少食多餐，来保证自己的营养补充。

适当增加优质蛋白质的摄入量：这个时期，准妈妈每日应摄入蛋白质80~95克，以满足胎儿的发育需要。准妈妈一定要通过食物获得足够的优质蛋白，还要多吃奶类及水果、蔬菜。

克服孕吐，能吃就吃：恶心、呕吐等早孕反应让准妈妈觉得吃什么都不香，甚至吃了就吐。这种情况下，准妈妈不用刻意让自己多吃些什么，只要根据自己的口味选择喜欢吃的食物就可以了。少食多餐，能吃就吃，是这个时期准妈妈饮食的主要方针。

在此为准妈妈推荐一道沙拉，这道沙拉清新爽口，营养丰富，非常适合孕期食用。既可补充优质蛋白，又能摄取丰富的维生素C。

三文鱼香醋沙拉　抗氧化，提高身体活力

材料：鸡蛋1个，莴笋50克，生菜100克，新鲜三文鱼100克，圣女果5个。

调料：油醋汁适量。

做法：

1. 鸡蛋煮熟，去壳，切丁；莴笋去皮洗净，切丝；圣女果洗净，对半切开；生菜洗净，沥干水分；新鲜三文鱼切薄片。

2. 将生菜叶铺在盘底，放上鸡蛋丁、莴笋丝、圣女果块、三文鱼片，浇上油醋汁拌匀即可。

功效：三文鱼含有丰富的不饱和脂肪酸，能避免准妈妈孕期血脂升高；三文鱼还含有一种叫作虾青素的物质，具有很强的抗氧化能力。准妈妈经常食用三文鱼能提高身体免疫力和身体活力。

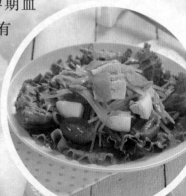

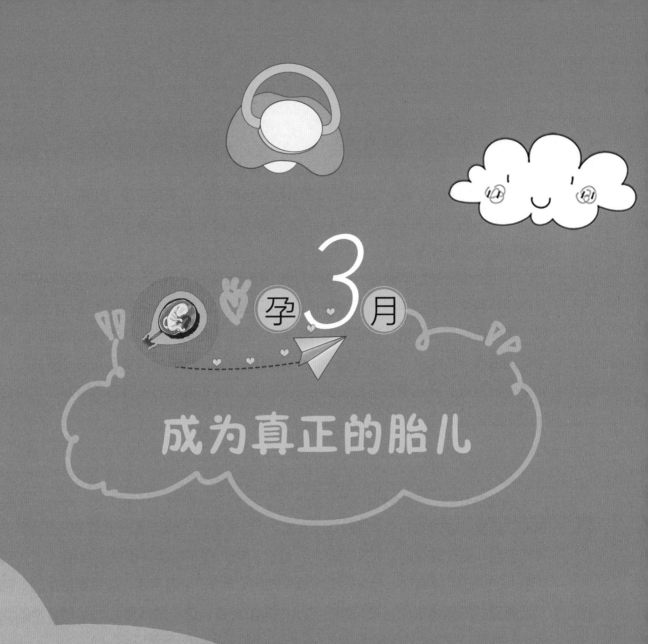

孕 3 月

成为真正的胎儿

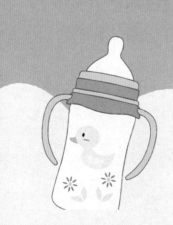

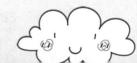

《逐月养胎法》说："妊娠三月名始胎，当此之时，未有定仪，见物而化。欲生男者，操弓矢；欲生女者，弄珠玑；欲子美好，数视碧玉；欲子贤良，端坐清虚，是谓外象而内感者也。"

在中医传统的胎孕理论中，将孕3月时的胚胎称为"胎儿"，因为这个阶段的胎儿已经初具人形。这与现代医学的理论不谋而合。若希望所生的孩子德行和面容美好，建议孕妇可以多把玩珍贵的璧玉，意为"君子温润如玉，女子肤若凝脂"。这与我国古代一直以来"外象内感"的说法直接相关，是说人和物之间有"感应"，如果孕妇总看美好的事物，胎儿也会更加美好；而如果孕妇总看恶俗的东西，也会无形中影响胎宝宝。

胎儿与准妈妈

从现在开始，胚胎可以称为"胎儿"了，也可以称为"小宝宝"。这是一个临界点，是整个孕期的一个关键时期。在前2个月结束时，我们通过超声波已经能第一次看到胎儿胸部起伏的"呼吸运动"，这成为胎儿在子宫内重要的发育指标。10周后胎儿的运动显著增加，但准妈妈很难感知到。到第3个月月底，孕早期结束时，胎儿会有更多的身体移动，在妈妈的羊水中游来游去。这一阶段胎儿对所处环境的变化十分敏感，子宫里不仅需要清洁的空气，还需要足够的营养供给。

准妈妈下腹部还看不出明显隆起，由于生理变化，阴道的分泌物比平时略增多；胎儿压迫膀胱会出现尿频；乳房逐渐胀大，乳晕和乳头色素沉着更明显，颜色变黑；面部可能会出现褐色的斑点，不必太担心，这是怀孕的特征，随着分娩的结束，斑点会逐渐变淡或消退。

第57天 为什么要做超声检查

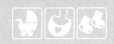

评价胎儿发育情况

通过超声波可以测量胎儿的一些指标，如宝宝头部、四肢、腹围等径线，这些指标在正常情况下与胎龄相关，可以评价胎儿成长的速度是否正常。

了解胎儿身体结构发育情况

可以检查出无脑儿、严重脊柱裂、严重脊膜膨出、单腔心、严重胸腹壁裂伴有内脏外翻、严重软骨发育不良等。

确认胎儿没有染色体异常

胎儿如果有染色体异常，通常在早期就会从功能和形态上表现出来，如超声检测头臀长度、脐动脉搏动指数、胎心率等都会有异常。超声引导下的羊膜腔穿刺、取胎儿血、胎儿活检、绒毛取样等都是产前诊断方式，检出率为80%～85%。

及时应对异常情况

如果超声检查发现了异常，有些情况下可以及时采取措施。比如孕末期如果发现胎儿发育迟缓或胎儿过大，就可以及时查找原因，并通过调整准妈妈的营养等，争取让胎儿出生时的体重在正常范围内。如果发现胎儿有严重的先天性膈疝，可以在分娩断脐前进行气管插管，等隔膜修复好以后，再让宝宝自主呼吸，就能帮助宝宝避免生命危险了。当然，超声波并不能替代所有的产前检查，准妈妈还要定期做好产检，最大限度地保证自己和胎儿的安全与健康。

超声检查的种类

二维B超	普通的B超，黑白成像，能测出胎头双顶径、头围、腹围、羊水量等，观察胎儿是否存活或有无畸形，进一步确认预产期
二维彩超	普通的彩超，B超能观察到的一切它都能观察到，并且更清晰，可以发现血流异常，诊断先天性心脏缺陷等
三维彩超	具有二维彩超的全部功能，还可以进行二维彩超难以做到的头面部立体成像，清晰地显示眼、鼻、口、下颌等部位的状态，帮助直接诊断胎儿先天畸形，包括表面畸形和内脏畸形
四维彩超	在三维彩超的基础上，加上了时间维度参数，可以观察胎儿的实时动态

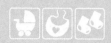

虽然你可能对胎宝宝的到来仍然不知情，但是在期待胎宝宝的过程中，生活细节千万不能马虎，有时候因为小小的疏忽可能会对准妈妈和胎儿造成伤害。

避开热闹的聚会

聚会上往往烟雾缭绕，空气不新鲜。在这种环境中，准妈妈比较容易感染呼吸道疾病。而此时的胎宝宝正处在胚胎发育时期，一旦受到不良刺激就可能造成严重的后果。

不要使用电吹风

准妈妈使用电吹风吹头发，对胎宝宝和自己的健康都不利。电吹风吹出的热风含有可致畸的石棉纤维微粒，这些石棉纤维微粒被准妈妈的呼吸道及皮肤吸收进入血液后，又会通过血液循环和胎盘进入胎宝宝体内，从而导致胎宝宝畸形。

远离噪声

噪声与装修材料一样，都会威胁胎宝宝的健康。妊娠期间，理想的声音环境是10~30分贝。一旦超出这个范围，可能会给准妈妈和胎宝宝造成非常不利的影响：准妈妈的妊娠反应会加重，情况严重时会导致胃溃疡；准妈妈会变得烦躁不安、紧张、易怒，种种不安的情绪会增加母体内有害化学成分及肾上腺素的分泌，从而影响胎宝宝上颌骨的融合，甚至出现腭裂；准妈妈长期处在噪声中还会出现耳鸣、失眠、头昏脑涨及全身乏力等症状。另外，胎宝宝受到噪声影响，会变得非常不稳定，容易流产。久受噪声影响，会阻碍胎宝宝的听觉发育，影响脑神经发育。

远离电脑

研究表明，当电脑开启时，显示器放出的电磁辐射对细胞分裂有破坏作用，在怀孕早期会损伤胚胎的微细结构。调查显示，怀孕早期的女性，每周使用电脑20小时以上，流产率增加80%，比一般女性流产率高出两倍，生出畸形儿的概率也大大增加。因此，在怀孕的前3个月，最好远离电脑，即使是别人使用的电脑，准妈妈也要与它保持距离。如果必须使用电脑的话，最好与屏幕保持一臂的距离。

职场准妈妈要注意工作环境

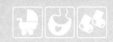

在办公室工作的准妈妈不要整天坐着不动，每隔1个小时就要起来走动一下，或做一些简单的伸展动作。

注意工作中的饮食问题

如果公司食堂的饭菜不好吃或者是工作餐营养不均衡，准妈妈可以从家里带饭到公司吃，既卫生又营养，也能按照自己的口味准备午餐，有利于营养的均衡摄入和吸收。注意不要去卫生条件不好的地方吃饭。另外，吃点儿健康小零食补充体力没问题，但千万不要为了图方便而用速食、小吃和热量高的零食来代替正餐。

经常开窗透气

写字楼里一般使用中央空调所以很少开窗户，准妈妈可以把座位调换到有窗户的位置，经常开窗透气。如果因天气等其他原因无法经常开窗透气，也可以买个小型的空气净化器放在办公室里。

工作中的休息和调整

怀孕期间准妈妈会变得容易疲劳或失

眠，尤其到了孕中期的时候，这种情况更明显。上班的时候昏昏欲睡、没有精神是很多职场准妈妈的烦恼，所以准妈妈可以利用午休的时间到会议室或是员工休息室休息一会儿，半小时到一小时左右就能恢复精神。工作到一半如果很想睡觉，可以起来到户外走动一下，呼吸一下新鲜的空气，或者和同事聊几句，让自己兴奋起来，但不要用咖啡、茶之类的刺激性饮料提神。试试嚼口香糖，也可以使用一些温润型的精油来提神，并且这个时期准妈妈最好调换一下工作内容。

上班舒适小窍门

1. 可在办公桌底下放个搁脚凳，准备一双拖鞋，需要时换上。

2. 穿舒适的鞋，可以选择适合孕妇的衣服。

3. 穿宽松舒适的连衣裙，方便坐下或站起。

4. 在办公桌上准备一个大水杯，随时喝水。

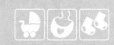

准妈妈在孕期如果用药不当，不仅对自己不利，而且还可能引起胎宝宝畸形。准妈妈在孕早期应尽量避免用药，可用可不用的药坚决不用。确实需要服用药物应严格遵照医嘱。

1. 用药必须有明确的指征，并且对治疗准妈妈的疾病有益，不宜滥用药物。

2. 要选用已证明对胚胎无害的药物。

3. 应清楚地了解孕周，严格掌握用药剂量及持续时间，及时停药。

4. 有些药物虽然可能对胎宝宝有不良影响，但可治疗危及准妈妈健康或生命的疾病，权衡利弊后仍需用药。

5. 当两种以上的药物有同样疗效时，应选用对胎宝宝危害较小的药物。

6. 孕早期能不服药或暂时可停用的药应不用或暂时停用。分娩时或哺乳期用药必须考虑到对新生儿的影响。

母体所用药物影响胎儿的方式

孕期用药须谨慎，因为母体所用药物可通过胎盘运转以3种方式影响胎宝宝：

1. 直接作用于胚胎或胎宝宝。

2. 影响胚胎或胎宝宝赖以生存的胎盘。

3. 作用于母体，干扰内分泌营养物质代谢等，间接影响胎宝宝。

药物效应与剂量的关系

药物效应与剂量有很大关系，小剂量的药物可能只造成暂时的机体损害，而大剂量的药物则可造成永久的机体损害或胚胎死亡。

药物的剂量包括单次剂量和用药时间的长短。用药时间愈长和重复使用都会加重对胎宝宝的损害。

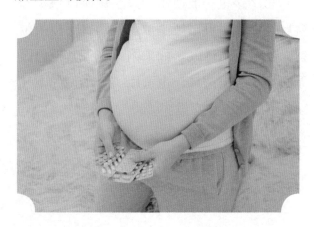

第61天 不同时期的用药对策

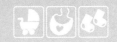

胎龄与药物致畸有着极大的关系。胎宝宝在不同的发育阶段对药物的敏感性不同，随着胎宝宝的发育，药物所造成的危害程度也不同。

第1阶段：从受精至2周的胎宝宝

用药对策：此期胎宝宝对药物高度敏感，极易受到药物的损害。胎宝宝发育以细胞分裂为主，分化程度不高，胎宝宝受损后可能造成两种后果：一是胎宝宝受损严重，造成胎宝宝死亡而发生早期流产；二是受损不严重，胎宝宝可部分修复，胎宝宝可以存活，但易留下先天疾病。

第2阶段：胎宝宝发育的3～12周

用药对策：此阶段是胎宝宝各器官高度分化、迅速发育和形成阶段，胎宝宝对药物的敏感性极高。药物的影响可使某些系统和器官发生严重畸形，所以此期用药应特别慎重。

第3阶段：胎宝宝发育12周后

用药对策：此阶段胎宝宝对药物的敏感性降低，胎宝宝器官已形成，以生长和功能发育为主，仍有部分器官在发育，如小脑、大脑皮层及泌尿系统继续分化，这些器官仍对药物敏感。

孕期禁用药物

1. 氨基苷类药物可引起胎儿第八对脑神经受损和肾脏损害。

2. 氯霉素可导致新生儿灰婴综合征、骨髓抑制而白细胞减少或再生障碍性贫血。

3. 喹诺酮类药物对软骨发育有影响。

4. 妊娠早期如果大量服用阿司匹林可致腭裂、唇裂、肾脏畸形、心血管畸形、神经系统畸形。

5. 泻药易发生反射性子宫收缩，从而引起流产。

6. 抗凝血药物如双香豆素等，可导致小头畸形，应在医生指导下应用。

7. 甲状腺素和抗甲状腺药物如他巴唑、脲类等，均有致畸作用，应在医生指导下应用。

8. 抗肿瘤药物可导致多发性先天性缺陷。

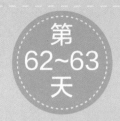
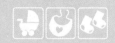
怀孕后依然坚持工作的准妈妈，非常容易疲劳。所以职场准妈妈要学会及时休息，缓解疲劳，保持充足的体力，才能更好地促进胎儿的发育。

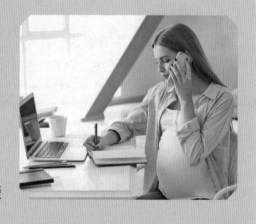

1. 即使工作中的准妈妈没有感到疲劳，也要在 1 小时后休息一次，哪怕是 10 分钟也好。如果条件允许，最好能到室外或阳台上呼吸新鲜空气，活动一下身体。

2. 需要长时间坐着的准妈妈可以在脚下垫个脚凳，以抬高脚的位置，避免下肢水肿。

3. 如果准妈妈做的是事务性的工作，如前台、打字员等，需要长时间保持同一姿势，就会容易感到疲劳，可以每 1 小时起来活动活动，伸展四肢，能够缓解疲劳。

4. 冬季办公室或卧室暖气过暖，空气不新鲜，很容易让准妈妈感到不舒服，最好能时常开窗换气。

5. 聊天是一种排遣烦恼、有益心理健康的好方法，不但能够释放和减轻心中的各种忧虑，还可以获得最新的信息，特别是跟有经验的"过来人"取取经，何乐而不为。

6. 工作间隙，准妈妈可以闭目养神休息片刻，用手指指腹按揉太阳穴、睛明穴、四白穴和风池穴，有健脑明目的作用，可以有效缓解疲劳。

7. 准妈妈要减少手机的使用，不要长时间盯着手机屏幕看，更不要长时间一个姿势刷手机，避免眼睛和身体的疲劳。

第64天　孕早期要预防风疹病毒感染

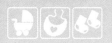

什么是先天性风疹综合征

风疹病毒感染是目前发现最主要的导致先天性残疾的生物因素之一。

由于受风疹病毒感染的胎儿常常有多个组织的损害，故被称为先天性风疹综合征。先天性风疹综合征最常见的为三联症（耳聋、白内障及先天性心脏病）。风疹病毒感染的危害主要发生在妊娠早期。感染风疹病毒的孕妇在不同妊娠月份对胎儿的影响：

孕1月婴儿患先天性残疾的概率高达50%；孕2月婴儿患先天性残疾的概率为22%；孕3月婴儿患先天性残疾的概率为6%；孕4月以后导致婴儿患先天性残疾的机会将更小，但不能完全排除其可能性。

先天性风疹综合征的预防

先天性风疹综合征无特殊的治疗方法。预防风疹病毒感染是预防先天性风疹综合征的重要措施。用灭活风疹病毒疫苗进行接种可产生免疫力。接种疫苗后至少应避孕3个月，以免疫苗在孕早期导致感染。如已经怀孕，就不应接种风疹疫苗，以免发生胎儿感染。

先天性风疹综合征的症状

有些感染了风疹病毒的婴儿并不是出生后立即出现先天性风疹综合征症状，而是在出生后数周、数月，甚至数年才逐渐显现出来。在妊娠早期感染了风疹病毒的孕妇应在妊娠中期进行产前诊断，如发现胎儿已经感染或畸形，应当考虑补救措施。

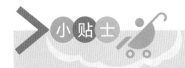

孕早期一旦感染风疹病毒，病毒可通过胎盘和血液进入胎儿体内。由于此时胎儿正处于各器官的形成阶段，病毒的感染可使细胞分化受到抑制，如果胎儿器官发育受阻，有可能发生畸形，严重者可导致早产或死产。

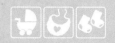

专家指出，脑细胞是由60%的不饱和脂肪酸和35%的蛋白质构成，而坚果类食物中含有15%~20%的优质蛋白质和十几种重要的氨基酸，这些氨基酸都是构成脑神经细胞的主要成分。因此，无论是对准妈妈还是对胎儿来说，坚果都是补脑、益智的佳品。准妈妈不要因为坚果中含有大量的脂肪就害怕食用后发胖，只要每天将摄入量控制在28克左右就不会发胖。

花生：花生的蛋白质可高达30%左右，其营养价值可与鸡蛋、牛奶、瘦肉等媲美，而且易被人体吸收。花生皮还有补血的功效。可以将花生与黄豆一起炖汤，但最好不要用油炒着吃。

核桃：补脑、健脑是核桃的第一大功效。另外，其含有的磷脂具有增加细胞活力的作用，能增强机体抵抗力，促进造血功能和加速伤口愈合。核桃仁还有镇咳平喘的作用。尤其是经历冬季的准妈妈，可以把核桃作为首选的零食。核桃可以生吃，也可以加入适量盐水，煮熟吃，还可以和栗子等一起煮粥吃。

腰果：富含多种维生素和矿物质，特别是其中的锰、铬、镁、硒等微量元素，具有抗氧化、防衰老、抗肿瘤和抗心血管病的作用。腰果中含有大量的亚麻油酸和不饱和脂肪酸。

芥蓝腰果炒香菇　明目，健脑

芥蓝中含有有机碱，吃起来带有一定的苦味，能刺激人的味觉神经，增进食欲，还可加快胃肠蠕动，有助于消化。芥蓝还含有大量膳食纤维，有助于准妈妈预防便秘。腰果含有不饱和脂肪酸，并富含磷、铁、钾等矿物质，经常吃可以明目、健脑。

材料：芥蓝200克，腰果30克，鲜香菇50克，红椒、青椒各适量。

调料：白糖1小匙，水淀粉1小匙，盐少许，植物油适量。

做法：

1. 芥蓝去叶，刮去外皮，洗净，切成段；红椒、青椒洗净，去蒂、去籽，切丝；香菇洗净切小块。

2. 将芥蓝、香菇分别放入沸水锅中余烫1分钟，捞出过清水沥干。

3. 锅中倒油烧热，将腰果炸熟，捞出沥油，备用。

4. 锅留底油烧热，放入香菇煸炒，再放入腰果、青椒、红椒、芥蓝翻炒，加盐、白糖调味，用水淀粉勾芡即可。

第66天　这些禁忌准妈妈要了解

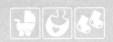

不宜过度滋补

孕期准妈妈体重应增加8～12.5千克，食量增加10%～20%。如果吃得过多，运动太少，就会导致超重。准妈妈超重带来的后果不可轻视，不仅在孕期易导致妊娠并发症，不利于胎儿成长，分娩时也会增加风险，产后难以恢复体形。超重的准妈妈应调整饮食结构，合理调配营养摄取。

不宜整个孕期全吃素食

肉类中含有牛磺酸，素食中很少含有牛磺酸，准妈妈对牛磺酸的需要量比平时要多，本身合成牛磺酸的能力又有限，如果再全吃素食，久而久之，必然会造成牛磺酸缺乏。如果准妈妈缺乏牛磺酸，胎儿出生后易患视网膜退化症，个别严重者甚至会失明。因此，从外界摄取一定数量的牛磺酸就十分必要。虽然准妈妈要经常吃一些素食，但应注意荤素搭配。

吃水果不宜过量

水果中水分含量约占90%，还含有果糖、葡萄糖、蔗糖及维生素。果糖和葡萄糖可经代谢转化成中性脂肪，不但会使体重增加，而且容易引起高脂血症及高血糖。一个中等大小的苹果能产生100～120千卡的热量，相当于一碗米饭所产生的热量。所以，准妈妈每天水果食用量也应节制，以不超过300克为宜。

不宜饥一顿、饱一顿

有的孕妇一顿吃得过饱，血液会集中在胃部，造成胎儿供血不足，影响胎儿生长发育。长期饮食过量，还会使胎儿过大，导致难产。有的孕妇由于妊娠反应而进食过少，营养不良，对胎儿生长发育也不利。

不宜多吃零食

适量吃零食是可以的，但应尽量多吃水果、坚果及葡萄干等食品，少吃热量较高的零食（含脂肪、糖类、盐较多），如炸土豆片、巧克力、薯条等。这些食物中还常常含有人工色素和添加剂，对人体健康有害，会影响胎儿的生长发育。

第67天　准爸爸要给准妈妈更多的爱

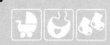

创造良好的家庭氛围

在整个妊娠过程，孕妇绝大多数的时间是在家庭中度过的，家庭气氛和谐与否对胎儿的生长发育影响很大。和谐的家庭气氛是养育身心健康的后代的基础。在和睦相处的氛围中，准妈妈感受到家的温馨，胎儿也能在如此良好的环境中获得最佳熏陶，从而促进身心的健康发育。要创造好的家庭氛围，夫妻双方的修养都有必要提高，夫妻之间要互敬、互爱、互勉、互慰、互谅、互让，经常交流感情，彼此相敬如宾。尤其是丈夫更要积极热忱地为妻子及腹内的胎儿提供良好的服务，不断地给准妈妈在精神与饮食上输入营养，给正在孕育着的这株"秧苗"以阳光雨露，扮演好未来父亲的光荣角色，使妻子觉得舒心，胎儿也感到惬意。在如此和谐的家庭氛围中生活，对母子的身心健康均大有裨益。

主动承担家务

买菜、做饭、洗衣服、收拾屋子等家务劳动都需要投入一定的时间、精力和体力。对大多数家庭而言，大部分家务劳动都是准妈妈来承担的，准爸爸只做一些辅助性的工作，但如果准妈妈怀孕了，这种模式就需要改变：准爸爸承担主要家务，准妈妈做些辅助性的工作。在主动承担家务劳动的过程中，可以使准妈妈得到充分的休息，减少准妈妈的疲劳，给准妈妈增加温馨的感觉，安心养胎；另外，准爸爸也可亲自体验平时准妈妈从事家务劳动的不易和辛苦，使夫妻之间的感情更加亲密。

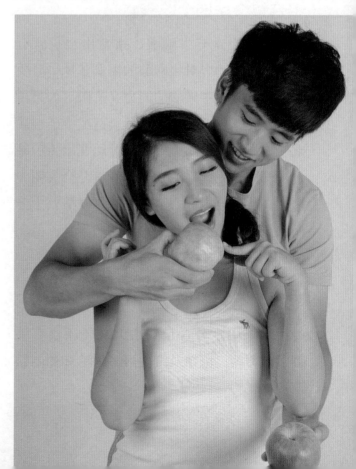

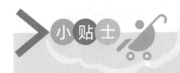

　　孕检时准爸爸应该陪护准妈妈。怀孕早期的检查是产前检查的一部分，从确诊怀孕起，就应定期到医院做检查，以便医生随时掌握情况，及时进行必要的健康指导。准爸爸陪伴准妈妈去做孕期检查，会让准妈妈感到安心和踏实，减轻心理压力。准爸爸通过参与孕期检查，不仅能清晰地感受到胎儿的存在和成长，而且更能体会到妻子承受的身体负担，从而更加怜爱妻子，增进夫妻感情，促进家庭和睦，还可以了解准妈妈的身体变化状况，及时发现异常问题，有助于优生。

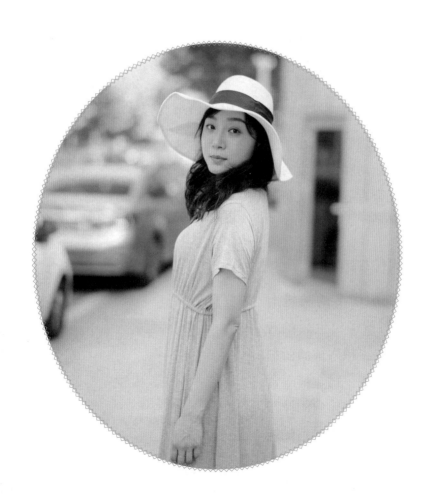

第68天 孕早期的胎教

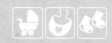

给胎儿适当的物理刺激

研究表明，胎儿发育到第4周时，神经系统已经开始建立；孕8～11周时，胎儿对压触觉已有反应。所以在孕3月，准妈妈可以轻轻拍打、抚摸腹部，这种触摸刺激可通过腹壁、子宫壁传导，促进胎儿的感知觉发育。

对胎儿进行游戏训练

通过胎儿超声波的屏幕观察胎儿在子宫内的活动，同时分析胎儿活动和大脑发育情况，研究人员认为胎儿完全有能力在父母的训练下进行游戏活动。

准妈妈要注意自己的仪容仪表

孕3月是胎儿大脑细胞增多的关键时期，母亲营养合理与否与孩子出生后的智力水平密切相关，准妈妈要多摄入优质蛋白质、碳水化合物、必需脂肪酸、钙、磷等营养素。另外，怀孕期间，准妈妈体内的孕激素使色素沉着增加，脸上容易出现褐色蝴蝶斑，再加上腹部日渐隆起，体形逐渐肥大，有损往日美貌，所以准妈妈一定要注意仪容仪表，用心装扮自己，做一个漂亮整洁的准

妈妈。这对于孩子性格的养成、情绪的调整都非常有益，准妈妈千万不要忽视。

准妈妈不要发怒

准妈妈发怒不仅有害自身健康，而且殃及胎儿，可以使胎儿把母亲的情绪"复制"并承袭下来。发怒还会导致准妈妈体内血液中的白细胞减少，从而降低机体的免疫功能，使后代的抵抗力减弱。

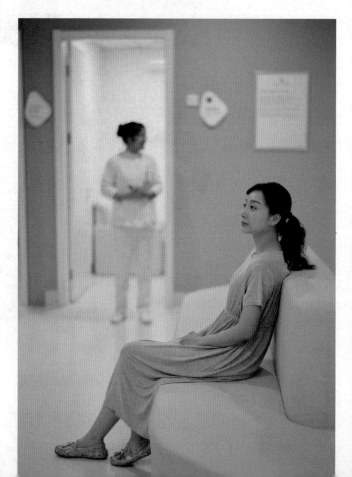

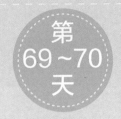
准妈妈补碘很重要

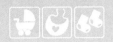

碘是人体必需的微量元素，是合成甲状腺激素最重要的原料，如果准妈妈缺碘，有可能会导致孩子出生后发育缓慢、身材矮小，甚至智力低下。

孕期补碘的重要性

胎儿发育所需的甲状腺素，在妊娠的前3个月是由母体提供的，3个月后胎儿形成自主的甲状腺功能，此时母体内的甲状腺素已不能完全输送给胎盘，胎儿脑发育所需激素主要由胎儿自己合成。因此，缺碘时准妈妈不仅自己缺乏，而且会与胎儿争夺血碘，加剧胎儿的碘缺乏。

缺碘的危害

有研究显示，当孕期碘摄入低于每天25微克时，患儿可能出现智力低下、聋哑、性发育滞后、运动机能障碍、语言能力下降及其他不良生长发育现象为特征的克汀病。克汀病基本上是不可逆的，不存在补救的机会，因此重要的是预防，按准妈妈的需要量补充碘是非常必要的。

有助补碘的食物

为了胎儿的健康发育，准妈妈须注意补碘，平时要注意多吃含碘丰富的食物。如海带、紫菜、发菜、海参、海蜇、海鱼、蛤蜊等海产品都含有丰富的碘。甜薯、山药、大白菜、菠菜、鸡蛋等也含有碘，平时可适量多吃一些。患有甲状腺功能减退或缺碘的准妈妈，应在医生的指导下补碘。

海参蛋羹　滋补身体，提高免疫力

材料：即食海参100克，鸡蛋2个。

调料：生抽2小匙，香醋1小匙，盐、香油各少许。

做法：

1. 鸡蛋打散，加入等量的凉开水，搅拌均匀；海参切粒，放入蛋液搅拌均匀。

2. 覆盖保鲜膜放入锅中蒸20分钟；吃时放入盐、生抽、香醋和香油。

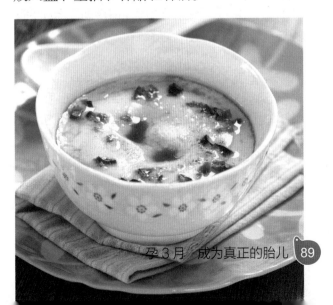

第71天　可以开始运动胎教

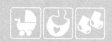

　　这个月的孕妇身体感受如果逐渐良好的话，可以安心地走出户外了。合理的运动不仅能让情绪得到好的转化，而且能够适当地控制体重，更重要的是，可以给即将进入孕中期的胎儿做胎教规划了。

　　虽然孕早期的女性不适合剧烈运动和过度运动，但当最重要的前两个月已经让胚胎充分稳定地驻扎在子宫里，那么这个月就可以在户外缓步行走了。在孕前有运动习惯和基础的准妈妈，孕早期缓而轻的简单运动反而能让她们感觉良好。

运动胎教的好处

促进胎儿的身体和大脑发育	准妈妈在做运动的时候，能够向胎儿提供充足的氧气和营养，促使大脑释放脑啡肽等有益物质，通过胎盘传递给胎儿。准妈妈运动时，会使羊水摇动，摇动的羊水能够刺激胎儿全身皮肤，就像给胎儿做按摩。这种刺激也有利于胎儿的大脑发育，使宝宝出生后更聪明。准妈妈在孕期尽量选择散步、体操、瑜伽、游泳等有氧运动，新鲜的氧气对于准妈妈自身各项功能的正常运行和胎儿正常发育都发挥着重要作用。
有利于正常分娩和顺利分娩	适量的运动不仅能够使准妈妈身体健康，还能够提高顺产的概率，这是因为分娩时起重要作用的腿部肌肉和髋部、腰部肌肉能够在运动中得到锻炼。此外，经常性的有氧运动能够增强准妈妈的肺活量，能够帮助准妈妈更好地战胜阵痛。研究表明，在怀孕过程中保持规律运动的准妈妈，持续阵痛的时间往往较为短暂，这些准妈妈通常能够顺利分娩。
控制准妈妈和胎儿的体重	肥胖会提高妊娠期高血压疾病的发病率，还会给分娩造成困难。适当的运动能够减少脂肪，避免准妈妈过度肥胖，进而降低妊娠期高血压疾病及心血管疾病的发病率和巨大儿的出生率，良好的运动习惯，还有利于产后尽早恢复体形。
愉悦心情	胺多酚是一种能使人变得愉快、内心安稳的激素，准妈妈在运动过程中会分泌更多的胺多酚，从而使自己变得更加积极、快乐。准妈妈愉悦的心情当然也会传递给腹中的胎儿，从而使母子的身心更加健康。

孕期明星营养素：维生素C

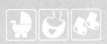

维生素C，又称抗坏血酸，是水溶性维生素，不但是美容灵药，更是抗氧化、保护细胞、抗癌的维生素。摄取充分的维生素C，能为胎宝宝的智力加分。

在胎宝宝脑发育时期，准妈妈需要摄取大量维生素C，以便通过血液输送清新的氧气。维生素C主要增加准妈妈对疾病的抵抗力，同时辅助治疗一些过敏性、中毒性、传染性疾病。此外，充足的维生素C还可以防止准妈妈牙龈萎缩、出血。所以，准妈妈要每天补充维生素C，给自己和胎儿的健康保驾护航。

维生素C广泛存在于蔬菜和水果中，如橘子、柠檬、柚子、枣、番茄。另外各种绿色蔬菜中维生素C的含量也都很丰富。

专家建议摄取量

建议成人日摄取量是100毫克。妊娠期间为130毫克；哺乳期的女性则需要160毫克。

需要注意的是：

切开的果蔬不要长时间暴露在空气中，应现吃现做，现切现做，以减少营养的损失。烹饪富含维生素C的食物时，时间尽可能短，并盖紧锅盖，以减少高温对营养的破坏。不应丢弃菜汤，以减少营养流失。

维生素C不耐高温，烹饪时间不宜过长，不可大火长时间煎炒。维生素C喜欢酸性环境，所以烹调时应该适当放点醋。

维生素C在水里容易流失，蔬菜买回后，处理干净切好后就不要再放进水中浸泡，也不要搁置太久。

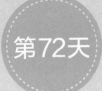

预防妊娠纹有妙招

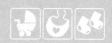

怀孕期间，很多准妈妈的大腿、腹部和乳房上会出现一些宽窄不同、长短不一的粉红色或紫红色的波浪状纹，这就是妊娠纹。妊娠纹主要是这些部位的脂肪和肌肉增加得多而迅速，导致皮肤弹性纤维因不堪牵拉而损伤或断裂所形成的，妊娠纹会在产后颜色变浅，有的甚至和皮肤颜色相近，但很难消失，所以最好提前预防，使之尽量减少和减轻。下面是一些预防妊娠纹的小妙招。

妙招一：控制好体重的增长

孕中期、孕晚期每个月体重增长不要超过 2 千克，不要在某一个时期暴增，使皮肤在短时间内承受太大压力，从而出现过多的妊娠纹。

妙招二：用专业的托腹带

专业的托腹带能有效支撑腹部重力，减轻腹部皮肤的过度延展拉伸，从而减少腹部妊娠纹的产生。

妙招三：按摩增加皮肤弹性

从怀孕初期就坚持在容易出现妊娠纹的部位进行按摩，增加皮肤弹性，按摩用油最好是无刺激的橄榄油或儿童油。

妙招四：补充胶原蛋白和弹性蛋白

多吃一些富含胶原蛋白和弹性蛋白的食物，如猪蹄、猪皮、动物蹄筋和软骨等有助于增强皮肤弹性的食物。

妙招五：使用预防妊娠纹的乳液

市面上有很多种类的预防妊娠纹的乳液，可以用于日常的皮肤护理，购买和使用之前，一定要了解清楚，或者在网上搜索相关产品，了解一下过来人的使用心得。

 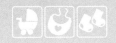

胎儿进入快速生长期

现在你肚子里的小家伙已经完全成形了。到本周末，头部和身体的长度会基本相同，是个大脑袋、小身子的娃娃。借助多普勒仪器，可以听到胎儿心脏快速跳动的声音。

不宜盲目保胎的情况

随着优生学和遗传研究的发展，学者们通过大量的实验研究得出，流产是一种非常重要的、自然的生殖选择机能。经过这种自然选择，使95%的染色体异常儿在怀孕28周以前自然淘汰，避免了异常胎儿的出生，保证了优生。

如果流产是因为妊娠期患了急慢性疾病所造成的，如流感、肝炎、肺炎、心脏病、严重贫血等，此种情况能否保胎，也应根据准妈妈病情的恢复情况而定。若准妈妈病情较重，且在治疗过程中使用了大量对胎儿有影响的药物，也不应盲目保胎。此外，有些准妈妈存在着影响胎儿生长发育的不良因素，如生殖器官的疾病（子宫黏膜下肌瘤）和子宫严重畸形等，流产常常也是不可避免的。

不宜盲目使用黄体酮保胎

黄体酮可使妊娠子宫肌肉松弛，活动能力降低，对外界刺激的反应能力减弱，降低妊娠子宫对催产物质的敏感性，有利于胚胎在子宫内的生长发育。因此，黄体酮可用来治疗先兆流产，是妇产科常用的保胎药物之一。但临床观察表明，黄体酮并不是对所有先兆流产都有效。相反，在妊娠早期应用黄体酮还会增加致畸的危险。

因为，黄体酮保胎仅适于因自身孕激素分泌不足而出现流产征兆的准妈妈。然而，因黄体酮缺乏而致流产的大约只占流产者的30%，有50%以上的流产是由于胚胎发育不良或因异常情况引发的。

另外，黄体酮对子宫肌有抑制作用，使子宫收缩功能减弱，降低排出异物的能力，增加不完全流产的机会，由此引起出血增多，继发感染，以致严重影响准妈妈的健康。此外，因劳累、外伤等原因诱发的先兆流产，倘若盲目使用黄体酮或随意加大剂量有可能造成胎儿外阴发育障碍，导致女婴男性化。

避免孕期肥胖

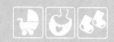

孕期肥胖是难产之源

孕期肥胖导致体内脂肪过多、连子宫肌肉周围也充满了脂肪，造成子宫收缩时负担增加，不利于产程进展。如果胎儿过大的话，就更容易发生难产。

另外，由于宫缩强度减弱，可导致产程延长，发生胎儿宫内缺氧，严重时常需手术（包括胎吸、产钳或剖宫产等）助产。准妈妈孕期肥胖还会造成巨大儿及胎儿宫内生长受限。因此准妈妈要控制饮食，多运动，避免孕期肥胖。

孕期肥胖的原因

孕期肥胖主要是由营养过剩、吃得太多和缺乏运动引起的。一般怀孕12周时早孕反应停止，准妈妈食欲开始增加，往往吃得太多，加上活动量较少，热量无法消耗，脂肪便一天天堆积起来，体重就会增加很多。

妊娠期高血压、糖尿病与肥胖有关

妊娠期高血压疾病及糖尿病是常见的妊娠并发症，对母子都有不良影响。专家对未怀孕时的肥胖度与孕后并发妊娠期高血压疾病及糖尿病的关系进行研究，发现肥胖度越高，并发妊娠期高血压疾病及糖尿病的机会越大。比标准体重肥胖40%的人，发生妊娠期高血压疾病的机会增加3倍，孕期发生糖尿病的机会增加14倍。孕期应避免肥胖，肥胖准妈妈应及时发现和治疗妊娠期高血压疾病及糖尿病。

孕妇体重增加正常范围

从怀孕到分娩前，准妈妈的体重一般增加8~12.5千克。体重增加的差异与孕前体重有关。调查得出以下准妈妈体重增加值范围：

一般来说，使用体重指数评估准妈妈的体重增长状况比较准确。

体重指数（BMI）=体重（千克）÷身高的平方（米²）

体重指数	孕期体重增长	孕早期体重增长	孕中期体重增长	孕晚期体重增长
< 18.5	12~15千克	1~2千克	5~6千克	6~7千克
18.5~24	12千克	2千克	4千克	6千克
> 24	7~10千克	1千克	2~4千克	4~5千克

孕3月要注意营养补充

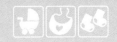

保证多种营养素的供给

孕3月是胎儿大脑和骨骼发育的初期，要注意必需脂肪酸、钙、磷等营养素的摄入，还要补充适量维生素，包括叶酸。只要保证食物、饮料的多元化，一般可以满足各种营养素的需求。

在怀孕第3个月时，蛋白质是准妈妈需大量摄入的营养物质。蛋白质又分为植物蛋白和动物蛋白，口蘑、松蘑、猴头菇、芸豆、蚕豆、牛蹄筋、海参、贝类等食物中蛋白质含量都比较高。

除了蛋白质，碳水化合物也是必须要摄入的物质。此外，脂肪酸、维生素和钙、磷等能够促进胎儿大脑和骨骼发育，准妈妈也应保证充足的摄入量。枸杞、杏仁都含有钙、铁、锌、磷、钾等微量元素，经常食用能补充微量元素，还能增强机体的免疫力。

饮食口味要清淡

从现在开始，准妈妈要减少食盐的摄入量，因为食盐中含有大量的钠。在孕期，由于肾脏发生变化，功能减退，排钠量相对减少，从而失去水电解质的平衡，引起血钾升高，导致心脏功能受损。如果体内的钠含量过高，血液中的钠就会由于渗透压的改变，渗入组织间隙中形成水肿。因此，多吃盐会加重水肿并且使血压升高，甚至引起妊娠期高血压等疾病。然而，长期低盐也会有不良反应，正常的准妈妈每日的摄盐量以不超过6克为宜。

多吃十字花科蔬菜

十字花科蔬菜是我们日常生活中餐桌上的常客，也非常适合孕早期准妈妈食用。大白菜、小白菜、卷心菜、油菜、娃娃菜等，都属于十字花科蔬菜。在孕早期，准妈妈经常吃白菜既可以补充大量的维生素，又可以清热除烦，解渴利尿、通利肠胃。萝卜的维生素C含量非常高，萝卜中的B族维生素和钾、镁等无机盐可促进肠蠕动，有助于准妈妈体内废物的排出及血管的软化，增加食欲，预防妊娠期高血压综合征和孕期食欲不振等不适。

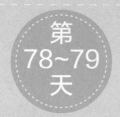
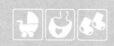
胎儿已能感知外界光线的明暗

科学实验证明，人类与猴子腹中的胎儿对光线都有较敏感的反应，但是人类胎儿是经过准妈妈的大脑来感受外界的明暗，这点与猴子胎儿直接感受外来光线是不同的。

在黑暗子宫中生长的胎儿，是如何去感觉明暗的变化呢？事实上，胎儿和准妈妈的大脑是通过脐带紧紧地联结在一起的。所以准妈妈所感觉的事，也能直接传给胎儿。因此，"看"在胎儿的脑机能中特别重要，它能感知明暗的程度。这种感觉明暗的能力是由于脑中"松果体"制造的"松果腺素"的激情素作用所造成的。它的特性是眼睛接触亮光，激情素会减少，觉得暗时就会增加。这种作用也会经由胎盘而传到胎儿脑中。也就是当准妈妈觉得亮时，脑中松果腺素的激情素就会减少，这种状态会直接传至胎儿脑中。当准妈妈觉得暗时，脑中松果腺素的激情素就会增加，又会把这一讯号传至胎儿脑中。所以胎儿虽无法直接感受到外来的光线，但由于激情素或增或减的变化，胎儿能间接感觉到明暗的变化。而且由于有这种激情素作用的关系，胎儿会在脑中记忆下来，从而能分辨白昼和黑夜。

规律的生活有助于胎儿的生长

由于胎儿感知外界光线的明暗是通过准妈妈的大脑来实现的，所以作为准妈妈，必须特别注意自己的生活方式。人类"日出而作，日落而息"的生物性规律被称为"生物时钟"。准妈妈会把感觉明暗程度的信息传达至胎儿脑中，也就是会通知胎儿脑中的这种生物时钟。人类自诞生以来就有所谓"基因记忆"的规律性时钟变化。如何在胎儿脑中"种植"这种生物时钟，就要靠准妈妈在妊娠期间的规律生活。准妈妈在妊娠期间保持早睡早起的习惯，胎儿也能获得有规律的正常生活。相反的，若准妈妈持续昼寝夜不眠的夜行性生活，则会严重影响到胎儿脑部的生长，从而使胎儿的生物钟遭到先天性的破坏影响出生后的发育。

第80天 语言胎教：母子心灵的沟通，从胎儿期开始

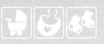

尽管胎宝宝的听觉还没有发育完全，但是准爸爸、准妈妈都要坚持与胎宝宝对话。保持安静放松的心态，把准妈妈听到、看到、想到的说给胎宝宝听，通过与准妈妈的心电感应，胎宝宝会对准妈妈的话心领神会，更多地感知外面的世界。

准妈妈如何跟胎宝宝沟通

1. 形象与声音相结合。准妈妈先在头脑中将所要讲的内容视觉化，就像是影视画面一样，然后用动听的声音将头脑中的画面讲给胎宝宝听。这样，胎宝宝就能和准妈妈一起进入所讲述的世界，准妈妈所讲的内容也就灌输进了孩子的头脑之中。

2. 形象与情感相结合。准妈妈一定要带着丰富的情感与胎宝宝对话，要创造出声音、形象、感情一体的境界。把真实的情景以及内心的真实感受讲给胎宝宝听。

跟胎宝宝说的素材

1. 生活中的点滴趣事。准妈妈的生活起居，路上的所见所闻等，只要是温暖的、幸福的事情，都可以跟胎宝宝说。早晨起床，先对胎宝宝说声"早上好，妈妈起床啦！"拉开窗帘，打开窗户，可以跟胎宝宝说说今天的天气，是晴天还是阴雨，或是刮风，都可以给胎宝宝描述一番，经常这样跟胎宝宝交流，能够让母子之间的感情纽带更为牢固，胎宝宝对外界的感受就更强了。

2. 利用书刊卡片讲故事、念童谣、说百科。准妈妈准备一些绘本、童书，每天给胎宝宝讲一讲、读一读。在读的过程中要充满感情、绘声绘色。准妈妈还可以将各种数字卡片、图形卡片、实物卡片上的内容讲给胎宝宝听。比如"鸭子"，妈妈可以先将鸭子的形象印在头脑中，再用形象的语言给胎宝宝描述鸭子的外形、颜色、叫声等，胎宝宝接受的信息就越来越丰富。

第81天　如何知道自己怀了双胞胎

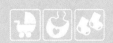

什么是双胎妊娠

卵细胞由卵巢排出后进入输卵管，精子经过子宫到达输卵管与卵子相遇，一般只有一个精子进入卵子，形成受精卵。如果卵巢同时排出两个成熟的卵子，都经过受精，成为两个受精卵，发育为两个胚胎，生长为两个新个体，这就是异卵双胞胎。如果只有一个受精卵，在分裂、发育过程中由于某种原因而发育成两个胚胎，形成两个新个体，这就是同卵双胞胎。异卵双胞胎所形成的两个新个体，由于遗传物质差别较大，性别、外貌会有明显差别；同卵双胞胎所形成的两个新个体具有相同的遗传物质，性别、外貌等几乎相同。

怎么知道怀了双胞胎

如果怀上了双胞胎，在孕6~7周时通过B超检查即可发现两个胎囊，孕10周后即可见到两个胎头及心脏搏动。孕12周后用多普勒胎心仪可听到两个频率不同的胎心音。

双胎妊娠属于高危妊娠

双胎妊娠属于高危妊娠，无论是对准妈妈还是对胎儿都有一定的危险性，因此需要更加注意保健。双胎妊娠期间，准妈妈还可能出现一些严重的症状，需要引起重视。

1. 双胎妊娠的准妈妈早孕反应较重，恶心呕吐较为多见。

2. 双胎妊娠孕10周后子宫增大明显，孕24周后增大尤为迅速。过分快速长大的腹部会使准妈妈呼吸困难，胃部受压，食欲不振，胃脘胀满不适。

3. 双胎妊娠会使准妈妈容易发生贫血、妊娠期高血压、过早破水、流产及早产等。

4. 对双胞胎来说，容易发生双胎输血综合征、早产、流产、胎儿大小不一、低体重儿等并发症。

第82天　双胎妊娠的保健措施

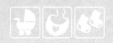

预防流产或早产

　　双胎妊娠易发生早产，准妈妈应积极接受产前教育，提高对流产或早产的正确认识，这是避免流产或早产的有效措施。准妈妈应适当进行体力活动，如有不适应较早停止工作。

　　临近预产期时，双胞胎准妈妈可选择住院观察或在家卧床休息。在医院安胎的双胞胎准妈妈会接受医护人员的精心护理，防止发生意外。如有并发症或异常情况，可及时进行治疗。

增加营养

　　双胎妊娠准妈妈对热能、蛋白质、矿物质、维生素等需求量大。双胎妊娠准妈妈的热量需求通常应超过国家食品级营养品协会给正常准妈妈制定的推荐量。此外，每天还需要饮用孕妇奶粉，以补充维生素和微量元素；保证进食适量水果和蔬菜；增加蛋白质摄入，以缓解妊娠水肿和预防低蛋白血症。某些胎儿畸形与叶酸不足有关。在准备怀孕前3个月至怀孕后头3个月，要常规补充叶酸。在孕早期如诊断为双胎妊娠后，更应补充叶酸及其他维生素和微量元素。

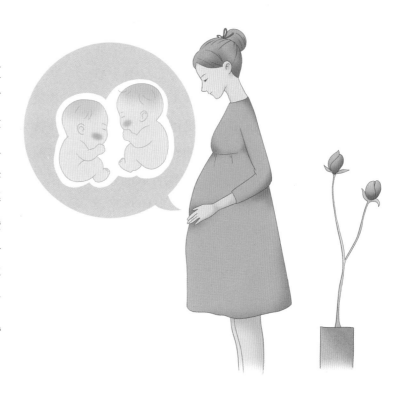

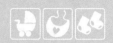

为胎儿大脑补充足够营养

准妈妈多吃鱼好处多

准妈妈多吃鱼，特别是海鱼，可使其获得益智营养素，有助于胎儿大脑发育，使孩子更加聪明。沙丁鱼、鲅鱼、青鱼等海鱼，通过食物链，可从浮游生物中获得微量元素，储存于脂肪中。

二十二碳六烯酸（DHA）是构成大脑神经髓鞘的重要成分，能促进大脑神经细胞的发育，多食富含DHA的鱼类，宝宝会更聪明。二十碳五烯酸（EPA）是人体必需的脂肪酸，机体自身是不能合成的。它具有多种药理活性，可以抑制促凝血素A_2的产生，使血液黏度下降，使抗凝血脂Ⅲ增加，这些活性都可以起到预防血栓形成的作用。同时，二十碳五烯酸（EPA）在血管壁能合成前列腺环素，可使螺旋动脉得以扩张，以便将足够的营养物质输送给胎儿，促进胎儿在母体内的发育。另外，鱼肉中含有较多磷质、氨基酸，这些物质对胎儿中枢神经系统的发育会起到良好的作用。在准妈妈的膳食中增加些鱼类食物，对胎儿和准妈妈本身来说，都是十分有益的。

要及时补充胆碱

胆碱是卵磷脂的组成成分，也存在于神经鞘磷脂之中，可促进脑发育，提高记忆能力。对准妈妈来说，胆碱的摄入量是否充足会影响到胎儿的大脑发育。研究表明，从怀孕23周开始，主管人大脑中记忆的海马体就已经开始发育，并一直持续到宝宝4岁。所以，如果在海马体发育初期，准妈妈摄入的胆碱量不充足，就会影响胎儿的记忆能力。尽管人体可以合成胆碱，但由于女性在孕期、哺乳期对胆碱的需求量会增加，所以，专家建议准妈妈多吃含胆碱的食物，进行额外补充。富含胆碱的食物主要有：蛋类、动物的脑、动物的心脏与肝脏、绿叶蔬菜、麦芽、大豆卵磷脂等。

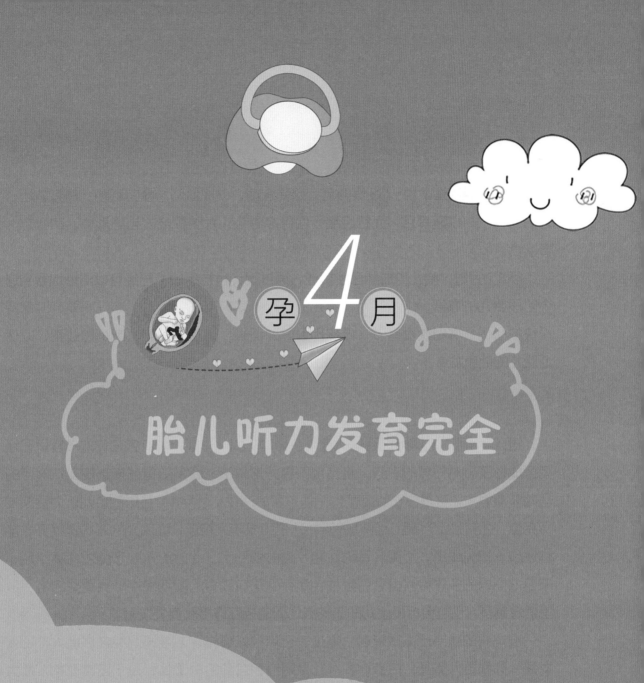

孕4月

胎儿听力发育完全

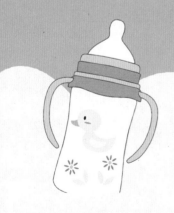

《逐月养胎法》说："妊娠四月，始受水精，以成血脉，食宜稻粳，羹宜鱼雁，是谓盛血气，以通耳目，而行经络。四月之时，儿六腑顺成，当静形体，和心志，节饮食。"

孕4个月时，胎儿的血脉已经贯通，通过现代科技手段，已经可以清晰地看到这个阶段胎儿的血管；这一时期，胎儿的内脏也逐渐形成。因此，准妈妈要时时保持愉快的心情，做到饮食有节，应该用最好的稻米，加上鱼或鸡、肉等做成粥，以保证胎儿的健康发育。

胎儿与准妈妈

进入孕4月，准妈妈已经顺利度过了最危险的孕早期，胎宝宝在你的子宫里已经完全成形了，对外界的刺激，胎宝宝不再异常敏感，而是变得越来越皮实。痛苦的孕吐渐渐消失，这是由于胎盘替代了荷尔蒙的产生。怀孕4个月时的胎儿听力逐渐发育完全，尤其是6个月后，胎儿的听力几乎和成年人接近；而胎儿的眼睛已经开始能够逐步感知光线了，所谓"耳聪目明"的时候到了。此时胎儿处于脑发育高峰期，来自准妈妈的各种胎教信息刺激都会储存到正在发育的脑细胞中，更重要的是，这些信息越多，也越会促进胎儿的脑细胞之间的相互连接和良性发育。

准妈妈的腹部已微微隆起，看上去有点孕妇模样了。准妈妈的乳房增大，乳周发黑，乳晕更为清晰；白带增多，它是阴道和宫颈的分泌物，属于正常现象；增大的胞宫继续压迫膀胱和直肠，膀胱容量减少，出现尿频。由于腹部和乳房的皮下弹力纤维断裂，在这些部位出现了暗红色的妊娠纹。有些准妈妈在臀部和腰部也出现了妊娠纹。

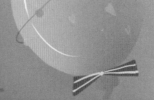
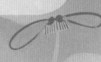

第85天 孕 11~13 周，需做早期排畸检查

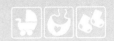

早期排畸检查是指测量NT值，判断唐氏儿的概率。NT检查指的是胎宝宝颈后透明带扫描，是评估胎宝宝是否有唐氏综合征的一个方法。通常在孕11~14周进行，主要是通过超声扫描来做，必要时，还要通过阴道B超来进行。颈后透明带通常随胎宝宝的生长而相应增长。

NT值是指颈项透明层厚度，用于评估唐氏综合征的风险，就是早期唐筛。一般来说，只要NT值低于3毫米，都表示胎儿正常，无须担心。而高于3毫米则要考虑唐氏综合征的可能。准妈妈一定要做好唐氏筛查或羊水穿刺的检查，以进一步排查畸形。

NT值不是越小越好，只要在参考范围内，不要高于或接近临界值，都是正常的。

NT检查注意事项

1. NT检查是一种B超检查项目，不需要抽血检验，进食和饮水都不会影响检查结果，因此在检查前不需要空腹。

2. 由于孕11周前胎宝宝过小，难以观察颈后透明带，而孕14周后由于胎宝宝逐渐发育，可能会将颈项透明层多余的体液吸收，影响检测结果，因此孕妇最好在怀孕11~14周内去做NT检查，以免检查结果不准确。

3. 做NT检查最好提前预约，一般在孕11周前就可以开始和医院预约时间以便排期。不要在孕13周后再去预约，以免排队时间过长，超过孕周做NT会影响检测结果的准确性。

多沐浴阳光，
预防先天性佝偻病

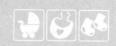

佝偻病是一种小儿营养缺乏性疾病，一些宝宝出生时就患有此病，在医学上称为"先天性佝偻病"。准妈妈长期生活在密闭的空调环境中、户外活动少、缺乏日照等因素，是造成宝宝先天佝偻病的主要原因。预防先天性佝偻病，准妈妈在孕期需做到以下几点：

保证日照时间

孕期要经常与阳光亲密接触，特别是在冬季，更要多做户外运动，不要隔着玻璃晒太阳（因为紫外线不容易穿透玻璃），应让皮肤直接接受阳光照射。

上班族准妈妈要保证你所在的位置有充足的光照，特别是在怀孕5个月以后，腹中胎儿进入快速生长期，从母体汲取的钙质和其他营养素越来越多，如果母体的供给跟不上，准妈妈很容易出现牙齿松动、指甲变薄变软、梦中盗汗和小腿抽筋等现象。

增加维生素D和维生素E的摄取量

维生素D和维生素E是保证钙质吸收的重要条件，一旦缺乏，摄入体内的钙将有90%会随尿液排出。保证充足的阳光照射是自身合成维生素D的重要条件，所以，准妈妈最好在阳面的办公室工作并且要开窗让阳光可以照射进来。此外，需注意每天午休时走到阳台或者广场上进行不少于1小时的日光浴。饮食习惯也要有所改变，不可偏食、挑食，食材力求选材广泛、荤素搭配，切不可忽视富含维生素D的食物，如香菇等。

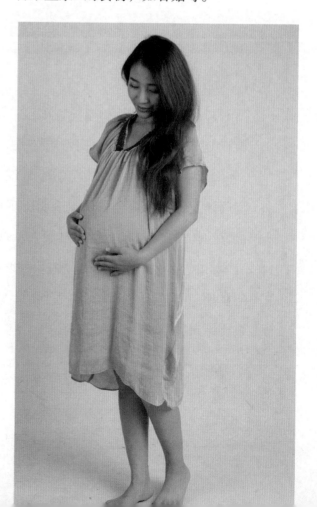

制订可行的孕期运动方案

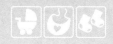

怀孕4～7个月，胎儿的发育处于稳定期，准妈妈应参加适量运动，这对于增强体质、顺利分娩大有益处。运动时要保持良好的情绪，把快乐和健康带给胎儿。

准妈妈运动原则

要根据自己的身体情况，运动时间不宜过长，动作要轻柔。最好选择宁静整洁的环境，并能随时休息和补充水分。准妈妈在孕期可进行多种体育活动，但强度不宜过大，如果感到疲乏时一定要休息。

准妈妈不要以未怀孕时的标准来要求自己，也不要让自己感到呼吸困难，因为在喘不过来气的时候，也有可能使腹中的胎儿出现缺氧，这是很危险的。

准妈妈进行适当的身体锻炼不但可增强体质，减少疾病的发生，而且可积蓄力量，有利于顺利分娩。锻炼时要控制运动量和运动强度，以轻微活动为宜，不要剧烈活动，避免劳累。

准妈妈运动时需要注意的细节

● 运动时要穿宽松透气的衣服与合脚的平底鞋。

● 运动后忌马上洗浴，先休息片刻，等体力恢复后再洗。

● 如果有心脏病、肾脏泌尿系统疾病或是曾经有过流产史，就不适合做孕期运动。妊娠期高血压疾病患者血压不稳定，不宜过度运动。如果有前置胎盘、阴道出血等，则绝对不能运动，应卧床休息。

第88天 孕期应该做几次 B 超

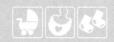

孕期B超检查安全吗

超声应用于产科已经有40余年的历史了，调查表明临床常用的超声剂量对胎儿和孕妇尚未发现不良影响。研究发现，长时间持续的超声照射可以导致动物胚胎的组织变性、绒毛细胞内的生化代谢异常，使蜕膜组织的免疫反应减弱。但是在临床应用的超声仪器一般都设定了安全剂量，普通的超声检查都能在几分钟内完成，所以临床应用的超声检查基本上都是安全的。

孕早期慎做B超检查

孕早期，特别是孕8周前，是胎儿各器官分化发育的关键时期，容易导致胎儿畸形，需要做B超的情况：

阴道出血及腹痛者，需排除异常妊娠，如异位妊娠、葡萄胎、先兆流产等。

孕前或早孕时有盆腔包块或子宫肌瘤的病人。需要 B 超检查协助诊断，为今后的治疗提供依据。

停经时间不清，根据症状、体征难以正确估计孕周者。

孕期应该做几次B超检查

一般情况下，孕妇会在孕早期、中期和晚期三个时间段各做一次B超检查，但如果孕期出现腹痛、阴道流血、胎动频繁或减少、胎位不清等情况，还需根据医生检查情况酌情进行B超检查。

不要用B超给胎儿拍"写真"

很多准妈妈都想给腹中的胎宝宝拍"写真"留作纪念。如果为了拍"写真"而特地做B超，并且时间较长，就有可能损害胎儿的中枢神经。

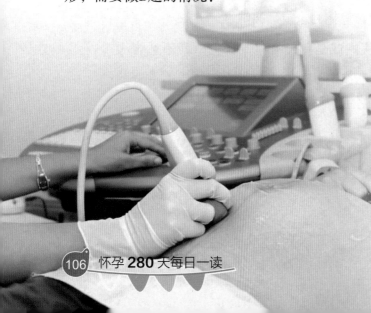

教准妈妈看懂 B 超检查单

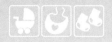

医院超声检查报告单包括胎囊、胎头、胎心、胎动、胎盘、脐带、羊水、股骨、脊柱等指标。

胎囊

胎囊只在怀孕早期可见。在孕1.5个月时胎囊直径约2厘米，2.5个月时约5厘米为正常。

胎头

胎头轮廓完整属于正常情况，胎头轮廓缺损、变形为异常，脑中线无移位和无脑积水为正常。"BPD"代表胎头双顶径，怀孕到足月时应达到或超过9.3厘米。

胎动与胎心

有胎动、胎动强属于正常情况，无胎动、胎动弱可能表明胎儿在睡眠中，也可能为异常情况，要结合其他项目综合分析。有胎心、胎心强为正常，无胎心、胎心弱为异常。胎心频率正常为每分钟120～160次。

胎盘与脐带

通过B超检查胎盘在子宫壁的位置。胎盘的正常厚度应为2.5～5厘米，胎盘成熟度分为Ⅲ级：Ⅰ级为胎盘成熟的早期阶段，回声均匀，在怀孕30～32周可见到此种变化；Ⅱ级表示胎盘接近成熟；Ⅲ级提示胎盘已经成熟。越接近足月，胎盘越成熟，回声越不均匀。

羊水

羊水深度在3～7厘米为正常，超过7厘米为羊水增多，少于3厘米为羊水减少。

脊柱与股骨长度

胎儿脊柱连续为正常，缺损为异常，可能存在脊柱畸形。股骨长度是胎儿大腿骨的长度，它的正常值与相应的怀孕月份的胎儿双顶径值差为2～3厘米，比如胎儿双顶径为9.3厘米，股骨长度应为7.3厘米；胎头双顶径为8.9厘米，股骨长度应为6.9厘米。

准妈妈应保证脂肪的供给

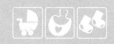

脂肪是对大脑有益的重要物质，脂肪是构成组织的重要营养物质，在大脑活动中起着重要作用。脂肪占脑重量的50%～60%，主要为人体提供热能，是人类膳食中不可或缺的营养素。脂肪的营养价值与它所含的脂肪酸种类有关。脂肪酸分为饱和脂肪酸和不饱和脂肪酸两大类。亚麻油酸、次亚麻油酸、花生四烯酸等均属在人体内不能合成的不饱和脂肪酸，只能由食物供给，又称作必需脂肪酸。必需脂肪酸主要存在于植物油中，在动物油脂中含量较少。胎儿所需的必需脂肪酸是由母体通过胎盘供应的，因此为了让胎儿健康地成长发育，准妈妈孕期应适当多吃些植物油。

吃饭细嚼慢咽，促进营养吸收

怀孕后，胃肠、胆囊等消化器官蠕动减慢，消化腺的分泌也有所改变，消化功能减弱。特别是孕早期，由于妊娠反应，食欲缺乏，食量相对减少，这就更需要在吃东西时尽可能地多咀嚼，把食物嚼得很细。做到细嚼慢咽，能促使唾液分泌量增加，与食物充分混合，唾液中含有大量消化酶，可在食物进入胃之前对食物进行初步的消化，有利于保护胃黏膜，同时也能有效地刺激消化器官分泌消化液，更好地消化，更多地吸收。

脂肪的食物来源有：植物油、动物油、食用油（葵花子油、豆油、芝麻油、玉米油、花生油、橄榄油）、肥肉、乳制品、果仁等。植物油除菜籽油、茶油外，必需脂肪酸的含量都比动物油的含量高。

专家建议脂肪的摄取量：每天应补充20～30克，但最好不要超过50克，能达到脂肪供热百分比为总热能的25%即可，以防脂肪摄取过多，增加肝脏的负担且造成肥胖。

第92天 准妈妈要警惕会影响胎儿听力的疾病

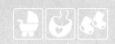

4个月的胎儿开始有了听觉。到6个月时，胎儿已能听到外界的声音。8个月的胎儿能听出音调的高低、强弱，能分辨出是爸爸还是妈妈在说话。

刚出生几天的婴儿在哭闹时，如果妈妈把婴儿抱在左胸前，婴儿很快就能安静下来。这是因为他在子宫内时已经听习惯了带给他安全感的母亲的心跳声和血流声。出生后，当婴儿的耳朵贴近妈妈胸前时，妈妈的心跳声仿佛又把他带回到子宫里，便会安静下来。

凡是能传进子宫的声音，胎儿都能感知到。这是因为体液传递声波的能力比空气强得多。这些声音可以刺激胎儿的听觉器官，促进其听力发育。会影响胎儿听力的孕期疾病包括风疹、流行性感冒、性病等。准妈妈在孕期要加强自我保健，避免感染此类疾病。

风疹

风疹是由风疹病毒引起的一种急性呼吸道传染病。母体如果被风疹病毒感染，能通过胎盘传染给胎儿，出现先天性风疹。风疹病毒若侵犯胎儿耳蜗，有可能导致先天性耳聋。在妊娠4个月内感染了风疹病毒的孕妇，如诊断明确，又没有有效的预防性免疫接种，应当终止妊娠。妊娠早期的孕妇切勿接触风疹患者。因为孕妇感染了风疹病毒，虽然可能不发病，但可导致流产，或感染胎儿，造成先天性的疾病，如心脏病、白内障、耳聋或智力低下等。

流行性感冒

流行性感冒是由感染感冒病毒引起的。病毒型流感可对准妈妈全身血管系统及神经系统产生损害，出现明显的全身症状，如高热、昏迷及抽搐等。这些严重的全身中毒反应可能使胎儿出现缺氧及微循环障碍，从而影响到听觉器官的发育。

梅毒

如果准妈妈患了梅毒，就会传给胎儿。胎儿感染神经性梅毒后，可能引起耳聋，有的病毒可以在身上潜伏几十年才发病。

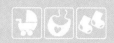
《糖果仙子舞曲》是著名芭蕾舞剧《胡桃夹子》中的舞曲，其作者是19世纪俄罗斯作曲家、音乐教育家，被誉为"俄罗斯最伟大的音乐家"的柴可夫斯基。芭蕾舞剧《胡桃夹子》是世界上最优秀的芭蕾舞剧之一，它之所以能吸引千千万万的观众，首先是由于它有华丽壮观的场面、诙谐有趣的表演，特别是第二幕的插曲，以西班牙舞代表巧克力，以阿拉伯舞代表咖啡，以中国舞代表茶，生动有趣；但更重要的是，柴可夫斯基的音乐赋予舞剧以强烈的感染力，全曲最美妙之处是《糖果仙子舞曲》中钢片琴的独奏。

芭蕾舞剧《胡桃夹子》描写了这样一个故事：圣诞节，小姑娘玛丽得到了圣诞礼物——一只胡桃夹子。夜晚，她梦到这只胡桃夹子变成了一位王子，领着她的一堆玩具与老鼠兵作战，后来又把她带到果酱山，受到糖果仙子的热情接待，享受了一场玩具、舞蹈和盛宴的快乐。

《糖果仙子舞曲》表现的正是玛丽和王子来到糖果王国后的情景，糖果仙子和所有的角色用各种嬉游性的舞蹈来迎接他们。柴可夫斯基从当时刚刚发明的钢片琴上找到了最适于表现这种糖果带有黏性的音响效果，第一次把钢片琴融入交响乐队中，获得了一种极为可贵的音质。

柴可夫斯基在安排乐器时进行了精心设计，把钢片琴作为主奏乐器。因为这种琴的音量比较小，所以在钢片琴演奏时，除了圆号，另加上了不常用的英国管和低音单簧管，这种乐器的组合，使乐曲更富于童话色彩。

第94天　孕期科学喝水

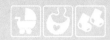

怎样喝水科学又健康

准妈妈不要等渴了才喝水： 口渴是大脑中枢发出要求补水的紧急信号。这时身体内的水分已经失衡，脑细胞脱水已经到了一定的程度。科学的喝水方法是每隔 2 小时喝一次水，每天喝 8 次，大概保持日饮水量在 1500~1700 毫升。

起床后先喝杯温开水： 研究证实，早饭前 30 分钟喝 200 毫升 25 ~ 30℃的新鲜温开水，可以温润肠胃，促进消化液的分泌，以促进食欲，刺激肠胃蠕动，有利于定时排便，防止孕期发生痔疮、便秘。

蜂蜜水： 每天清晨喝一杯淡蜂蜜水可以预防便秘的发生。蜂蜜含有维生素、钙、铁、铜、锰、钾、磷和多种无机盐，是最常用的滋补品之一。

喝什么水才健康

淡茶水： 茶多酚有很好的抗细菌、病毒的作用，含有多种维生素和氨基酸，有很强的抗氧化功效，有助于补充皮肤和身体的营养。但最好喝第二次冲的茶水。

反复煮开的水： 水在反复沸腾后，水中的亚硝酸银、亚硝酸根离子，以及砷等有害物质的浓度会相对增加。喝了久沸的开水以后，会导致血液中的低铁血红蛋白结合成不能携带氧的高铁血红蛋白，引起血液中毒。

不能喝什么水

没有烧开的自来水： 自来水中的氯与水中残留的有机物会相互作用，产生致癌物质"三羟基"。另外，即使烧开，也不宜喝在热水瓶中贮存超过 24 小时的水。

冰水： 冰水可能会使准妈妈胃部痉挛，导致胎儿的免疫力低下。

孕中期是胎教的最佳时期

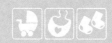

准妈妈怀孕第12～16周时，胎儿的中枢神经系统已经分化完全。胎儿的听力、视力开始迅速发育，并能逐渐对外界施加的压力、动作、声音做出相应的反应，尤其对母体的血液流动声、心音、肠蠕动声等更为熟悉。此时，胎儿对来自外界的声音、光线、触动等单一刺激反应更为敏感。若我们借助胎儿神经系统飞速发展的阶段，给予胎儿各感觉器官以适量的良性刺激，就能促使其发育得更好，为出生后早期教育的延续奠定良好的基础。

现代科学的发展证明，在妊娠期间，特别是怀孕4～9个月对胎儿反复实施良性刺激，可以促进胎儿大脑的良好发育。古今中外的大量事实也表明胎教对促进人类智商的发展至关重要。从这个月开始，准爸爸和准妈妈可以对胎儿进行适度的听觉训练和触觉与动作协调训练。

胎儿已具备视觉感应

研究发现，从怀孕第4个月起，胎儿就对光线十分敏感。准妈妈进行日光浴时，胎儿就能够感觉到光线的强弱变化。胎儿在6个多月时就出现了开闭眼睑的动作，特别是在孕期的最后几周，胎儿已能够运用自己的感觉器官了。一束光照在准妈妈的腹部上时，睁开双眼的胎儿会将脸转向亮处，他看见的是一片红红的光晕，就像手电筒照在手背时从手心所见到的红光一样。

现代医学用超声波观察发现，光线一闪一灭照射准妈妈的腹部时，胎儿的心率会随其出现明显的变化。这就说明，胎儿并不是盲童，对其实施胎教能激发其视觉发育潜能。

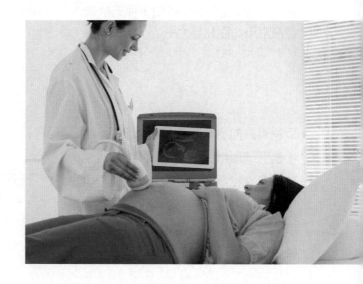

第96天　什么是无创 DNA 检测

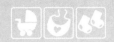

　　无创DNA检测是通过采集准妈妈外周血（5毫升），提取游离DNA，采用新一代高通量测序技术，结合生物信息分析，得出胎儿患染色体非整倍性疾病（21-三体又称唐氏综合征，18-三体，13-三体）的风险率。该方法最佳检测时间为孕早期、孕中期，具有无创取样、无流产风险、高灵敏度、准确性高的特点。

适用范围：

1. 针对染色体非整倍性疾病的产前检测。
2. 作为核型分析结果的参考。
3. 作为核型分析细胞培养失败的补救检测途径。
4. 向不接受及错过有创产前诊断的准妈妈提供检测新途径。

适应人群：

1. 所有希望排除胎儿染色体非整倍性疾病的准妈妈。
2. 孕早期、孕中期血清筛查高危的准妈妈。
3. 夫妇一方为染色体病患者，或曾妊娠、生育过染色体病患儿的准妈妈。
4. 有不明原因自然流产史、畸胎史、死胎或死产史的准妈妈。
5. 有异常胎儿超声波检查结果者（NT、鼻梁高度）。
6. 夫妇一方有致畸物质接触史。

技术优势：

　　传统的血清学筛查方法是根据准妈妈的年龄、孕周、激素水平以及体重等参数进行计算得出结果，其假阳性率较高，也存在较大的漏检风险。而传统的产前诊断采用侵入性取样方法，如绒毛取样、羊水穿刺和胎儿脐静脉穿刺等，这些操作虽然可以确诊胎儿是否患有染色体非整倍体，但穿刺伤口可能导致感染、流产等风险。

检测方法：

　　无创产前检测抽血与常规静脉采血方法相同，采集5毫升静脉血用于检测。采血不需要空腹、不需事前检查，只要正常饮食、作息即可。采血后，通过实验室检测和生物信息学数据分析，即可得出检测结果。收到通知后，请到采样医院领取检测报告，同时医生会解释报告结果及接受遗传咨询。

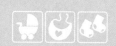
均衡饮食，控制体重

通过饮食摄入的总热量是影响血糖变化的重要因素，所以准妈妈必须限制每日从食物中摄入的总热量，要做到控制进食量、少吃肉、多吃蔬菜、适量吃水果。

不要进食含糖高的食物。含糖高的食物进食过多可导致血糖过高，加重糖尿病的病症或增加巨大儿的发生率。一般每日每千克体重需要热量为30~35千卡，最好让医院的营养师根据个人的情况制订适合自己的食谱。

主食类的食物要限制。如米、面、薯类食物，每日在250克左右。

蛋白质的供给要充足。动物性蛋白质选择瘦肉、鱼肉等，并且不要过量。另外要多吃一些豆制品，增加植物性蛋白质。

避免高脂膳食。高脂饮食是诱发妊娠期糖尿病的关键因素，食用油应选择富含不饱和脂肪酸的橄榄油、亚麻籽油等，每天控制在25~30克，饱和脂肪酸的摄入量不超过脂肪摄入总量的1/3，少吃或不吃动物性脂肪。

补充维生素和矿物质。多吃蔬菜补充维生素，经常吃一些含铁和含钙高的食物，如牛奶、鱼、瘦肉、动物肝脏以补充矿物质。

选择低升糖指数食物

高升糖指数食物会刺激胰岛分泌更多的胰岛素，准妈妈如果长期进食高升糖指数食物，会使胰岛 β 细胞功能的代偿潜能进行性下降，最后不能分泌足够的胰岛素使血糖维持在正常范围，从而发生妊娠期糖尿病。

低升糖指数食物

谷类：如煮过的整粒小麦、大麦、黑麦、黑米、荞麦、玉米等制作的粗粮食品。

干豆：绿豆、豌豆、红豆、蚕豆、鹰嘴豆等。

奶类及奶制品：几乎所有的奶类及奶制品升糖指数都很低，如牛奶、脱脂牛奶、酸奶等。

水果类：含果酸较多的水果，如苹果、桃子、猕猴桃、柑橘、葡萄、梨等。

蔬菜：蔬菜基本都是低升糖指数食物，尤其是叶菜类和茎类蔬菜，如菠菜、芹菜、莴笋等。

第99天 职场准妈妈巧妙应对四大难题

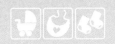

职场工作可以让准妈妈生活得更加规律、充实和快乐，身心能够得到锻炼，但是职场准妈妈肯定会遇到一些问题。下面介绍职场准妈妈面临的四大难题及应对方法。

难题一：上下班难

随着准妈妈肚子越来越大，身体越来越笨重，行动也越发迟缓，上下班路上及外出时要格外小心，一般不要单独外出。上下班路上，要选择合适的交通工具，如果公交车和地铁太挤的话，就选择出租车。还要尽量错开上下班高峰期出行，如上班提前10分钟出发，下班延迟10分钟回家。不要小看这10分钟时间，它会让你的安全系数大增。

难题二：吃饭不固定

孕期的营养需求不容易得到保证。由于上班时间紧张，许多准妈妈通常是早餐胡乱吃些；中午在公司里吃食堂，营养可能不能满足怀孕需求；晚上到家里又吃得太好太饱。准妈妈一定要记得定时定量吃饭，也不要忘了在办公室里准备一些有营养的零食或水果充饥。每天准备一些小食品可以让你更好地保证营养需求。

难题三：容易犯困

夜间睡眠质量不佳，这让很多职场准妈妈特别头疼。由于胎儿的胎动是不分白天黑夜的，让人不容易入睡，所以晚上一定要注意休息。因为白天的工作更容易让准妈妈犯困，所以一定要注意在公司里午休一下，不要小看短时间的午休，它对怀孕中的准妈妈和胎儿都是十分珍贵有益的。

难题四：工作负担重

由于有孕在身，准妈妈的身体要承受很大的压力和负重，所以不能适应高强度的工作，原先能够胜任和轻松完成的工作，现在就需要同事的帮助和照顾。在职场上，良好的人际关系很重要，通常在这个时候，周围的同事和领导都能对你非常关照。所以，为了你和腹中的胎儿，就安心地接受他们的好意吧！

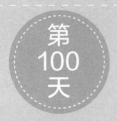
益生菌——准妈妈和胎儿健康的保障

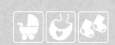

益生菌的益处

益生菌是对人体有益的细菌。益生菌含有多重保健功效，孕期经常食用含益生菌的牛奶、酸奶、新鲜乳酪等对胎儿和准妈妈都大有裨益。

益生菌的整肠作用能够调整肠道，防止腹泻，预防胃溃疡。益生菌能够遏制肠道中部分巨噬细胞、T细胞及淋巴细胞的滋长，使免疫球蛋白增加，因而能强化人体免疫系统，增强人体抗病能力。此外，益生菌还能预防阴道感染，它可以通过降低pH值来抑制有害细菌的生长，还可以通过与有害细菌竞争空间和资源而遏制它们。

益生菌怎么进食

当温度超过60℃时，益生菌会进入衰亡阶段。因此，准妈妈最好是在益生菌产品在冷藏状态下取出后直接食用，避免高温加热。益生菌产品最佳食用时间为饭后。

益生菌吃多少才有效

益生菌的摄取需要达到30亿～50亿个才有效，虽然市场上销售的酸奶及其他含益生菌饮品多标榜有高达数百亿的活菌，然而这并不表示其对人体完全有用。而一般益生菌饮品多含有砂糖，热量高，过度摄取将徒增身体的负担。

因此，建议准妈妈要注意益生菌饮品的摄入量，以每天一杯左右为宜，虽然可能无法立即达到改善胃肠功能的效果，但是长期饮用有助于胃肠道益生菌的生长。

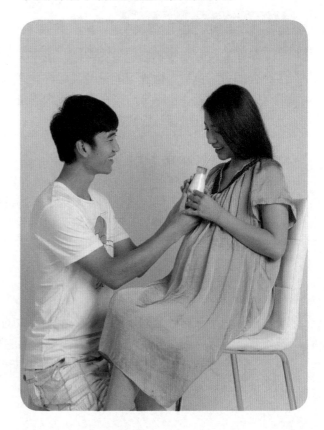

预防妊娠纹要多吃这些食物

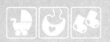

对于准妈妈来说，以内养外非常重要。所以，平时要注意合理安排饮食，以帮助身体减轻水肿，有效阻断脂肪的囤积，减少橘皮组织，淡化妊娠纹，促进皮肤弹性纤维的恢复。营养均衡的膳食可增强皮肤弹性。准妈妈应尽量遵守适量、均衡的原则，避免过多摄入碳水化合物和热量而导致体重增长过多过快。如糖类和淀粉类是热量的来源，一旦准妈妈摄取过量，就会转变为油脂和脂肪囤积在体内，并可能在短时间内长出妊娠纹来。

西蓝花

西蓝花中含有丰富的维生素C、维生素A和胡萝卜素，能够增强皮肤的抗损伤能力，有助于保持皮肤弹性，使准妈妈远离妊娠纹的困扰。

猕猴桃

猕猴桃被称为"水果金矿"，其中所含的维生素C能有效地抑制和干扰黑色素的形成，预防色素沉淀，有效对抗妊娠纹的形成。

猪蹄

猪蹄中含有较多的蛋白质、脂肪，各种维生素及无机盐，丰富的胶原蛋白可以帮助准妈妈有效预防妊娠纹，对增强皮肤弹性和韧性及延缓衰老具有特殊作用。

番茄

番茄具有保养皮肤的功效，可以有效预防妊娠纹的产生。番茄对抗妊娠纹的主要成分是其中所含的丰富茄红素，茄红素可以说是抗氧化、预防妊娠纹的最强武器。

三文鱼

三文鱼肉及其鱼皮中富含的胶原蛋白是皮肤最好的营养品，常食可使准妈妈皮肤丰润饱满、富有弹性，从而远离妊娠纹的困扰。

预防孕期便秘

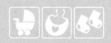

女性怀孕后，内分泌激素会发生很大变化。胎盘分泌大量的人绒毛膜促性腺激素能使胃排空时间延长、肠蠕动减慢、胃肠道平滑肌张力下降及蠕动能力减弱。这样，就使吃进去的食物在胃肠道停留的时间加长，不能像孕前那样正常排出体外。另外，孕期随着子宫的日益膨大，肠管会被挤向一侧或推向上腹部，导致食物残渣在肠道停留时间加长，其中的水分又被肠壁细胞重新吸收，致使粪便变得又干又硬，难以排出体外。因此，准妈妈很容易患上便秘。患便秘的准妈妈，轻者食欲减低，因而更加重肠道功能失调；严重者可诱发腹痛、腹胀，甚至可能导致肠梗阻，并引发早产，危及母婴安危。那么，怎样才能有效预防孕期便秘呢？

调整饮食习惯

过于精细的饮食会造成排便困难，所以准妈妈要适当吃些富含膳食纤维的蔬菜、水果和粗杂粮。饮食要有规律，切勿暴饮暴食。

每天晨起坚持喝一杯温开水。这样能刺激肠道蠕动，使大便变软易于排出体外。

讲究饮水技巧

每天注意多饮水，但要掌握饮水的技巧，否则即使喝了水也不一定有什么效果。比如，每天在固定的时间饮水，要大口大口地喝，但不是牛饮，使水尽快到达结肠，而不是很快被肠道吸收到血液。这样，就可使粪便变得松软，容易排出体外。

注意定时排便

坚持定时排便，并在每天晨起或早餐后如厕。不要忽视便意。不能强忍着不排便，如厕时间也不能过长，否则不仅会使腹压升高，还会给下肢血液回流带来困难。

坚持每天运动

准妈妈应该适当运动，比如散步、做些简单家务等。适当的运动可以改善腹部血液循环，增强蠕动，使排便通畅。

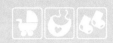
妊娠4个月以前，由于子宫增大还不明显，体位对胎儿和母亲的影响比较小，准妈妈可以采取自己感觉舒适的体位。但到了孕后期，子宫增大较迅速，就应注意睡眠姿势了。

最佳的睡眠姿势是左侧卧位

左侧卧位可减轻妊娠子宫对下腔静脉的压迫，增加回到心脏的血流量；可使肾脏血流量增多，尿量增加；并可改善脑组织的血液供给。上面的腿向前弯曲接触到床，这样腹部也能贴到床面，感觉稳定，舒适。在两腿之间夹枕头，这是腹部稍有隆起时比较舒适的姿势。身边放一个长方形抱枕，以方便倚靠，将抱枕夹在两腿之间会更舒服。腿部水肿时侧卧，脚下放一个靠垫，以抬高双脚，可以改善脚部血液循环。

孕期应当避免的睡眠姿势

趴着睡：妊娠期间应尽可能避免趴着睡觉。趴着睡觉会压迫胎儿，阻碍胎儿血液循环。

仰着睡：孕后期仰着睡觉会感到呼吸困难，因为增大的子宫会顺着脊椎压迫大静脉，阻碍血液流通。

睡觉时最好用暗光，卧室需要安静，睡觉时应尽量使光线暗下来。如果开照明灯，应当采用间接照明灯，避免直接照射到面部。室内要保持良好的采光，每天清晨醒来时如果有一道阳光照射进来，不仅能防止睡懒觉，还可以使准妈妈心情愉快。

怀孕期间是准妈妈神经非常敏感的时期，噪声不仅会妨碍睡眠，而且如果被噪声吵醒，就会因为烦躁难以再次入睡。卧室需要布置在安静处，如果不方便，最好悬挂厚窗帘或加设一层隔音窗。

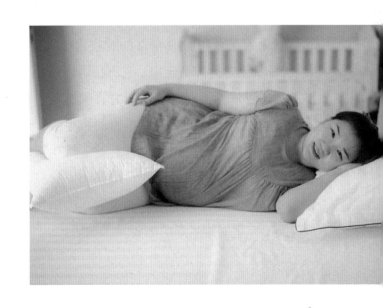

水果和蔬菜：
最好的维生素来源

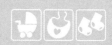

维生素在人体内起着类似润滑剂的作用，如果准妈妈缺乏维生素，其他的营养素将无法发挥应有的功效。准妈妈需要的维生素主要有维生素A和维生素C。

维生素A可以保持准妈妈皮肤的健康，能够增强膀胱、肾脏、肠、支气管及阴道的抗感染能力。另外，还可以促进胎宝宝的视力发育和骨骼的生长。

含有丰富维生素A的食物有牛奶、鸡蛋、鱼类、动物的肝脏等。含有丰富的维生素C的食物是各类水果和蔬菜，在常见的水果中以猕猴桃中的维生素C含量较高。

水果、蔬菜中维生素含量充足

水果、蔬菜中含有丰富的维生素C。维生素C是细胞之间的粘连物，它不仅可以修补伤口，还可以激活白细胞，使之吞噬细菌，增强抗病能力。水果中含有丰富的维生素，而且洗净或削皮后可以生吃，有益于维生素的保存、吸收和利用。因此，准妈妈一日三餐之外，还应适当增加水果的摄取，以满足自身及胎宝宝对维生素的需要。

水果、蔬菜要均衡补充

虽然水果和蔬菜都含有丰富的维生素，但是两者还是有本质区别的。水果中的膳食纤维成分并不高，但是蔬菜里的膳食纤维成分却很高。过多地吃水果而不吃蔬菜，就直接减少了准妈妈膳食纤维的摄入量。并且有的水果中糖分含量很高，孕期饮食中糖分含量过高，还可能引发准妈妈患上妊娠期糖尿病等并发症。

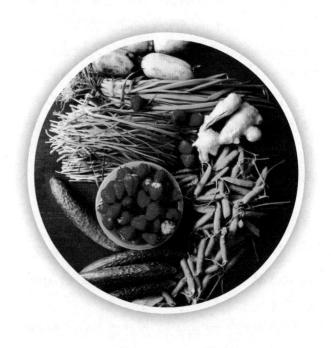

宝宝补钙从孕期开始

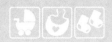

胎儿骨骼形成所需要的钙完全来源于母体，准妈妈消耗的钙量要远远大于普通人，因而有些准妈妈光靠饮食中的钙是不够的。如果孕期钙摄取不足可造成肌肉痉挛、抽筋，还可导致孕妇骨质疏松，引起骨软化症。

孕期应该怎样补钙呢？

孕中期适宜补充含钙丰富的营养品。中国营养学会所推荐的孕中期钙的供给量标准为每天1000毫克，而我国传统的饮食习惯，人均日摄入钙量约为600毫克，与之相差甚远。因此，孕中期的准妈妈要注意多摄入富含钙的食物。如果在饮食上达不到要求，可以适当补充含钙丰富的营养品。

补钙应以饮食为主，补钙产品为辅。补钙首先应该从丰富食物种类、均衡饮食结构入手，尽量通过改善饮食结构，达到从天然食品中获取足量钙的目的，其次是选择补钙产品。

在中国营养学会推荐的食物中，含钙量较高的食品包括：

乳类与乳制品：牛奶、羊奶及其奶粉、乳酪、酸奶、炼乳。

豆类与豆制品：黄豆、毛豆、扁豆、蚕豆、豆腐、豆腐干、豆腐皮等。

水产品：鲫鱼、鲤鱼、鲢鱼、泥鳅、虾、虾米、螃蟹、海带、紫菜、蛤蜊、海参、田螺等。

禽蛋：肉、鸡蛋、鸭蛋、鹌鹑蛋等。

蔬菜类：芹菜、油菜、萝卜缨、香菜、雪里蕻、黑木耳、蘑菇等。

水果与干果类：柠檬、枇杷、苹果、黑枣、杏脯、橘饼、桃脯、葡萄干、核桃、西瓜子、南瓜子、桑葚干、花生、莲子等。

在补钙的同时，还要补充足够的维生素D，以促进钙的吸收。

准妈妈易陷入的补钙误区

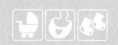

误区1 喝骨头汤是补钙最好的方法。其实，喝骨头汤补钙的效果并不理想。骨头汤中的钙不容易溶解到汤中，也不容易被人体的胃肠道吸收，反而会使准妈妈体重猛增。

误区2 选择补钙产品盲目跟风。在正常情况下，人体对钙的吸收率大致在30%。准妈妈可在医生的指导下补充钙质，不宜自己盲目选择补钙剂。

误区3 补钙吃钙片就可以了。对准妈妈来说，通过膳食调整补钙才是首选。准妈妈补钙的基本原则应是以食物为主，不足部分才可通过钙片补充。

误区4 钙片与饭菜同时服用。一般来说，植物性食物含有较多的鞣酸和草酸，二者与钙片中的钙离子结合，会形成不溶性钙盐，不能被人体利用而直接排出体外；动物性的食物含有大量的脂肪，过多的脂肪酸可以与钙片中的钙离子结合成钙皂，也不能被人体所利用。因此，在进餐时服用钙片就会使人体对钙的吸收率下降而造成浪费。

误区5 植物钙源比动物钙源好。生物学中"相似相溶"的道理说明，最好的钙源是来自哺乳动物的骨骼。它与人的骨骼成分基本相同，且亲和力强，同时含有促进钙吸收和利用的各种活性因子，更利于人体对钙的吸收。

补钙食物首选牛奶

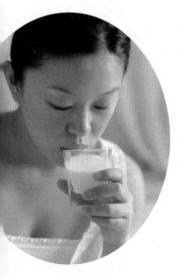

　　牛奶是动物性食品中含钙最高的食物之一，是钙最好的来源。牛奶中的钙既丰富，又好吸收，补充了植物性食品中钙吸收利用率较差的缺陷。每升牛奶约含有900毫克的钙，且容易为人体吸收利用，很少刺激胃肠道，能有效地维持人体酸碱平衡，是准妈妈的理想饮品。经常饮用牛奶可预防缺钙，让胎儿拥有健壮的骨骼。另外，牛奶还富含磷、钾、镁等多种矿物质，可提高机体免疫力。牛奶中有优质的蛋白质。蛋白质以酪蛋白为主，其次还有乳白蛋白和乳球蛋白，这三种蛋白质都是生理价值高、消化吸收率也很高的优质蛋白质，并且，含有丰富的赖氨酸和蛋氨酸，能补充谷类蛋白质的不足。

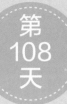

语言胎教：
准爸爸给胎儿唱儿歌

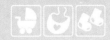

动物叫

小猫怎么叫，喵喵喵；
小狗怎么叫，汪汪汪；
小鸡怎么叫，叽叽叽；
小鸭怎么叫，嘎嘎嘎；
小羊怎么叫，咩咩咩；
老牛怎么叫，哞哞哞；
老虎怎么叫，嗷嗷嗷；
青蛙怎么叫，呱呱呱。

数字歌

一二三，爬大山，
四五六，翻跟头，
七八九，拍皮球，
伸出两只手，
十个手指头。

小蝌蚪

小蝌蚪，像黑豆，
成群结队河中游，
慌慌忙忙哪里去？
我要和你交朋友。
小蝌蚪，摇摇头，
转眼就把尾巴丢，
我要变成小青蛙，
游到田里保丰收！

小青蛙

小青蛙，呱呱呱，
哭着喊着找妈妈。
燕子哄，蜻蜓劝，
一起说着悄悄话：
你的妈，我的妈，
田间捉虫护庄稼，
我们一起玩，
长大学妈妈。

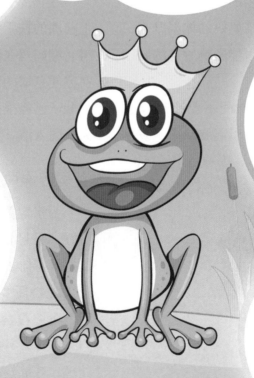

红月亮

小弟弟，画月亮，
画好月亮拍手唱；
我的月亮红又红，
好像太阳一个样！

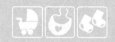

第109天 准妈妈孕期洗浴有讲究

准妈妈夏季应每天洗澡，春秋两季每周洗2~3次，冬季每周洗1~2次。空腹或饭后1小时内不宜洗澡。准妈妈在洗澡前要做好安全措施，以防滑倒摔伤或缺氧晕倒等意外发生。

孕期洗澡水温莫太高

无论春夏秋冬，洗浴的水温最好在40℃左右。过高的水温会使准妈妈的体温升高，从而使羊水温度升高，可能影响胎儿的脑细胞发育。

准妈妈每次洗澡的时间不要超过15分钟。洗澡时间过长，可能引起脑缺血，发生晕厥，还会造成胎儿缺氧，影响胎儿发育。

孕期不宜盆浴，宜淋浴。怀孕初期，准

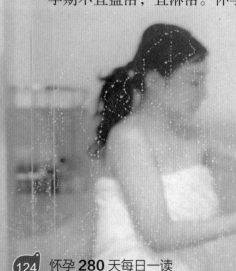

妈妈的腹部较小，可以用淋浴方式来清洁身体。孕期不宜盆浴，盆浴容易让准妈妈滑倒和引起感染。怀孕中后期，准妈妈的肚子变大了，可以坐在有靠背的椅子上淋浴，避免因重心不稳或地面太滑而摔倒。

要防止滑倒

在浴室里设置防滑垫，喷头四周要安上稳固的扶手，准妈妈最好穿上防滑拖鞋入浴。准妈妈在洗浴前应将所有的洗浴用品放在方便拿取的地方，以免滑倒。如果准妈妈的肚子已经很大了，为了安全起见，可请家人陪同入浴。

浴室应通风良好

浴室应保持良好的通风，以免浴室空气不好，引起准妈妈缺氧头晕。洗完澡后要赶紧擦干身体，洗完头发要马上将头发擦干。夏天洗浴后要穿好衣服再走进有空调的房间，避免着凉。洗澡时，最好不要锁上浴室门，这样万一摔倒或晕倒时，方便家人及时处理。若准妈妈进入浴室太久没有动静，家人应该随时问候一下，以免准妈妈出现不适能及时进行照料。

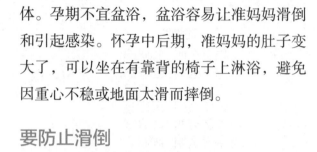

准妈妈要注重口腔保健

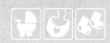

准妈妈由于内分泌水平的改变，加上平时的饮食习惯有所改变，更容易患口腔疾病。调查显示，准妈妈的牙齿和牙龈的疾病，可以通过准妈妈跟胎儿之间的血液循环，影响到胎儿的健康，甚至会增加宝宝出生以后糖尿病、心脏病的发病率，成为此类疾病的导火线。所以，准妈妈尤其要注意口腔的健康。

保证充足的营养

准妈妈若挑食，会导致偏食后营养摄入不平衡，某些身体需要的养分不能保证，从而造成抵抗力下降。正常情况下，人体口腔内都存在细菌，当机体抵抗力下降时，唾液中的酶类、微量元素等物质抵抗这些细菌的能力就下降了，容易引起蛀牙。所以要想牙齿好，饮食平衡、营养充足很关键。

补足钙和氟

孕期容易缺钙，不仅自己的牙齿会受到伤害，也会殃及胎儿的牙齿。准妈妈在补钙的同时，不妨多到户外散散步，既锻炼身体，又可以从阳光中获得维生素 D，参与体内钙的合成。另外，每天可以使用含氟牙膏，还可以在医生指导下口服氟片，吃些含氟食物，海鱼和茶水中含氟量就很高。

保持良好的口腔卫生

怀孕期间的口腔卫生应该做得比平时更好。因为孕期消耗较大，一天中很可能吃很多东西，如果不及时把食物残渣清理掉，引起蛀牙的机会就会大大增加。所以除了正常的一天3次刷牙外，最好每次吃东西后，都能刷牙或漱口。

定时做口腔检查

正常每半年检查 1 次牙齿，准妈妈最好 3 个月做 1 次口腔检查。患牙病后应在合适的时间得到及时正确的治疗。

准妈妈孕期不宜拔牙

大量临床资料显示，在妊娠最初的两个月内拔牙可能引起流产；妊娠8个月以后拔牙可能引起早产；只有妊娠5~7个月时拔牙，才相对安全一些。因此，妊娠期除非遇到必须拔牙的情况，一般不宜拔牙。

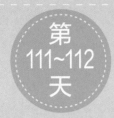

准妈妈可以多吃西葫芦

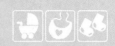

西葫芦的可食部分占73%，水分占94.9%，接近黄瓜中的水分，属于一种低能量蔬菜，仅为19千卡/100克，可食部分略高于黄瓜。西葫芦每100克可食部分含蛋白质0.8克，脂肪0.2克，碳水化合物3.8克，不溶性纤维0.6克，适宜和鱼虾肉蛋等蛋白质丰富的食物搭配。

西葫芦每100克可食部分含胡萝卜素30微克，含有少量的维生素C和B族维生素。西葫芦还是一种高钾低钠蔬菜，其每100克可食部含有92毫克钾，5.0毫克钠；还含有一定量钙、磷、镁、铁、锌、硒、铜等微量元素。

中医认为西葫芦"止渴生津，驱暑，健脾，利大小肠"。经常食用能增强免疫力，促进人体内胰岛素分泌，可有效防治糖尿病。

西葫芦吃法多样，可以凉拌，如凉拌西葫芦丝，将西葫芦切丝，过热水焯，捞出后冷却添加调料搅拌均匀即可；炒食味道更佳，如很家常的西葫芦炒鸡蛋、素炒西葫芦；可以将西葫芦擦成细丝，加面粉、水和鸡蛋，搅拌成糊状，放入少许油后摊成小饼，也被称为糊塌子。西葫芦还可以拿来做馅儿，包包子或者饺子，如西葫芦鸡蛋虾皮饺子、西葫芦肉馅饺子。

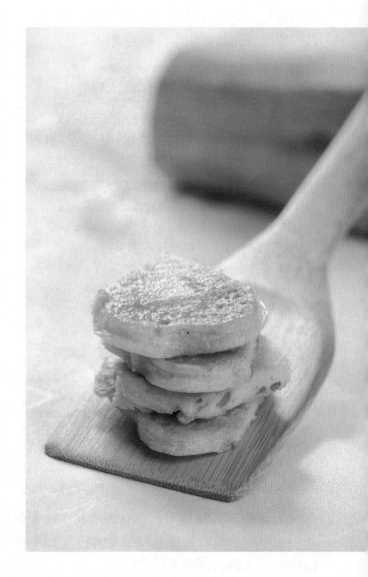

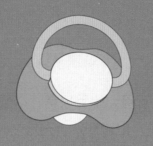

孕 5 月

胎儿四肢发育完成

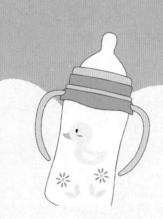

《逐月养胎法》说："妊娠五月，始受火精，以成其气，卧必晏起，沐浴浣衣，深其居处，浓其衣裳，朝吸天光，以避寒殃。五月之时，儿四肢皆成，毋太饥，毋甚饱，毋食干燥，毋自炙热，毋太劳倦。"

孕5月，胎儿的四肢逐渐形成而且越发有力。作为准妈妈应早睡晚起，保持充足的睡眠，衣服要勤换勤洗，注意保暖，适当沐浴阳光，可以预防外界的疾病。准妈妈在怀孕过程中，建议多晒太阳多补钙。此时胎儿的骨骼也开始进入快速发育阶段，如果准妈妈钙量不足的话，就会出现抽筋等缺钙症状。这个阶段的准妈妈也不宜过饥、过饱和过度疲劳，这也是当今孕妇要求营养均衡和控制孕期体重的重要方法。

胎儿与准妈妈

孕5月也就是20周末的胎儿，全身出现胎毛和胎脂，开始出现吞咽与排尿功能；骨骼和肌肉也越来越结实，会通过越来越有力的胎动锻炼自己的身体力量和协调能力。胎儿在这个月会做的动作越来越多，他会吸吮手指，会抓自己的脐带，也开始会打嗝了。

吸吮手指是胎儿的神奇能力，胎儿通过这个方式来认知和探索自己的身体，同时为自己出生后吃奶做好了口腔肌肉的准备。更重要的价值在于，这也是胎儿在子宫内安抚自己的方式，因为他的唇部已经布满丰富的神经末梢，通过吸吮手指对唇部的刺激，可以让胎儿体验美妙的感受，以获得更多的安全感——这个习惯在出生后也一直在保持。

孕5月时，准妈妈的体重增加2000~5000克；腹部明显隆起，是一个标准的孕妇了，行走有一定困难；尿频现象基本消失；乳房比以前更膨大，两侧乳头之间的距离逐渐变宽，双乳外侧可出现少量的妊娠纹；臀部也因脂肪的增多而显得浑圆，从外形上开始显现出较从前更为丰满的样子。

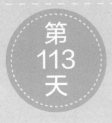

第113天 感受胎动

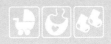

孕5月已经有胎动了，通过观察胎动可了解胎儿发育状态。刚出现胎动时好像肠道在蠕动，这时的胎动不是很活跃，而且不一定每天都能感觉到，准妈妈不必因为有一天没有感受到胎动就惊慌失措。

每个胎儿也都有自己的作息时间，胎动的频率在一天之内也不相同，一般早晨活动最少，中午以后逐渐增加，下午6点到晚上10点最活跃。

大部分胎儿在准妈妈吃饱后活动更多，因为准妈妈体内血糖增加，胎儿补充了能量，就开始做运动了。准妈妈不吃饭的时候体内血糖减少，胎儿需要储存能量，也就比较老实。在夜晚睡觉前、准妈妈洗澡时，胎儿听见爸爸妈妈说话或放音乐的时候，胎动也会更频繁。

通常孕期越往后胎动越活跃，孕28~32周时达到高峰，但到了孕末期，约孕38周后，由于宝宝头部下降到准妈妈的骨盆位置，胎动会相对减少，感觉为蠕动感，这是一种正常现象。

怎样准确自计胎动

从孕28周开始数胎动，每天早、中、晚各一次，每次1小时。数胎动时应在安静的环境中，避免看电视、聊天、工作等外界影响，也应在心情平静的时候数胎动，因为情绪的影响也可能使胎动的结果失真。可以坐着或侧卧，两手轻放在腹壁上感受胎动。

胎儿连续的动作应算一次胎动，间隔两分钟以上的动作才算另一次。正常胎动应为每小时3~5次，把每天3个时段的胎动数加起来，乘以4，就是12小时的胎动数了。

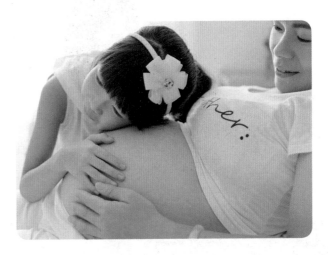

学会观察胎动

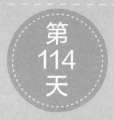
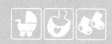

胎动多少次算正常

胎动的次数、强度正常，表示胎盘功能良好，输送给胎儿的氧气充足，胎儿在子宫内愉快地生活着。如果胎动的规律突然剧烈改变，往往是胎儿宫内缺氧的信号。

正常情况下，1小时内明显的胎动应不少于3~5次，12小时内应不少于30~40次。但胎儿也有较大的个体差异，有的胎儿12小时可以动100次左右，只要胎动有自己的规律，变化不大，就是正常的。

怀孕不同时期，胎动的次数也会有差异。孕24周时胎动一般每天200次，孕32周时胎动每天可以达到500~700次，到了孕末期，又会减少到每天200~300次。

胎动异常的表现

胎动过少：12小时内胎动应在30~40次或更多，如果少于20次，或每小时少于3次，说明胎儿有缺氧现象，要及时去医院产科治疗。如果12小时内没有胎动，24~48小时内胎儿就可能有生命危险，要立即去医院产科抢救。

胎动过频：如果一段时间内胎动突然变得频繁，甚至没有间歇，也要提高警惕。因为胎儿宫内缺氧初期会胎动频繁，这是胎儿的求救信号，若不及时纠正缺氧，使缺氧继续加重，胎动就会逐渐减少、减弱，最后胎动甚至胎心都会消失，胎儿死亡。整个过程是12~48小时，及时治疗往往可以转危为安。

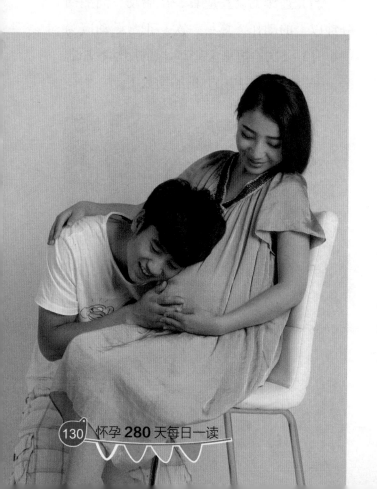

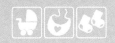
什么是语言胎教

在孕期有目的地对子宫内的胎儿讲话，给胎儿期正在发育的主管语言能力的大脑新皮质层输入最初的语言印记，称为语言胎教。这样早期的沟通在宝宝出生后也会呈现出巨大的效果：宝宝听到妈妈或爸爸的声音会主动去寻找声音，或是立刻安静下来；如果出生后爸爸妈妈与宝宝依然保持良好的语言交流，会极大地促进宝宝在出生第一年语言能力的出色发育。

如何进行语言胎教

聊天闲谈是母子共同体验生活节奏的一个方法。如早晨起来，先对胎儿说一声"早上好！"告诉他（她）新的一天已经来到了。打开窗帘，啊，太阳升起来了，阳光洒满大地，这时你可以告诉胎儿："今天是一个晴朗的好天气。"关于天气，可以教的内容有很多，像阴天、下雨、下雪等，另外自然界气温的冷暖、风力的大小、温度的高低等都可以作为胎教的话题。

语言胎教的注意事项：无论是准爸爸还是准妈妈，都可以根据你的生物钟或生活节奏给宝宝描述自己的生活，让胎儿在你的引领下感受你的世界，体会你的思想与行为，非常有助于培养胎儿对父母亲的信赖感，为胎儿对外界的感受力和思考力打下坚实基础。

准爸爸参与语言胎教的重要性

有研究表明，由于讲话中的中低频声波最容易透入子宫，所以胎儿对男性低频率的声音比对女生高频率的声音更为敏感。通过对进行语言胎教的宝宝跟踪发现，胎儿非常喜欢准爸爸低沉宽厚的声音，同时准爸爸的参与可使妻子和胎儿感到由衷地欣慰，并产生安全感。宝宝在享受妈妈温柔、甜美声音的同时，也很希望能听到爸爸低沉、宽厚的嗓音。

因此，准爸爸可以对宝宝进行语言胎教。每天给胎儿讲童话故事，念儿歌。在上班前、下班后，都和宝宝打个招呼。在空余时间，也可以和宝宝讲一些有趣的事情。这样，不仅对宝宝脑部的发育有很大的帮助，也为出生后爸爸与宝宝之间的亲子关系的建立奠定良好的基础。

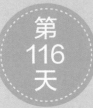
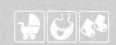
在一座高山上，有一片树林，树林里住着一群小猴子。其中有一只小猴子，聪明又活泼，就是老爱忘东西。一天，小猴子对同伴们说："你们等着，我下山给你们弄点儿好吃的来！""好啊！太好啦！"同伴们非常高兴。小猴子下山了。

它走呀走呀，看见一片结满桃子的桃树林。嗬！桃树上结满了又大又红的桃子。小猴子高兴极了，心想：太好了！这么大的桃子，摘几个回去！它爬到桃树上，摘了几个又大又红的桃子，心里快活极了。小猴子抱着桃子往前走，走进一个菜园子。菜园子里种着大白菜、大萝卜。咦，菜园子边上还种着玉米呢。大玉米穿着白袍子，长着红胡子，这个倒不错。小猴子扔下桃子，踮着脚，掰下几个大玉米。小猴子捧着大玉米往前走："哈哈！这回可以让同伴们尝点儿新鲜的了。"它高兴得一蹦一跳地往前走，然后又来到了一块西瓜地。扑通一声，小猴子被绊了一下，摔了一个大马趴，大玉米也摔掉了。它回头一看，原来是一个大西瓜绊了它的腿。

大西瓜滚圆滚圆的，正朝它笑呢。哈！

大西瓜一定很甜。小猴子想：摘个大西瓜抱回去给伙伴们多好。于是它摘下了大西瓜。小猴子扛着西瓜往前走，突然一只野兔从它身边跑了过去。小猴子一下子蹦起来，大声喊着："我要是抓只野兔回去就更好了。"它丢下西瓜，向野兔追去，可野兔跑得飞快，一会儿就没影了。

小猴子在草丛里找，在草丛里钻，找了半天，也没找到野兔。这时候它发现天快黑了，"哎呀，我得赶快回到山上去了！"小猴子赶紧往山上跑去，闹了半天，两手空空，什么也没得到。

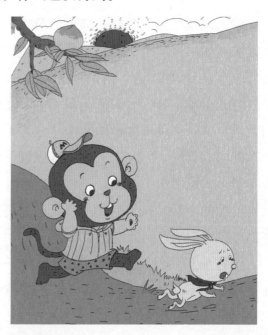

第117天　准妈妈的生活禁忌

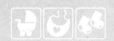

准妈妈不要沉迷于麻将桌

准妈妈应戒除打麻将的嗜好，原因主要有以下3点：

1 麻将桌上大喜大悲、患得患失的不良心境，加之语言的激烈会使准妈妈的神经系统过于敏感，内分泌出现异常，对胎儿的大脑发育不利。会导致出生后的婴儿性情执拗，食欲不振，好哭，心神不宁，易发生精神障碍。

2 打麻将时，多是烟雾弥漫、空气污浊的环境，即使准妈妈本人不吸烟，但被动吸烟也足可损害自身及胎儿的健康。

3 准妈妈不宜久坐久站。长时间坐姿不变地打麻将，会影响准妈妈身体的血液循环，从而直接影响胎儿的大脑发育，加上睡眠和饮食不规律，对胎儿的生长发育很不利。

准妈妈不要戴隐形眼镜

准妈妈在孕期体质会发生改变，抵抗力比较弱，最好不要戴隐形眼镜，以免使用不当，造成角膜发炎、水肿，甚至溃疡。对于妊娠合并糖尿病和患有妊娠期高血压疾病的准妈妈，很容易出现眼底病变，一定不要佩戴隐形眼镜，以免影响角膜和眼底的供氧，导致或加重眼底病变。

准妈妈要少用电吹风

电吹风的某些部件是由石棉做的，使用时吹出的热风中大多含有石棉纤维微粒。这种石棉纤维微粒可通过呼吸道和皮肤进入血液，经胎盘循环进入胎儿体内，诱发胎儿畸形。据统计，经常使用电吹风的准妈妈，胎儿畸形发生率要比正常准妈妈高1倍以上。此外，电吹风工作时会形成电磁场，电磁场的微波辐射会使人出现头痛、头晕、精神不振等症状，对准妈妈及胎儿都不利。因此，准妈妈最好不要用电吹风。

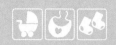
饮食均衡，多样化营养

这个月，胎儿的生长发育迅速，需要更多的营养以供生长。准妈妈应保证膳食的均衡与全面，坚持较高热量、蛋白质，适当增加脂肪、碳水化合物的摄入量，增加肉类、鱼虾类、蛋类及豆制品的供给，多吃蔬菜和水果的饮食原则。

准妈妈要注意饮食，以控制胎儿的体重，膳食品种要多样化，尽可能食用天然食品，少食高盐、高糖及刺激性食物。一般来说，女性怀孕后每天需要10450千焦热量，比平时增加2090千焦热量。所以，在孕中晚期，每日主食400~500克左右，牛奶250毫升或豆浆500毫升，鸡蛋1~2个，鱼虾、肉类100~150克，豆类、豆制品100~150克，新鲜蔬菜500克，水果200~400克，就能满足准妈妈和胎儿的需要。尽量粗细粮搭配，荤素食兼有，品种广泛多样，食量合适。关键是要搭配均匀，防止偏食，不要进食无度。

准妈妈可多吃菌菇类食物

菇类多糖体是目前最强的免疫剂之一，具有明显的抗癌活性，可使肿瘤患者降低的免疫力得到恢复。这类物质对癌细胞具有直接的杀伤力，它的奥秘在于刺激身体内抗体的形成，从而提高并调整身体内部的防御体系，也就是中医所说的扶正固本。

多糖体不仅能提高巨噬细胞的吞噬能力，也可以增强免疫系统的其他功能。准妈妈常食用菇类可增强身体免疫力，降低孕期患病概率。研究者发现，多糖体在增进细胞功能、降低胆固醇方面也表现出良好的效果，准妈妈常吃可降低患妊娠期高血压综合征的概率。近年来的研究发现，食用多糖体会促进胰岛素分泌，有降低血糖的功效。因此，多糖体已普遍用于协助糖尿病患者的康复。

自由基是人类致病的根源，多糖体是很好的自由基清除剂，可保护巨噬细胞免受自由基的侵袭，进而促进体内细胞正常工作。准妈妈可以通过摄取各种菇类来补充多糖体，如香菇、草菇、平菇、金针菇、猴头菇等。

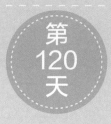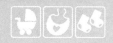
这个月胎儿开始形成骨骼、牙齿、五官和四肢，大脑也开始形成和发育。除了保证蛋白质、维生素、碳水化合物、矿物质的基本供给，还要特别注意补充含钙食物。钙是构成牙齿和骨骼的重要材料，胎儿所需的钙通过母体获得，因此，必须注意多食含钙丰富的食物，及时补钙。从怀孕第5个月起，准妈妈就要增加钙的摄入量，每天1000毫克左右即可。

食物补钙

为了配合胎儿骨骼发育的需要，应当吃含钙量多且易吸收的食物，如小鱼、虾皮、牛奶、芝麻酱、鸡蛋、豆腐、海带等。其中，牛奶中含有大量的钙。另外，准妈妈还要多晒太阳，促进钙的吸收。如果严重缺钙，就需要服用钙片来增加，但不宜盲目补钙，更非多多益善。补钙过量也会产生许多危害。

整个孕期不宜一直服用钙片

对于一些缺钙的准妈妈来说，不需要在整个孕期都服用钙片来补钙，只需在孕24～28周服用，然后在孕32周再服用，直到分娩即可。平时只需通过饮食来补钙。

补钙不宜过量

孕妇长期采用高钙饮食，过量加服钙片、维生素D等，对胎儿有害无益。胎儿有可能患高血钙症，出生后婴儿囟门过早闭合、颚骨变宽而突出、鼻梁前倾、主动脉窄缩，既不利于婴儿的生长发育，又有碍美观。孕妇血中钙浓度过高，会出现软弱无力、呕吐和心律失常等。因此，孕妇不要随意大量服用钙制剂和鱼肝油。孕妇在妊娠期间大量服用钙剂、高钙食品或维生素D，可使胎儿的牙滤泡在子宫内过早钙化而萌出。

准妈妈常见的皮肤问题

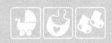

准妈妈的皮肤在孕期会发生一些变化，一般分娩后即能恢复。

色素沉着

色素沉着会在产后改善。准妈妈在孕期应注意防晒，补充富含蛋白质、维生素B_1、维生素C的食品，控制色素加深。

皮肤血管扩张

孕期由于体内雌激素水平增高，会引起微血管扩张，准妈妈的皮肤易出现红色或蓝色的血管网。要注意避免日晒、摩擦、化学药品、花粉等刺激。血管扩张通常在产后7周内消失。

黄褐斑

一些准妈妈会出现黄褐斑，即使出现黄褐斑，也会在分娩后自然淡化。日晒后黄褐斑会加重，要注意防晒。不要滥用祛斑类化妆品，否则会适得其反。

皮肤肿瘤

孕期出现的表皮肉垂部分会在产后自然脱落。

蝴蝶斑

蝴蝶斑是由于怀孕期间准妈妈体内孕激素和雌激素分泌的增加，使局部色素沉着，或者是由于脑垂体前叶分泌较多的黑色素细胞刺激素引起的。妊娠期间阳光照射较久、饮食不当、精神状态不佳和遗传因素等也可引起蝴蝶斑。一般在分娩后半年可自然消退。但也有少数准妈妈的蝴蝶斑在分娩后不消退，影响面容。

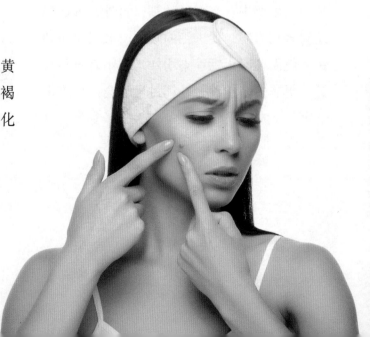

 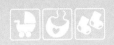
洗脸

妊娠期的美容重点就是洗脸。至少早晚洗脸各1次，使用平时常用的洗面奶，将洗面奶倒入手中，双手搓揉出泡沫后在脸上画圆圈，然后用清水冲洗干净，洗净后用柔软的毛巾轻轻沾去脸上的水，抹上柔和的护肤品。夏天容易出汗，可以在午睡后再洗一次脸，不仅可以去掉油垢，还可为皮肤增加水分，使皮肤湿润光滑，富有弹性。

防晒

由于激素的作用，准妈妈脸上容易长雀斑，同时受紫外线照射也容易长雀斑，所以不要让强烈的阳光直射脸和其他无遮挡的皮肤。外出要做好防晒措施，如穿防晒服、打防紫外线伞、戴遮阳帽等，脸和露出的胳膊、腿还可抹些防晒霜，以保护皮肤。

按摩

妊娠期间，准妈妈每天都应进行脸部按摩。按摩既可加快皮肤的血液循环，增进皮肤的新陈代谢，保护皮肤的细嫩，还可使皮肤的机能在产后早日恢复。

按摩前先将脸部洗净，可根据自己皮肤的特性，适量使用一些按摩膏、营养霜和营养乳液等。按摩时从下至上，顺着面部的纹理轻柔地抚摸，或者用手指在面部轻轻地画小圆圈。向上按摩时手指稍微用力，向下画圈时不要太用力。按摩后用纸巾将面部的油脂擦净，用热毛巾敷大约30秒，然后用凉水拍洗脸部。每周按摩2～3次效果最佳。

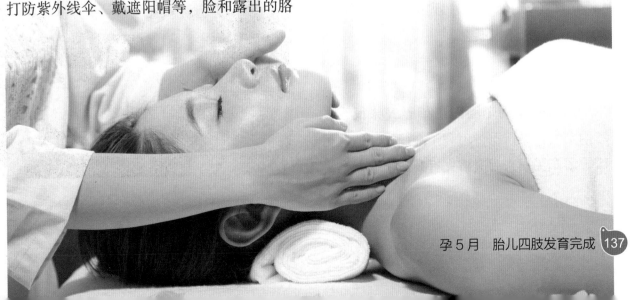

准妈妈驾车、乘车时需要注意的细节

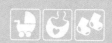

开车不宜穿高跟鞋

准妈妈平时走路都不建议穿高跟鞋，开车更不能穿。拖鞋、塑料底鞋也不要穿，最好是穿运动鞋或者布鞋，这样踩离合或刹车才能更到位，也不会打滑。

长发要梳起

开车时，准妈妈的长发应该梳起来，以免头发挡住视线。

仪表台上不要放杂物

很多人都喜欢在车前方的仪表台上放很多东西，香水瓶、纸巾盒、钥匙等，这样容易影响察看仪表台上的数据，如果遇到情况紧急刹车，很容易伤到坐在前排的人；或者一不小心东西掉到准妈妈脚下，影响了汽车的制动，后果不堪设想。

不宜开新车

新购置车的车厢内皮革等气味很重，车内空气污染严重，不利于准妈妈和胎儿健康。新车买回来后应该先打开车门、车窗，放掉一部分化学气味，还可以放些活性炭来吸收异味。

其他细节

准妈妈乘车时，最好坐在司机后面的位置，并系上安全带。系安全带时，安全带的肩带置于肩胛骨的地方，而不是紧贴脖子；肩带部分应该以穿过胸部中央为宜，腰带应置于腹部下方，不要压迫到隆起的肚子。身体姿势要尽量坐正，以免安全带滑落，压到胎儿。

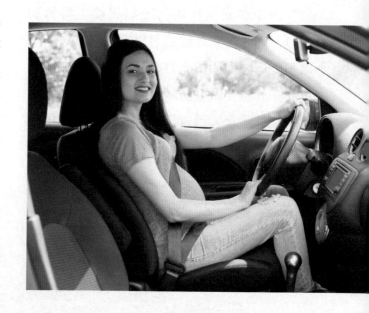

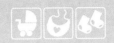
坚持穿戴胸罩

乳房日益增大，此时不能为了舒服和方便就不戴胸罩了。因为胸罩的作用就是维持丰满而又美观的乳房外形，所以一定要选购合适的胸罩，并且坚持每天穿戴，包括哺乳期。注意胸罩要松紧适当，太紧了不舒服会压迫乳房，太松了则起不到支撑的作用。

坚持清洁

清洁乳房不仅可以保持乳腺管的通畅，还有助于增加乳头的韧性、减少哺乳期乳头皲裂等并发症的发生。

坚持护理

如果乳房胀得难受，可以每天进行轻柔的按摩，以促进乳腺的发育。也可以采用热敷的方法来缓解疼痛。

乳房按摩方法

由乳房根部向乳头旋转按摩，至乳房皮肤微红时止，最后提拉乳头5~10次。每天早晨起床后和晚上睡觉前，分别用双手按摩5~10分钟，不仅可缓解孕期乳房的不适和为哺乳期做准备，还能促进产后乳房日趋丰满而有弹性。

按摩方法1：由外向里用右手覆盖在左侧腋窝附近，然后从左向右按摩乳房，另一侧乳房按摩方向相反。

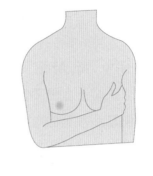
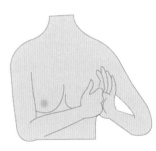

按摩方法2：用右手由下向上轻轻按摩左侧乳房；再用左手由下向上轻轻按摩右侧乳房。

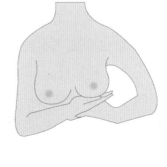
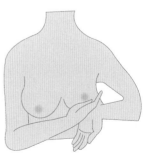

准妈妈要注意孕中期饮食

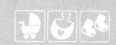

饮食定时

饮食定时就是要求准妈妈养成准时吃饭的习惯。人的各个器官基本上是按时间顺序有规律地进行工作，就如同人们到了时间要上下班一样。各种食物在人体胃肠内停留的时间也在一个大致的范围内，所以到了一定时间人就会出现饥饿感。这时，血糖下降到较低的程度，可使人心慌意乱甚至四肢发抖。如果准妈妈经常出现类似情况，无疑会出现胎儿营养供给不及时的情况。准妈妈担负着向胎儿提供营养物质的任务，所以，必须按时就餐，少量加餐。

饮食定量

对于准妈妈来说，定量饮食更为重要。如果一个准妈妈吃饭不知道控制，饥一顿、饱一顿，对胎儿的营养供给也会随之出现不稳定状况，这会影响胎儿的正常发育。

增加营养应从饮食多样性上下功夫。当然，有些准妈妈担心胎儿太大或担心自己太胖影响美观，而不敢吃够应吃的饭量，这对胎儿和准妈妈本身更是不利的。为了不使自己的体重超标，可以适当增加一些运动来增加消耗，这对母婴都是有益的。

多吃富含铁的食物

本阶段对铁的需求量较高，每日应保证摄入25毫克的铁。动物肝脏、动物血、瘦肉是铁的良好来源，含量丰富、吸收好。此外，蛋黄、豆类及某些蔬菜，如油菜、芥菜、雪里蕻、菠菜、莴笋叶等也能提供部分铁。水果和蔬菜不仅能够补铁，所含的维生素C还能促进铁在肠道内的吸收。因此，在吃富铁食物的同时，最好多吃一些水果和蔬菜，也有很好的补铁作用。

服用补铁口服液

通过正常进餐摄取铁非常重要，但如果准妈妈有贫血现象，最好遵从医生建议服用补铁口服液。服用补铁口服液时饮用适量橙汁会提高铁的吸收率，但牛奶、咖啡、红茶等会妨碍铁的吸收，要避免同时饮用。

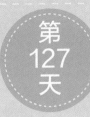
孕期如何着装

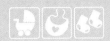

1 上衣

怀孕4个月后，腹中的胎宝宝发育较快，准妈妈的腹部逐渐外凸，穿着宽大的衣服既适合准妈妈的体形特点，又有利于全身血液循环和胎儿的生长发育。可选择前衣襟长于后衣襟的款式，最好是小碎花、小方格或直条的纯棉布料，既可以遮盖准妈妈隆起的腹部，又显得美观大方。

2 裤子

裤子的选料要柔软、透气，穿着合体、贴身、舒适。不要穿牛仔裤、紧身裤，可以选择纯棉质地的运动裤或背带裤。

3 袜子

准妈妈的袜子不要穿得太紧，太紧会压迫血管，影响血液循环。休息时可以脱下袜子，以利于静脉回流。目前市场上有专为孕妇设计的弹性裤袜，对于防止下肢静脉曲张有一定帮助。

准妈妈不宜穿高跟鞋

女性怀孕后，腹部一天天隆起，体重增加，身体的重心前移，站立或行走时腰背部肌肉和双脚的负担加重，如果再穿高跟鞋，就会使身体站立不稳，容易摔倒。准妈妈的下肢静脉回流常常会受到一定影响，站立过久或行走较远时，双脚常有不同程度的水肿，此时穿高跟鞋不利于下肢血液循环。

最好穿软底布鞋或运动鞋

准妈妈最好穿软底布鞋或运动鞋，这类鞋的柔韧性和弹性都很好，可随脚的形状进行变化，所以穿着舒服，行走轻巧，可减轻准妈妈的身体负担，并且可以防止摔倒等不安全因素的发生。到了孕晚期，准妈妈的腿脚会水肿，要穿比平时稍大一些的鞋子。此外，准妈妈不宜穿凉鞋或拖鞋外出，因为这类鞋在行走中容易掉落，稍有不慎，容易摔倒。

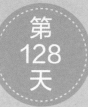

第128天　选购孕妇装的标准

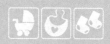

不管选择怎样的孕妇装，都应以宽松为原则，尤其胸、腹部、袖口处要宽松，这样会使准妈妈感到舒适。建议准妈妈选择可调节式的孕妇装，这样就无须准备很多孕妇装了，可以节省一大笔开支。

面料： 选择质地柔软、透气性强、易吸汗、性能好的衣料，因为怀孕期间皮肤非常敏感，如果经常接触人造纤维的面料，容易引起过敏。天然面料包括棉、麻、真丝等，以全棉最为常见。贴身的衣物，最好选择全棉的。

款式： 选择方便穿脱的款式。建议选择上下身分开的衣服，易于穿脱，可以减少不便。上衣适宜选择开前襟的。有些品牌的孕妇装，设计成产后依然可以穿着，比如有可伸缩的腰带，可脱卸的部分等，即使到了产后，这样的孕妇装也可以作为正常的服装继续穿着。另外，最好准备一件宽大的裙装，这样去医院做产检的时候，上下诊台和检查就很方便了。

孕期如何选择胸罩和内裤

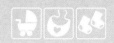

在妊娠期，准妈妈的乳房会不断增大。从怀孕到生产，乳房会增加大约两个罩杯。过紧的胸罩会压迫到乳房，还会因与乳头摩擦而影响以后的哺乳。所以，准妈妈要按乳房大小更换胸罩。

选购胸罩时要测量好自己的尺码，选择最适合自己体形的胸罩。胸罩的肩带尽量宽一点，以免勒入皮肤；扣带应该可以随着胸围的增大进行调节；前扣型胸罩便于穿着及产后哺乳。

胸罩的作用是支撑住乳房的重量，以免乳房下垂。可以选择没有钢托，但采用了特殊承托设计的休闲胸罩。胸罩的材质要柔软舒适，以免压迫乳腺、乳头或造成发炎现象。

不同厂家生产的胸罩在尺码上可能会有出入，所以购买胸罩时不能只看尺码就买。最好是亲自试穿一下，看看胸罩是否合身、舒适。到孕后期的时候，可以直接选用哺乳胸罩，这类胸罩不仅适用于孕期，在哺乳期使用同样方便。

孕妇内裤是一种采用立体剪裁、特殊设计的内裤，可完全包覆准妈妈日渐隆起的肚子，让准妈妈及宝宝都感觉舒适。孕妇内裤一般可分为高腰、低腰两种。高腰的内裤兼具保暖作用，以免腹部受寒，适合冬季穿着；而怀孕中后期则以低腰内裤为宜。在选购孕妇内裤的时候，首先要量好自己的尺寸，包括腰围、臀围，并根据目前的体形选购。尽量选择腰围可随体形变化、怀孕周期可伸缩调整的内裤。

在材质上，建议准妈妈选择棉质、易吸汗、弹性好的孕妇内裤，以保持会阴部的干爽和舒适。最后，建议准妈妈选购正规品牌的孕妇内裤，避免选购无品牌的劣质商品。

准妈妈要经常清洗会阴部位，保持卫生清洁，并及时清洗更换下来的内裤、内衣，洗完后放在阳光下晾晒杀菌。

准妈妈应坚持每天散步

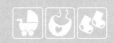

散步是一种很好的锻炼方式，适合准妈妈在整个孕期进行。散步不仅可以帮助准妈妈呼吸到室外的新鲜空气，调节自己的情绪，还可以提高准妈妈的神经系统和心、肺功能，促进全身血液循环，增强新陈代谢和肌肉活动。

散步地点

散步最好选择在绿树成荫、花草茂盛的地方进行。这些地方空气清新，氧气浓度高，尘土和噪声都比较少。准妈妈置身于宁静的环境中散步是增强准妈妈和胎儿健康的有效运动方式，对母子的身心都将起到很好的调节作用。

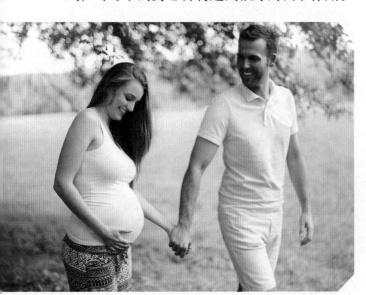

在选择散步地点时，切记不可为了图方便，随便找个地方走走，这样不仅起不到锻炼身体的目的，相反还可能对身体有害。

散步时间

早上一般选择日出之后，因为日出前空气中的有害物质较多，晚上一般选择7点以后，此时路上车辆相对较少。

准妈妈散步的注意事项

确认身体处于良好的状态。散步前，要确认自己的身体不存在任何问题。

穿舒适、轻便的鞋。准妈妈最好穿轻便的鞋，开口宽敞、低面、弹性好的鞋子是最佳选择。另外，穿棉袜可以保护准妈妈的足部。

摄取充足水分。散步前，要准备好水或矿物质饮料，为身体供给充足的水分，防止出现脱水症状。

控制速度。准妈妈要根据自己的身体状态来调节走路的速度，保持愉快的心态，这样能获得最佳的散步效果。

正确的姿势。准妈妈在散步时，要挺起胸部，腰部挺直，注视前方，步伐不要迈得太大，要注意路面的状况。

唐氏综合征筛查

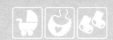

　　一般年龄在35岁以上的准妈妈需要进行产前筛查（通常在孕21周之前进行），目的是在产前检查的基础上进一步对高危人群确诊，减少出生缺陷。目前产前筛查的两种主要疾病是唐氏综合征（又称21-三体综合征）和先天性神经管畸形。

　　唐氏综合征又称先天愚型。据统计，大于35岁的产妇唐氏综合征的发生率较高，人群中每650～750例新生儿中，就有1例这样的孩子。先天愚型是所有染色体畸形中发病率最高的。

　　唐氏综合征是由于第21号染色体异常造成的，胎儿可能很快就会流产或是早产。如果侥幸存活，智商可能也会比同龄儿童低，容貌也和正常宝宝有很大不同，寿命也比较短。所以，一旦确诊，通常医生会建议准妈妈进行选择性流产，但是最终的选择还是由准妈妈自己决定。

　　神经管指的是胎儿的中枢神经系统。在胚胎形成的过程中神经管应该完全闭合，如果在闭合过程中出现任何异常，宝宝就会出现各种各样的先天畸形，如无脑儿、脑膨出、脑脊髓膜膨出、隐性脊柱裂、唇裂及

腭裂等。产前筛查不是诊断某一种疾病，而是筛选出患某一种疾病可能性较大的人。通过了解准妈妈的年龄、体重、血液和激素水平，并结合其他的一些情况，如是否吸烟或酗酒等，计算出胎儿分别患有唐氏综合征和先天性神经管畸形的风险值，依据风险值的高低得到一个阳性（高危）或阴性（低危）的结果。通常把区别唐氏综合征高危和低危的风险值设定为1/270，如果唐氏综合征风险值低于该水平（如1/1000），那么就是筛查低危，但是筛查低危并不能等同于零风险。如果准妈妈年龄较大（大于35岁），或者以前曾经有孕育过畸形儿的病史，医生往往会推荐进行羊水穿刺和染色体测定以进一步进行诊断。

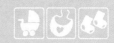
　　《三字经》是中国古代历史文化的宝贵遗产，是学习中华传统文化不可多得的启蒙读物。它短小精悍、朗朗上口，千百年来，家喻户晓，其内容涵盖了历史、天文、地理、道德以及一些民间传说，所以熟读《三字经》可以学到很多知识。

人之初，性本善。性相近，习相远。
苟不教，性乃迁。教之道，贵以专。
昔孟母，择邻处。子不学，断机杼。
窦燕山，有义方。教五子，名俱扬。
养不教，父之过。教不严，师之惰。
子不学，非所宜。幼不学，老何为？
玉不琢，不成器。人不学，不知义。
为人子，方少时。亲师友，习礼仪。
香九龄，能温席。孝于亲，所当执。
融四岁，能让梨。弟于长，宜先知。
首孝悌，次见闻。知某数，识某文。
一而十，十而百。百而千，千而万。
三才者，天地人。三光者，日月星。
三纲者，君臣义。父子亲，夫妇顺。
曰春夏，曰秋冬。此四时，运不穷。

曰南北，曰西东。此四方，应乎中。
曰水火，木金土。此五行，本乎数。
曰仁义，礼智信。此五常，不容紊。
稻粱菽，麦黍稷。此六谷，人所食。
马牛羊，鸡犬豕。此六畜，人所饲。
曰喜怒，曰哀惧。爱恶欲，七情具。
匏土革，木石金。丝与竹，乃八音。
高曾祖，父而身。身而子，子而孙。
自子孙，至玄曾。乃九族，人之伦。
父子恩，夫妇从。兄则友，弟则恭。
长幼序，友与朋。君则敬，臣则忠。
此十义，人所同。当师叙，勿违背。
　　　　　　　　——《三字经》节选

第134天 运动胎教的好处

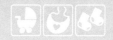

促进胎儿的身体和大脑发育

准妈妈在做运动的时候，能够向胎儿提供充足的氧气和营养，促使大脑释放脑啡肽等有益物质，通过胎盘传递给胎儿。准妈妈运动时，会使羊水摇动，摇动的羊水能够刺激胎儿全身皮肤，就像给胎儿做按摩。这种刺激也有利于胎儿的大脑发育，使宝宝出生后更聪明。准妈妈在孕期要尽量选择散步、体操、瑜伽、游泳等有氧运动，新鲜的氧气对于准妈妈自身各项功能的正常运行和胎儿正常发育都发挥着重要作用。

有利于正常分娩和顺利分娩

适量的运动不仅能够使准妈妈身体健康，还能够提高顺产的概率，这是因为分娩时起重要作用的腿部肌肉和髋部、腰部肌肉能够在运动中得到锻炼。此外，经常性的有氧运动能够增强准妈妈的肺活量，能够帮助准妈妈更好地战胜阵痛。研究表明，在怀孕过程中保持规律运动的准妈妈，持续阵痛的时间往往较为短暂，这些准妈妈通常能够顺利分娩。

控制准妈妈和胎儿的体重

肥胖会提高妊娠期高血压疾病的发病率，还会给分娩造成困难。适当的运动能够减少脂肪，避免准妈妈过度肥胖，进而降低妊娠期高血压疾病及心血管疾病的发病率和巨大儿的出生率，良好的运动习惯，还有利于产后尽早恢复体形。

让心情快乐起来

胺多酚是一种能使人变得愉快、内心安稳的激素，准妈妈在运动过程中会分泌更多的胺多酚，从而使自己变得更加积极、快乐。准妈妈愉悦的心情当然也会传递给腹中的胎儿，从而使母子的身心更加健康。

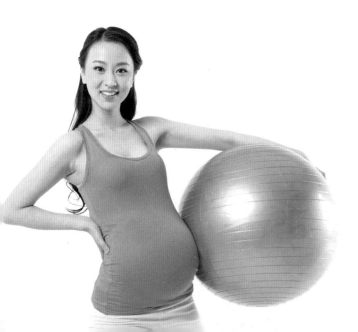

准妈妈在运动时的注意事项

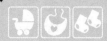

运动时应保护好腹部

　　子宫在腹部的下方，是胎儿的"居所"，因此，准妈妈一定要注意保护腹部的安全。在进行锻炼时，不要做过于伸拉、牵扯腹部的动作，也不要做剧烈的蹲起动作。还要注意腹部的保温，运动时不要裸露腹部，也不要让腰部、腹部着凉、受寒。

运动时应注意控制运动的幅度和强度

　　准妈妈的运动量应以适量为原则，每天的运动量应基本大致相当，不要突然增加运动量或加大运动的幅度，以免身体出现不适，导致流产的发生。有过流产史的准妈妈运动时更要注意。

运动时应正确应对不良反应

　　运动过程中如果感到身体不适，应立即采取相应的措施，以保证身体的安全。特别是在孕早期，如果妊娠反应比较严重，则应适当减少工作量和运动量，避免繁重的体力劳动，保证充分的休息。到了孕晚期，准妈妈在运动过程中如出现不适症状必须及时到医院检查，以确定是否有分娩的可能。另外，有习惯性流产的准妈妈则更应注意运动量，要注意休息，在医生的指导和帮助下从事运动和工作，以保证孕期安全。

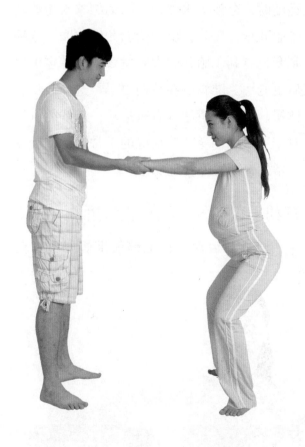

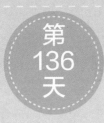

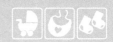

　　心理学家认为，音乐能渗入人们的心灵，激发起人们无意识的超境界的幻觉，并唤起平时被抑制的记忆。而生物学家认为，有节奏的音乐可以刺激生物体内细胞的分子发生一种共振，使原来处于静止和休眠状态的分子和谐地运动起来，以促进新陈代谢。

　　有人曾做过一个试验，给怀孕的女性听音乐，2分钟后准妈妈的心跳加快，如果在准妈妈的腹部子宫位置放音乐给胎儿听，5分钟后发现胎儿也出现心跳加快，而且对音乐的高调和低调都有不同的反应。胎儿比较喜欢接受低缓、委婉的音乐，不愿意接受尖、细、高调的音乐。有人给6个月的胎儿用丝竹乐器演奏欢畅、轻柔的乐曲时，胎儿在腹内会出现安详、舒适的蠕动。出生后每次听到同类的乐曲时就会高兴得手舞足蹈。所以许多心理学家认为，女性怀孕后经常听一些优美的音乐会提高胎儿对音乐的感受性。

　　音乐胎教还对宝宝的智力发展有积极的影响。音乐刺激可能对右脑神经细胞的生长有促进作用，应增强神经细胞的活动性，充分发挥大脑右侧的功能。研究还表明，在几乎所有的智力活动中，左右脑并不是在独立工作，而是协同发挥作用的。这种协同作用是由联络左右两半球的骈胝体（位于大脑两半球的底部）来完成的。音乐刺激右脑功能的同时，也促进了两半球联络的功能，因此也增进了左脑的功能，从而提高了整体的智力活动水平。

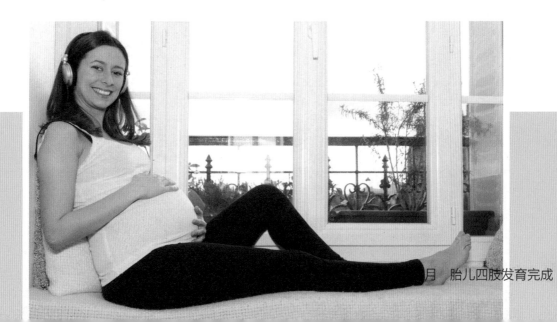

音乐胎教能提升胎儿的情商

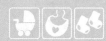

　　智商指数（IQ）是指对一个人的智力和以创造性为前提的自由思考力的测量值。IQ值固然重要，但作为一个人仅有智商是不够的，同时还需要具有丰富的感情。一个人的情商指数（EQ）越高，对他人的感情移入能力就越强，相应地，人际关系越好，集中注意力和想象力也会越发出众。与感性相关的多种感觉功能受右脑的支配，女性怀孕期间带着丰富的感情倾听和感受到的许多感觉可以原封不动地传递给胎儿，对胎儿产生重要的影响。

　　音乐胎教与对话胎教都属于促进胎儿听觉发育的方法，结合促进视觉、触觉、嗅觉和味觉的胎教，可以使胎儿的五感得到良好的发育。胎儿期接受过音乐胎教的孩子一般在感知力和集中注意力方面比较优秀，而且右脑比较发达，学习说话也比较快。

　　音乐是无形的绘画，是无字的诗，是一种抽象的高级思维，是一种智慧。由于听觉器官是胎儿最早发育的器官，所以音乐能被胎儿接受。胎儿在子宫内首先感受到的是韵律，而音乐中的韵律是最和谐的。由于人类与生俱来就拥有音乐的天赋，因此，每个孩子都能够发展这种才能，每个妈妈都可以享受这种智慧。听音乐还是促进胎儿身心发育的好方法。优美健康的音乐能使准妈妈体内产生一些有益身心健康的激素和酶，这些物质随血液进入胎盘，起到调节血液流量和兴奋细胞的作用，有利于胎儿健康地发育成长。

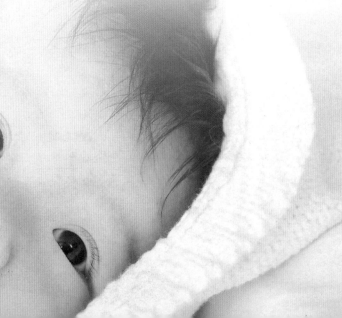

怎样进行音乐胎教

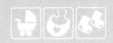

进行音乐胎教时，音量不宜太大，也不宜过小。时间由短到长逐渐增加，但不宜过长，以5~10分钟为宜，每天定时播放几次。

准妈妈在欣赏胎教音乐时，还需要加入丰富的感情色彩，在脑海里想象各种生动感人的画面，如碧空万里的蓝天、悠悠飘浮的白云、美丽的晚霞等，让自己和胎儿沉浸在无限美好的艺术享受中。人类需要音乐，胎儿也需要音乐，准妈妈应该让自己的胎儿在美妙的音乐中健康幸福地成长。

准妈妈要多听音乐

准妈妈可以采用音响播放或用耳机来聆听音乐，最好选择轻音乐，或是不带歌词的乐曲。

可以在洗漱或做饭时欣赏音乐，也可以在休息时躺在沙发或躺椅上，全神贯注地欣赏。胎教音乐每天听2~3次，最好是早、中、晚各一次。准妈妈在听音乐时要集中注意力，根据节奏想象音乐要表达的内容，把韵律画面化，并将音乐编织的画面用语言讲述给胎儿听。集中精力听5分钟比泛泛听30分钟的效果更好，胎儿由此感受到的东西会更加明确，信息刺激强烈有力，这样也有助于增强胎儿的想象力和集中注意力。宝宝出生后的动手能力、语言能力、身体协调能力、平衡力、记忆力等方面都会比其他同龄的宝宝出色。

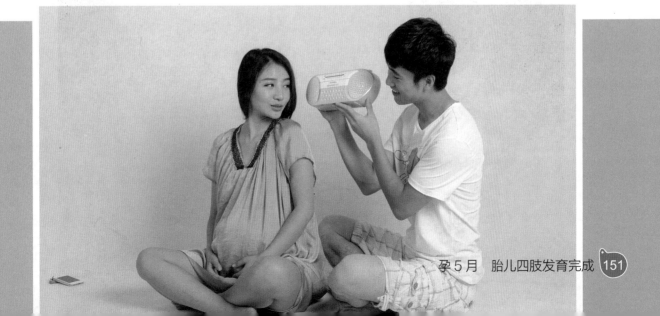

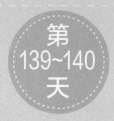
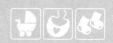
怀孕后，有些准妈妈会经常担心胎儿的健康问题，动不动就去医院做产检。正常产检是优生的保证，但是不能盲目产检，否则会影响胎儿的健康。

切忌产检次数过多

一般正规医院对整个孕期要做7~11次产检，且每次产检都有侧重点。但有些准妈妈会担心胎儿的健康，往往会在两次产检之间自行增加产检次数，其实这是大可不必的，无形中给自己增加的压力，也不会改变妊娠的结局。

不能私自更改产检时间

孕期产检一般都是根据准妈妈和胎儿的健康来制定的，不建议准妈妈自行更改产检时间。

不宜频繁更换产检医院

不建议准妈妈频繁更换产检医院，因为这样不利于医生掌握准妈妈和胎儿的情况，还会给准妈妈带来不便，来回折腾对胎儿健康不利。

所以，建议准妈妈还是按照建档医院医生的建议按期做产检，这样有利于母婴健康。

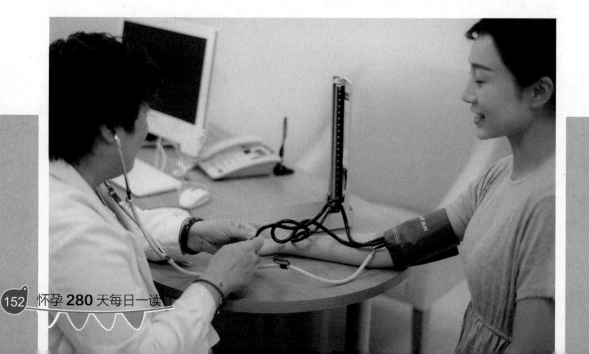

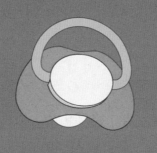

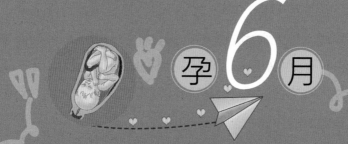

孕 **6** 月

胎儿有了微弱的视觉

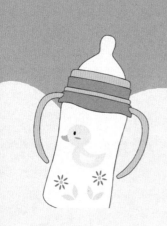

《逐月养胎法》说："妊娠六月，始受金精，以成其筋，身欲微劳，无得静处，出游于野，数观走犬，及视走马。食宜鸷鸟猛兽之肉，是谓变腠理、纫筋以养其力，以坚背膂。六月之时，儿口目皆成，调五味，食甘美，毋太饱。"

孕6月的准妈妈，应适当从事一些轻体力劳动，并经常到野外活动，观看小狗、马匹等家畜的走动和奔跑。每天食用适量的肉类，在补充蛋白质的同时也可以促进胎儿长筋骨，因为我们的筋连缀着四肢，它的特点是柔韧，而我国自古就有"筋长一寸，寿延十年"的说法。其实此时主张的多看动物奔跑，也是一种对新生命的期待与暗示，希望他从小就有健康的体魄和强健的体能。

胎儿与准妈妈

孕6月的胎儿身体各脏器均已发育，皮下脂肪开始沉积，但是不多。出现了眉毛和睫毛，听力基本形成，五官越发清晰，具备了微弱的视觉。胎儿舌头上的味蕾开始逐步发育成熟。

这个阶段的胎儿，其运动能力已经有了更为强劲的表现。如果说在孕早期他只能完成一些反射性的机体动作的话，到了此阶段，他还能做出防御性的运动反应和社交式的运动反应。具体来讲，如果这个阶段给他做羊水穿刺的话，在监视器下我们能看到他会做出明确的攻击针头或躲避针头的防御行动；当然，如果是父母抚摸腹壁和他玩的话，那么他则会在同样的地方伸出小手或小脚隔着肚皮与父母完成这一次"肢体交流"。

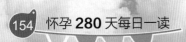

准妈妈要警惕的化妆品

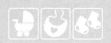

孕期如果因出入某些特别场合，偶尔化淡妆倒也无妨，但是不可长期化浓妆，因为这些化妆品可能会偷偷地伤害你，并悄悄地殃及你的宝宝。以下化妆品是准妈妈禁止使用的。

增白及祛斑类化妆品： 此类化妆品含有无机汞盐和氢醌等有毒的化学物质，很容易被正常皮肤吸收，并有积聚作用。这些有毒物质可经准妈妈胎盘传输给胎儿，导致胎儿蛋白质分子变性和失活，使细胞生长和胚胎发育速度减慢，胚胎异常。

烫发精： 化学冷烫精会加剧头发脱落，因此准妈妈也不宜使用化学冷烫精。

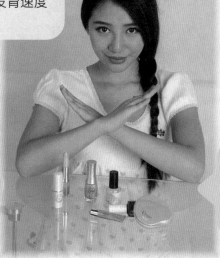

口红： 口红中的颜料，目前国内外多采用一种叫作酸性曙红的红色粉末，其本身就是对人体有害的一种色素，研究发现，它能损害遗传物质——脱氧核糖核酸，引起胎儿畸形。

染发剂： 染发剂对胎儿有致畸、致癌作用，所以也不宜使用。

从理论上来说，只要选择经过国家质量认证的护肤品，特别是一些可信度较高的品牌，其中成分并不会影响到胎儿，没有必要全盘"格式化"日常护肤品。不过准妈妈要提高自身的防御能力，应尽量选用不含香料、酒精，以及无添加剂或少添加剂的产品。

准爸爸要做准妈妈的好助手

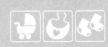

怀孕是两个人的事情，准爸爸的作用举足轻重，不仅要在生活中对准妈妈照顾有加，还要承担起准妈妈孕期保健的重任。

保健辅助检查

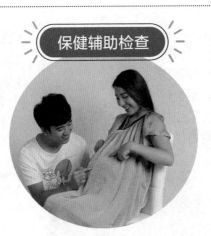

算：计算孕周及应进行检查的日期，以便督促妻子按时进行检查。

听：应从孕 32 周开始，每日听胎心 1 次，正常胎心每分钟 120 ~ 160 次，胎动时胎心可加快。通过听胎心可增进夫妻感情，同时也增加了准爸爸对胎儿的责任感，有利于准爸爸与胎儿的交流和胎教的实施。

看：应细心观察妻子孕期身体及情绪变化，如腹部增大情况、有无水肿、休息后水肿能否缓解、饮食情况、情绪状况等，以便尽早发现异常，尽早处理。

测：测量内容包括体重、胎动次数等。准妈妈在孕期体重应增长 8~12.5 千克，若增长过多，则易出现巨大儿；若增长过少，则易发生胎儿生长迟缓。

胎动次数是反映胎儿宫内安危的重要指标，孕28周后，丈夫应协助妻子测胎动，每日早、中、晚各测1小时，每天尽可能在相同时间观察其变化，及时发现胎动异常。

搀扶

孕晚期准妈妈走路的时候看不到自己的脚尖儿，身体重心也发生了变化，在下楼梯的时候极有可能踩空，发生危险；由于子宫的增大，有可能压迫到坐骨神经，坐下起来对于准妈妈来说有时会变得非常困难，尤其是在久坐的情况下，而丈夫有力的臂膀此时能给妻子最大的帮助。

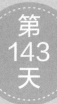

第143天　孕中期的"性"福秘籍

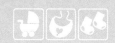

在孕中期，由于准妈妈流产的危险已经大大降低，被冷落许久的准爸爸终于可以享受一下夫妻生活的甜蜜了。

性生活要有节制

孕中期（4~7个月）胎盘已经形成，妊娠较稳定，准妈妈的早孕反应也过去了，心情开始变得舒畅。阴道分泌物也增多了，是性欲强的时期，可以适当地过性生活。但是准爸爸要注意，这个阶段的性生活要节制，如果性生活次数过多，用力比较大，一旦压迫准妈妈腹部，胎膜就会早破。这种情况势必影响胎儿的营养和氧气，容易引起早产甚至会造成胎儿死亡。此外，准爸爸也应注意不要刺激准妈妈的乳头。有些准妈妈会由于乳头过度刺激而引发腹部肿胀，特别是当发生乳头留出液体的现象时，最好不要再进一步刺激乳房。

性生活要注意体位

一般来说，此时性生活的体位以交叉位、正常位和伸张位为佳，应该避免运动较多的女性上位。另外由于怀孕期间易受细菌感染，最好避免过于强烈的刺激，同房前后注意清洁身体。以下仅为建议体位，并不适宜所有女性，请酌情参考。

> **交叉位：** 男性的身体稍微倾斜，这样插入不会太深，刺激也不会太强烈。

> **正常位：** 男性以双手和膝盖支撑身体，这样不会压迫女性腹部，插入也不会过深。

> **伸张位：** 男性、女性都伸直身体结合。这样男性的身体活动不灵便，避免了强烈的刺激。虽然插入不深，但是性器官的刺激强烈。

怀孕之后，除去易流产的孕早期和易早产的孕晚期，怀孕期间没有必要绝对避免同房。孕早期需要注意的事项很多，对于流产可能性较大的准妈妈来说，在子宫内的胎儿尚未稳定之前，建议不要同房。

准妈妈可以适当做些家务

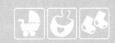

准妈妈在妊娠期间坚持适宜的家务劳动，对母子健康都有益。因为，适宜的家务劳动可增加准妈妈的活动量，防治孕期便秘；既能增加准妈妈的食欲，吃得更香甜，又可改善准妈妈的睡眠。同时，还有助于预防准妈妈体重过快增长。此外，适度的家务劳动还能增强准妈妈体质，提高免疫力，有效地防止多种疾病的发生。这不仅有利于准妈妈的健康，对体内胎儿的发育也是非常有必要的。但是，也有不少准妈妈在做家务时不小心，危害了自身健康，甚至导致流产或早产，危及胎儿安全。因此，准妈妈在孕期做家务时要掌握劳动强度。

打扫卫生时的注意事项

准妈妈可以从事简单的擦家具和扫地、拖地等劳作，切记不可登高打扫天花板，不可上窗台擦玻璃，不要搬、抬笨重家具，更不可让家具压迫腹部。擦家具时，应尽量不弯腰。妊娠晚期更不可弯腰干活儿，拖地板不可用力过猛。

做饭时的注意事项

准妈妈可以做饭，但一定要注意，淘米、洗菜时尽量不要把手直接浸入冷水中，尤其是在冬春季节更应注意，因着凉受寒有诱发流产的危险。因油烟对准妈妈尤为不利，可危害腹中的胎儿，厨房最好安装吸力好的抽油烟机，并注意及时清洗。建议准妈妈不要长时间待在厨房里。

洗衣服时的注意事项

准妈妈除在妊娠晚期外，是可以洗衣服的，但应注意以下几点：

1. 在搓洗衣服时，不可用搓板顶着腹部，以免胎儿受压。

2. 准妈妈最好不要用洗衣粉，最好使用无磷洗衣液。

3. 在拧衣服时不要用力过猛。

4. 冬春季节忌用冷水手洗衣物。

5. 准妈妈洗衣服时一次不要洗太多。

6. 洗衣服时准妈妈最好戴橡胶手套。

准妈妈需要纠正的不良习惯

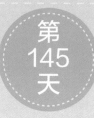

准妈妈不要开着灯睡觉

灯光会对人体产生一种光压，长时间被灯光照射会导致神经功能失调，使人烦躁不安。

日光灯缺少红光波，且以每秒钟50次的速度抖动，当室内门窗紧闭时，可与污浊的空气产生含有臭氧的光烟雾，对居室内的空气造成污染。白炽灯灯光中只有自然光线中的红、黄、橙三色，缺少阳光中的紫外线，不符合人体的生理需要。荧光灯发出的光线带有看不见的紫外线，短距离强烈的光波能引起人体细胞发生遗传变异，可诱发畸胎或皮肤病。室内或室外空气的污染与早孕的胚胎致畸有显著的相关性。

因此，准妈妈在睡觉前关灯的同时，应将窗户打开10~15分钟，以便让有害气体排出窗外，白天在各种灯光下工作的准妈妈，要注意去室外晒太阳。

孕期不宜熬夜

有些准妈妈在怀孕前常常在夜半时分才上床睡觉，在怀上宝宝后还难以改掉这个坏习惯。睡觉太晚既损害准妈妈的健康，又对腹中的胎宝宝产生不良影响。如果准妈妈经常半夜才睡觉，会打乱人体生物钟的节奏，使只有在夜间才分泌生长激素的垂体前叶发生功能紊乱，从而影响胎儿的生长发育，严重时会导致胎儿生长发育停滞。准妈妈也会因为大脑休息不足而引起脑组织过劳，使脑血管长时间处于紧张状态，从而出现头痛、失眠、烦躁等不适症状，还有可能诱发妊娠期高血压疾病。

准妈妈应在每天晚上10点左右上床就寝，睡前洗个温水澡，喝一杯热牛奶，以便尽快入睡，改掉半夜入睡的不良习惯，建立起正常的生物钟节律。

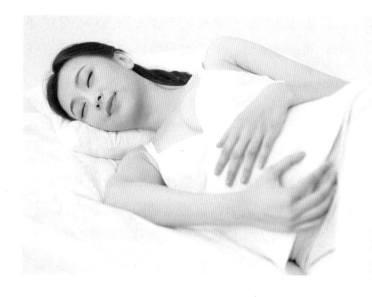

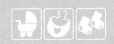
准妈妈从感受到胎动时起，就可以每日定时地与胎儿互动一下，可以做胎儿体操，或是抚摸胎儿，或是和胎儿做互动游戏。许多这样做过的准妈妈，会发现这对胎儿有很大的帮助，出生后宝宝的体格会非常健康。

点按操

准妈妈做胎儿点按操的具体方法是：准妈妈平躺在床上，全身尽量放松，在腹部松弛的情况下，用一个手指轻轻按一下胎儿所在的腹部再抬起，此时胎儿会立即有轻微胎动以示反应；有时则要过一阵子，甚至做了几天后才有反应。准妈妈最好是在早晨和晚上做为宜，每次时间不要太长，5~6分钟即可。胎儿体操开始时只做1~2下即可，到怀孕8个月以后，可延长至10分钟。

晚间爱抚

准妈妈在睡前，可以和准爸爸一起抚摸一下腹内的胎儿，这样可以激发胎儿运动的积极性，并且可以感觉到胎儿在腹内活动作为应答发回给准妈妈的信号。具体操作方法是：准妈妈仰卧在床上，头不要垫得太高，

全身放松，呼吸平稳，心平气和，面带微笑，双手轻放在靠近胎儿的位置上，也可将上身垫高，采用半仰姿势。每次2~5分钟。双手从上至下，从左至右，轻柔缓慢地抚摸胎儿。

拍击游戏

当胎儿踢肚子时，准妈妈可轻轻拍击被踢部位，然后再等第2次踢肚。一般在1~2分钟后，胎儿会再踢，这时再拍几下，接着停下来。如果你拍的地方改变了，胎儿会向你改变的地方再踢，注意改变拍的位置离原来踢的位置不要太远。准妈妈可以每天早晚共进行两次，每次3~5分钟，其姿势与爱抚法相同。

此外，准妈妈还可以做一个拍击游戏。首先，找一个舒服坐姿或卧姿，然后准妈妈有节奏地轻轻拍击肚子，感觉胎儿的反应，通常反复几次下来，胎儿会有反射动作。也可以用二、三拍的节奏轻拍肚子，如果你轻拍肚子两下，胎儿会在你拍的地方回踢两下，如果轻拍三下，胎儿可能会回踢三下。

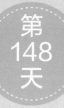

第148天 职场妈妈，减压有方法

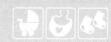

1. 不要参与任何给自身或胎宝宝带来危险的工作。

2. 不要长时间站立。

3. 办公时坐直身子。

4. 在办公室放一张小板凳方便把脚搁在上面，以减轻下肢的压力，预防静脉曲张。

5. 在茶歇时或午餐后好好休息。

6. 每过30分钟站起来走动一会儿，到窗前向远处望一望，休息一下眼睛。

7. 不要穿紧身衣。

8. 多喝水。

9. 如果可能，听一些舒缓的音乐。

10. 自带健康的午餐和小点心，以保证能量的摄入，尽量不要吃快餐。

11. 尽量保持放松，遇到再紧急的突发事件也不要精神过于紧张。

12. 不要加班。量力而行，不要加班、熬夜，要尽量减少工作量并且善用上班时间完成工作，避免将工作带回家中。

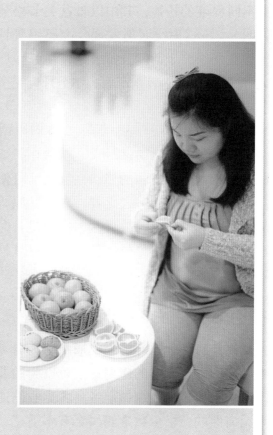

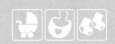

孕晚期为何关节松弛

准妈妈受胎盘激素影响，全身关节均会发生不同程度的松弛，其中以骨盆关节松弛最为明显。经X射线照射发现，准妈妈耻骨联合处在妊娠前半期就开始松弛，在妊娠最后3个月最明显，一般在产后3～5个月可完全恢复。

在妊娠足月时，由于骶髂关节向上滑动，使骨盆各关节活动性增大，其中在膀胱截石位时骨盆各关节间的移动性最大，可使骨盆出口直径增加1.5～2厘米。许多准妈妈在孕30周时测骨盆为漏斗骨盆，在孕足月时复查即为正常骨盆。另外，骨盆关节过度松弛同样会给准妈妈带来不便。

孕晚期腹部为何硬邦邦的

孕晚期腹部硬邦邦的现象通常称为希克收缩。这种子宫收缩的作用在于可以为胎儿娩出后子宫能迅速收缩做准备。希克收缩通常为无痛性的，极少数准妈妈会有不适感。希克收缩开始于子宫顶部，一直向下延续，一般持续30秒，也有持续两分钟者。怀孕9个月时，随着妊娠接近尾声，希克收缩越来越多，有时甚至出现疼痛。希克收缩的力量虽然不能娩出胎儿，但这种子宫收缩有助

于引起子宫颈变短及扩张，在临产前为分娩助一臂之力。在希克收缩期间，为缓解不适，可试着躺下来并放松，或站起来四处走动，变换姿势会使宫缩停止。希克收缩并不是真正的阵痛，准妈妈不容易分辨希克收缩和引起早产的子宫收缩，应在就诊时向医生描述这种子宫收缩的情形。如果属于早产高危孕妇，子宫收缩过频（每小时达5次或更多）、子宫收缩伴随阴道分泌物增多或下腹部疼痛，就应及时就诊。

孕晚期如何缓解尿频

尿频是孕晚期的常见症状，是由于子宫增大或胎头入盆后压迫膀胱所致，如果没有出现尿痛及烧灼感，就不必担心。为缓解尿频，可采取下面的做法：

1. 尽可能控制盐分摄入。
2. 感到有尿意时不要憋尿，要及时排出。
3. 如果排尿时有疼痛感，且尿液混浊，可能是患上了膀胱炎或尿道炎，需要去医院检查。

下肢静脉曲张怎么办

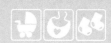

什么是静脉曲张

很多准妈妈到了孕中期、孕晚期会出现静脉曲张的症状，这主要是由于准妈妈体内分泌的激素的作用，使体内各处静脉发生变化，静脉瓣膜的功能与血管周围肌肉的保护作用受到破坏。伴随子宫的增大，流向子宫的血流量增加，静脉压力增高，使下肢静脉的压力相应升高，导致静脉壁扩张而扭曲，形成静脉曲张。

缓解下肢静脉曲张的方法

做蹬自行车运动。仰卧在床上，抬高双腿，使两腿交替屈伸，像骑自行车一样运动。子宫增大后不便仰卧时，可以侧卧，活动一侧下肢，然后翻身，改为另一侧侧卧，活动另一条腿。这样可以降低下肢静脉的压力，有利于下肢静脉血的回流，使静脉瓣膜得到适当的休息。

不要提重物
重物会加重身体对下肢的压力，不利于症状的缓解。

不要长时间站着或躺着
如果总是躺着，对静脉曲张症状的缓解也是很不利的。尤其是在孕中期和孕晚期，要减轻工作量且避免长期保持一个姿势。坐时两腿避免交叠，以免阻碍血液的回流。

不要穿紧身的衣服
腰带、鞋子都不可过紧，并且最好穿低跟鞋。

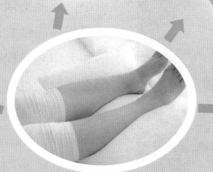

建议睡觉时脚部垫一个枕头。

缓解下肢静脉曲张的注意事项

孕6月 胎儿有了微弱的视觉

准妈妈通过情感调节来促进胎儿的记忆

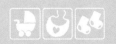

很多妈妈都有这样的体会，刚出生的宝宝哭闹不止时，将宝宝贴近母亲胸口，母亲的心跳声传到宝宝耳朵里，宝宝就会立即停止哭闹，安静入睡。这是因为宝宝对母亲的心跳声有记忆，当听到熟悉的心跳声时，会产生一种安全感，立刻停止哭闹。

研究表明，胎儿对外界激励行为的感知体验将会长期保留在记忆中直到出生，而且对婴儿将来的智力、能力、个性等有很大影响。由于胎儿在子宫通过胎盘接受母体供给的营养和母体神经反射传递的信息，使胎儿脑细胞在分化、成熟过程中不断接受调节与训练。因此，孕期母体情绪调节与子女的记忆形成、能力发展有很大关系。

此外，准妈妈在孕期爱学习，胎儿也会受到积极影响。怀孕后，很多准妈妈都会感到疲惫，容易犯懒，什么也不想干，甚至什么也不愿想。很多人认为这是准妈妈的生理特征，是正常现象。殊不知，准妈妈这么做可能会失去一个让胎儿增长心智的良机。

在怀孕期间，准妈妈的思想活动对胎儿大脑发育的影响至关重要。母体与胎儿之间有着天然和密切的信息交流，肚子里的胎儿虽小，却能感知母亲的思想。妊娠期间，准妈妈如果能经常读书学习，勤于动脑，对生活和工作充满积极性，保持旺盛的求知欲，那么，胎儿也将从母体获取到这些积极的信息，从而促进大脑的生长发育，形成进取向上的求知精神。

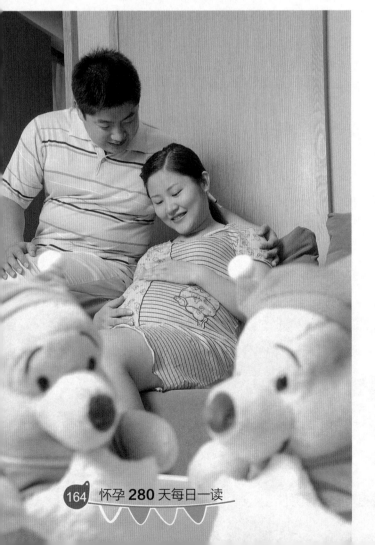

美育胎教的好处

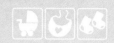

培养感性能力和审美习惯

好的艺术作品可以使人心绪平静，还能让人获得一种精神上的感动和安慰。对胎宝宝进行美育胎教，准妈妈也可以同时学习一些美学知识，提高自己的审美能力，培养审美情趣，美化自己的内心世界，还能陶冶情操，改善情绪。准妈妈加强自身修养，胎宝宝自然而然就能受到美的教育。

促进脑部发育

在观赏名画的同时，将所看到的内容和自己的感受讲给胎宝宝听，可以增强刺激的效果。怀孕6～7个月之后，胎宝宝已经具有了"五感"，而美术作品正是能够刺激"五感"的胎教内容。胎宝宝的脑部在有所感受的时候才会快速发育，此时全面地刺激"五感"就能够起到最好的辅助效果。

如何进行美育胎教

提到美育胎教，很多准妈妈的脑海中会浮现出欣赏名画的场景。其实欣赏名画并非美育胎教的全部内容。欣赏书法、雕塑和戏剧、舞蹈、影视作品等文艺作品，接受美的艺术熏陶，家庭绿化、居室布置、宝宝装和孕妇装的设计、刺绣、烹调、美容护肤等活动，也都属于美育胎教的范畴。观赏大自然的优美风光，把内心感受描述给腹内的胎宝宝听也是美育胎教之一。在欣赏美景的同时，准妈妈还能呼吸到新鲜空气，对胎宝宝的发育也很有益处。

准妈妈美的言谈举止也是美育胎教的一个方面，如果准妈妈有优雅的气质、饱满的情绪和文明的举止，就能体现来源于自身的一种美。注意个人的言行举止，不仅要精神焕发，穿着整洁，举止得体，还要适当丰富自己的精神生活，丰富个人的内涵，提高自己的审美情趣。

美育胎教：欣赏《妈妈的谅解》，感受母子情深

欣赏名画是提高准妈妈审美能力及个人修养的有效方法，也是实施美育胎教的一个主要途径。在这里，我们为准妈妈准备了法国学院派画家埃米尔·穆尼尔的作品《妈妈的谅解》。

埃米尔·穆尼尔（1840—1895），法国学院派古典主义画家。埃米尔·穆尼尔主要从事人物画创作，他笔下的母亲、儿童形象个个温婉可爱，表现了崇高的人性与母爱。穆尼尔用色明亮光鲜，人物造型俊美动人，结构关系和明暗处理严谨，有典型的学院派绘画风格，他是19世纪下半叶法国极具影响力的人物画画家。

《妈妈的谅解》

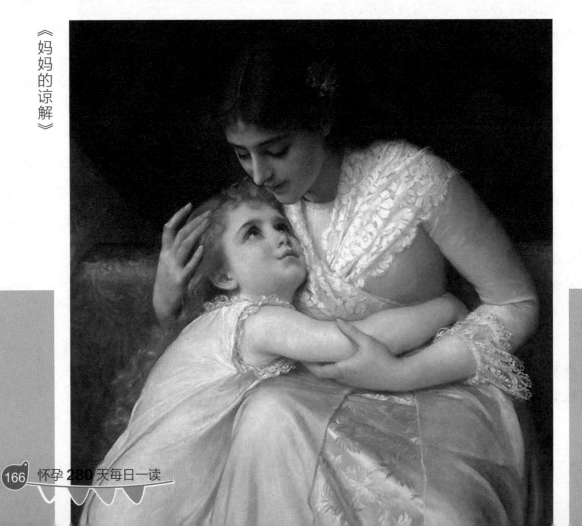

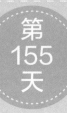

警惕妊娠期糖尿病

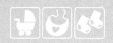

什么是妊娠期糖尿病

妊娠期糖尿病是指怀孕前未患糖尿病，而在怀孕时才出现高血糖的现象，发病率18%左右。妊娠期糖尿病的发生主要是因为随着胎宝宝的生长发育，对母体的物质需求日渐增多，导致母体发生一系列生理变化，其中以糖代谢的变化较为突出。

胎盘分泌的多种激素对胰岛素产生抵抗作用，使糖代谢紊乱，体内葡萄糖不能很好地得到利用，从而出现血糖升高和尿糖。可见，妊娠期糖尿病的发生主要是因为孕期物质代谢和激素水平的变化引起的。

哪些人容易得妊娠期糖尿病

1. 怀孕前比较肥胖的准妈妈。
2. 家族中一级亲属患有糖尿病。
3. 准妈妈本身就是巨大儿。
4. 怀过孕，并出现过妊娠期糖尿病。
5. 曾生过巨大儿，以往曾有不明原因胎死宫内等现象，这些都是妊娠期糖尿病发生的高危因素。
6. 多囊卵巢综合征的准妈妈。

妊娠期糖尿病的增加与准妈妈的饮食结构有很大的关系，营养过剩、高糖、高脂肪、高蛋白质的食物摄取过多，容易导致糖耐量受损。除此之外，总体居民的糖尿病发病率的普遍升高及高龄准妈妈的增加，都是妊娠期糖尿病增加的客观原因。

妊娠期糖尿病对母子的影响

妊娠期糖尿病对母子影响重大，容易引起准妈妈自然流产、早产、并发妊娠期高血压综合征、感染、羊水过多等症状。如不接受治疗，可能会发生酸中毒，导致胎宝宝死亡或脑神经纤维受损。糖尿病患者发生胎宝宝畸形的比率很高，新生儿成活率也较正常人低；胎宝宝常伴有高胰岛素血症，出生后常会发生低血糖反应。

患有妊娠期糖尿病的准妈妈妊娠期内分泌失调，导致血糖偏高，这些糖通过胎盘进入胎宝宝体内，胎宝宝正常胰腺组织分泌的胰岛素将这些糖转化为多余的脂肪和蛋白质，导致胎宝宝体重过重，往往产生巨大儿，增加难产的发生概率。

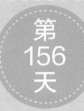

第156天 控制饮食防治妊娠期糖尿病

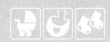

准妈妈如果血糖高，不仅易导致巨大儿，而且易发生难产。孕期应注意预防糖尿病。糖尿病是有一种有基因遗传倾向的疾病，妊娠期由于糖原利用率增加，加之胎盘分泌泌乳素对胰岛素的抑制作用，使葡萄糖的代谢发生障碍，导致妊娠期发生糖尿病的概率明显增加。要预防妊娠期糖尿病，饮食方面应注意以下几点：

1. 严格控制进食量，限制米、面、薯类的摄入量，控制高糖食物的摄入量。
2. 蛋白质要充足，蛋白质占每日总热量的 25%，主要由肉、蛋、奶及豆制品提供。
3. 控制脂肪摄入量，油类要以植物油为主，限制盐的摄入量，尽量吃口味清淡的食品。
4. 维生素和矿物质的补充主要来自蔬菜、牛奶、虾皮、海带及果仁等。
5. 少食多餐，使 24 小时的血糖浓度维持在一个相对平稳的水平。

如何正确摄取糖类

摄取糖类的目的是为身体提供能量，维持正常代谢。切不可误以为不吃淀粉类食物就可以控制血糖或控制体重，就完全不吃主食，而应该尽量控制含糖饮料或甜食的摄取量。

准妈妈也不要用水果代替主食。虽然水果的营养丰富，口感好，但是长期大量地摄入高糖分水果，加上准妈妈的运动量减少和孕期生理变化等，往往会导致机体的糖代谢紊乱，极易引发妊娠期糖尿病。

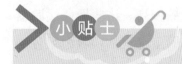

妊娠期糖尿病和糖尿病合并妊娠不是一回事。妊娠期糖尿病是仅限于妊娠期发生的糖尿病，多发生在孕3月后，分娩后大部分恢复正常，只有小部分于产后数年发展成真性糖尿病。糖尿病合并妊娠是指妊娠前已经患有糖尿病，或原有糖尿病未被发现，妊娠后进展为糖尿病。

患糖尿病的准妈妈要注意餐次分配

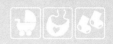

为维持血糖值平稳及避免酮血症的发生，餐次的分配非常重要。因为一次进食大量食物会造成血糖快速上升，且母体空腹太久时，容易产生酮体，所以建议少食多餐，将每天应摄取的食物分成5~6餐。特别要避免晚餐与隔天早餐的时间相距过长，所以睡前要适时补充点心。

摄取健康主食

不要误以为不吃淀粉类食物就可控制血糖或体重，因此就完全不吃主食，而是应该尽量避免多吃加有砂糖、冰糖、蜂蜜、麦芽糖的含糖饮料及甜食，避免餐后血糖快速增加。

建议准妈妈尽量选择膳食纤维含量较高的未精加工的主食，可更有利于血糖的控制。患有妊娠期糖尿病的准妈妈早晨的血糖值较高，因此早餐少吃含淀粉类的食物。

注重蛋白质摄取

如果在孕前已摄取充足的营养，则孕早期需补血，以增加蛋白质摄取量，孕中晚期每天需适度增加蛋白质摄入量，其中主要来自高蛋白食物，如蛋类、奶类、深红色肉类、鱼类及豆浆、豆腐等豆制品。

科学实验证实，含蛋白质多的食物的血糖生成指数会降低。普通小麦面条血糖生成指数为81.6%，加鸡蛋的小麦面条为55%，强化了蛋白质的意大利细面条仅为37%，比普通小麦面条低44.6%。

多摄取高膳食纤维食物

在可摄取的分量范围内，多摄取高膳食纤维食物，如以糙米或五谷米饭取代白米饭，增加蔬菜的摄取量；吃新鲜水果，不喝果汁；等等。这些都可延缓血糖的升高，帮助控制血糖，但千万不可不限制地吃水果。

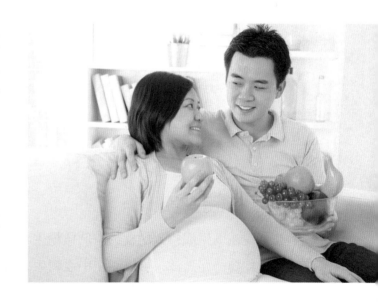

降低食物升糖指数的烹调方法

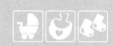

准妈妈日常饮食中，除避免吃过甜的食物外，还要选择一些降低食物升糖指数的烹调方法，这样能更好地控制血糖。

蔬菜能不切就不切

一般薯类、蔬菜等不要切得太小或制成泥状。宁愿多嚼几下，让肠道多蠕动，对血糖控制有利。因为食物颗粒越小食物血糖生成指数也越高，相反，食物颗粒越大食物血糖生成指数就越低。

> 连皮煮的土豆：升糖指数低

> 切好的土豆块：升糖指数中等

> 土豆丝：升糖指数高

> 土豆泥：升糖指数高

高、中、低的搭配烹调

高、中血糖生成指数的食物与低血糖生成指数的食物一起烹饪，可以制作中血糖生成指数的膳食。比如，在做大米白饭时，加入一些燕麦、小米、玉米等粗粮同煮，可降低米饭的升糖指数。

急火煮，少加水

食物的软硬、生熟、稀稠、颗粒大小对食物血糖生成指数都有影响。加工时间越长、温度越高、水分越多，糊化就越好，食物血糖生成指数也越高。

烹调时加点醋或柠檬汁

食物经过发酵后产生的酸性物质，可使整个膳食的食物血糖生成指数降低，在副食中加醋或柠檬汁是简便易行的方法。

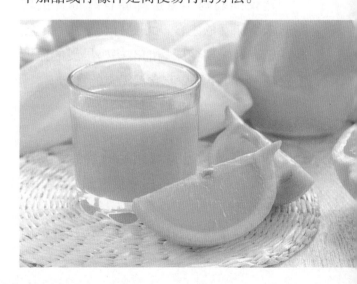

第159天　养胎不必整天卧床休息

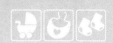

准妈妈由于自身的原因需要养胎，但不建议准妈妈整天卧床休息。主要有以下原因：

准妈妈长期卧床养胎，会导致生活无聊、精神空虚，很容易产生孕期抑郁，不利于胎宝宝的健康发育。

如果准妈妈有便秘的症状，加上长期卧床养胎，不运动，很容易加重孕期便秘。

长期卧床休息，会减缓血液循环，降低准妈妈身体的抵抗力，还会导致下肢血流不畅，发生静脉血栓，甚至肌肉萎缩无力。

所以，准妈妈在养胎期间还是需要适当运动的，这样才能保证母婴健康。

需要卧床养胎的情况

准妈妈出现下面几种情况，应该卧床休息，避免运动。

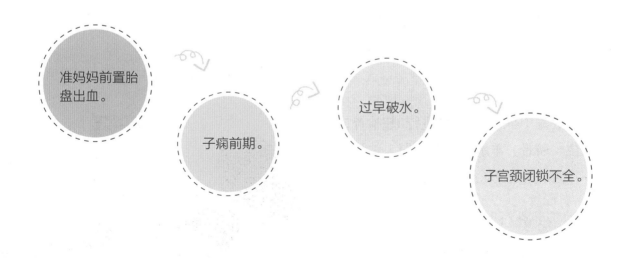

准妈妈前置胎盘出血。

子痫前期。

过早破水。

子宫颈闭锁不全。

除了以上原因，准妈妈不宜整天卧床休息，应适当活动或运动。当然，孕期进行运动要以保证不疲劳、不剧烈为前提，一旦出现头晕、气短等不适，应立即停止运动，严重者需就医。

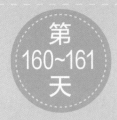

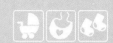

孕中晚期胎儿各器官已经形成，B超检查相对比较安全。从孕20周起就应定期进行B超检查。

孕20周左右

孕20周左右进行B超检查，可观察胎头、脊柱、心脏、肺、胃肠、双肾、膀胱、外生殖器、四肢，此时胎儿四肢舒展，是检查畸形的最佳时机。

孕24～32周

孕24～32周进行B超检查，可发现鼻唇部、心脏的畸形情况。

足月妊娠

足月妊娠（孕37~41周）进行B超检查，观察胎位、脐带、羊水、胎盘分期，估计胎儿大小，通过脐血流了解胎儿安危。

高危孕妇须进行胎儿超声心动检查

有下列高危因素的准妈妈更有必要在24～28周进行胎儿超声心动检查：

1 有先天性心脏病史者。

2 母体患糖尿病或结缔组织疾病。

3 妊娠期母体接触过特殊药物或受到感染。

4 母体酒精中毒。

5 高龄孕妇既往有不正常孕史者。

6 胎儿心律失常、水肿、染色体异常。

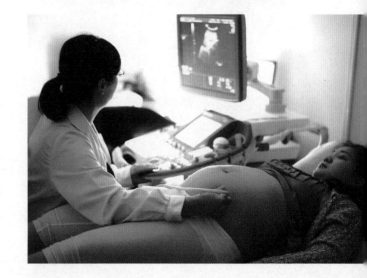

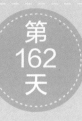
语言胎教：为胎宝宝读诗《领悟》

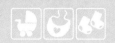

这是曾获诺贝尔文学奖的智利女诗人加夫列拉·米斯特拉尔（1889—1957）在怀孕过程中写下的文字，她以柔软的笔触记录了从怀孕之初到宝宝出生的整个过程，也表达了一位准妈妈美好而丰富的内心世界。

领 悟

我现在才明白，二十年来我为什么沐浴阳光，在田野上采摘花卉。

在那些旖旎的日子里，我常常自问：温暖的阳光、如茵的芳草，大自然这些美妙的恩赐有什么意义？

像照射一串发青的葡萄那样，阳光照射了我，让我奉献出甜美。

我身体深处的小东西正靠我的血管在点滴酝酿，他就是我的美酒。

我为他祈祷，让上帝的名字贯穿我全身的泥土，他也将由这泥土组成。

当我激动地读一首诗时，美的感受把我燃烧得炽热，这也是为了他，因为我希望他从我身上得到永不熄灭的热情。

第163天 准妈妈情绪不良易导致宝宝将来患多动症

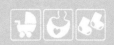

虽然准妈妈和胎儿的神经系统没有直接联系，但存在着血液循环及内分泌的联系。准妈妈发生情绪变化时，会引起体内某些化学物质的变化。当准妈妈生气、焦虑、紧张不安或忧愁、悲伤时，体内血液中的激素浓度会发生改变，胎儿就会立即感受到，也会表现出不安和胎动增加。

准妈妈在妊娠期间的心理状态，对胎儿的身心发育具有很大影响。如果准妈妈在妊娠期间受到不良心理的困扰，往往就会造成妊娠和分娩并发症，严重者会造成高危妊娠。

有严重焦虑心理的准妈妈常伴有恶性妊娠呕吐，还会导致早产、流产、产程延长或难产。专家发现，准妈妈在妊娠期间如果存在过度紧张或焦虑心理，宝宝出生后往往表现为多动、容易激动、好哭闹，长大后又会表现为情绪不稳定、易焦躁、易被激怒等。

对多动症儿童的调查发现，这些儿童在胎儿期，其母亲大多曾有过较大的情绪波动和心理困扰过程。有报道，一位准妈妈在怀孕期间，遭受丈夫突然身亡的打击，以致精神完全崩溃，陷入极度的痛苦和焦虑中。妊娠晚期她患上严重的高血压，生产时又遭遇难产。她经历了很多痛苦，总算母子平安。但是孩子出生后却患有多动症，智商较低。这正是因为她在孕期过度悲伤、焦虑造成的。

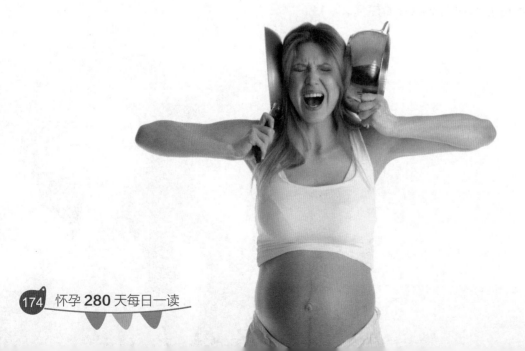

抚摸胎教给宝宝更多刺激

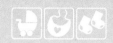

抚摸胎教是准妈妈或者准爸爸用手在准妈妈的腹壁轻轻地抚摸胎儿，给予胎儿触觉和方位上的刺激，以促进胎儿感觉神经及大脑的发育。通过抚摸胎教给予胎儿丰富的刺激，同时也构建胎儿在子宫内的安全感。这种胎教方式可以从现在开始一直持续到孕8个月。临产前请务必减少抚摸胎教的频率。

抚摸胎教的好处：

1. 锻炼胎儿皮肤的触觉，并通过触觉神经感受体外的刺激，从而促进胎儿大脑细胞的发育，加快胎儿的智力发展。

2. 能激发起胎儿活动的积极性，促进运动神经的发育。经常受到抚摸的胎儿，对外界环境的反应比较机敏，出生后翻身、抓握、爬行、坐立、行走等大运动发育都能明显提前。

3. 抚摸胎教的过程，不仅能让胎儿感受到父母的关爱，还能使准妈妈身心放松、精神愉快，有利于顺利分娩。

抚摸胎教的方法：

准妈妈平躺在床上或是用舒服的姿势坐在沙发上，全身放松，一边呼唤宝宝的名字和他聊天对话，一边轻轻地来回抚摸、按压、拍打腹部，同时也可用手轻轻地推动胎儿，让胎儿在宫内"散散步、做做操"。如果每天进行，坚持3~5周，宝宝即可明确地和父母进行互动。

抚摸胎教的过程中要保持心情的愉悦和平和，动作轻柔舒缓，可在每晚临睡前进行，配合不同的音乐以不同的节奏进行抚摸，效果非常好，每次抚摸以5~10分钟为宜。开始还摸不出胎儿的身体局部，可以在胎儿出现动作时，及时予以回应。抚摸也可与数胎动及语言胎教结合进行，这样既落实了围产期的保健，又使父母及胎儿的生活妙趣横生。

做一做缓解身体疼痛的健身球操

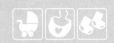

准妈妈出现身体疼痛时，不要一味地躺着、坐着，可以试一试做下面的健身球体操，做操时要根据自己的身体状况和自身承受能力进行，做操时间不宜过长，半小时即可。健身球体操比较有趣味，相信每一位准妈妈都会喜欢。

肋下伸展运动

盘腿而坐，两腿不要重叠，用鼻子深吸气，然后分八拍呼气还原。同时将健身球向旁边推出，另一侧胳膊向上伸展。

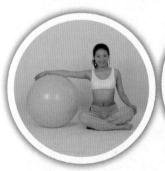
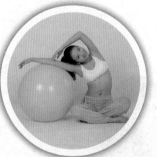

伸展肩部运动

最大限度地打开双腿，双手放在健身球上，在呼气的同时将球向前方推出。

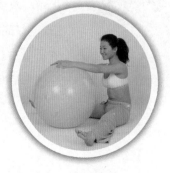

腰部运动

坐在健身球上，双腿最大限度地分开，双手自然地放在膝盖上，左右转动腰部，画圆圈。

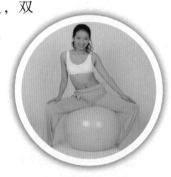

背部伸展运动

将健身球置于背的上部，靠着皮球坐下。在呼气的同时，倚着皮球将身体向后倾。伸直膝盖，最大限度地挺直整个身躯。

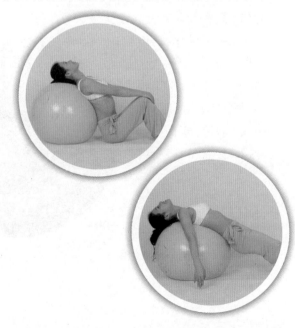

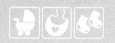
算一算怀孕的时间，宝宝会属什么呢？你知道十二生肖吗？它们就是：鼠、牛、虎、兔、龙、蛇、马、羊、猴、鸡、狗、猪。

为什么小小的老鼠排在第一名呢？这里有个故事。

报名那天，老鼠起得很早，牛也起得早，它们在路上碰到了。牛个头大，迈的步子也大，老鼠个头小，迈的步子也小，老鼠跑得上气不接下气，才刚刚跟上牛。老鼠心里想：路还远着呢，我快跑不动了，这可怎么办？它脑子一动，想出个主意来，就对牛说："牛哥哥，牛哥哥，我来给你唱支歌。"牛说："好啊，你唱吧——咦，你怎么不唱呀？"老鼠说："我在唱呢，你怎么没听

见？哦，我的嗓门太小了，你没听见。这样吧，让我骑在你的脖子上，唱起歌来你就能听见了。"牛说："行，行！"老鼠就沿着牛蹄子一直爬上了牛脖子，让牛驮着它走，可舒服了。它摇头晃脑，真的唱起歌来："牛哥哥，牛哥哥，过小河，爬山坡。驾，驾，快点儿！"牛一听乐了，撒开四条腿使劲跑，跑到报名的地方一看，谁也没来，高兴得哞哞叫起来："我是第一名，我是第一名！"还没等牛把话说完，老鼠就从牛脖子上一蹦，蹦到地上，吱溜一蹿，蹿到牛前面去了。结果老鼠得了第一名，牛得了第二名。所以，在十二生肖里，小小的老鼠排在最前面了。

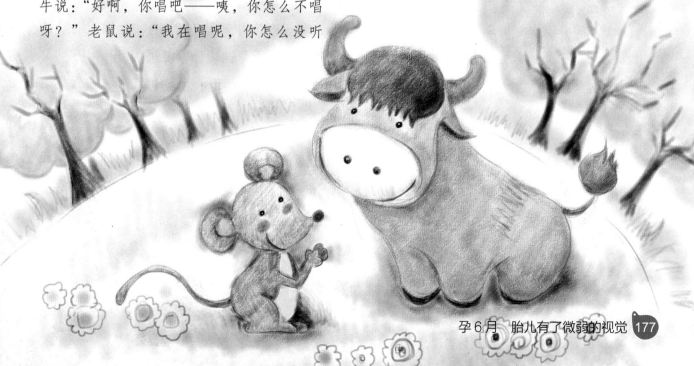

语言胎教：为胎宝宝读《阳光下的时光》

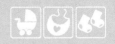

"我虽然不富甲天下，却拥有无数个艳阳天和夏日。"写这句话时，梭罗想起孩提时代的瓦尔登湖。当时伐木者和火车尚未严重破坏湖畔的美丽景致。小男孩可以驾船驶向湖中，仰卧在小船上。自此岸缓缓漂向彼岸，周遭有鸟儿戏水，燕子翻飞。梭罗喜欢回忆这样的艳阳天和夏日，"慵懒是最迷人也是最具生产力的事情！"

我也曾经是热爱湖塘的小男孩，拥有无数个艳阳天与夏日。如今阳光、夏日依旧，男孩和湖塘却已改变。那男孩已长大成人，不再有那么多时间泛舟湖上，而湖塘也为大城市所并。

曾有苍鹭觅食的沼泽，如今已枯竭殆尽，上面盖满了房舍。睡莲静静漂浮的湖湾，现在成了汽艇的避风港。总之，男孩所爱的一切已不复存在——只留在人们的回忆中。

有些人坚持认为只有今日和明日才是重要的，可是如果真的照此生活，我们将是何其可怜！许多今日我们做的事徒劳不足取的，很快就会被忘记。许多我们期待明天将要做的事却从来没有发生过。

过去是一所银行，我们将最可贵的财产——记忆，珍藏其中。记忆赐予我们生命的意义和深度。真正珍惜过去的人，不会悲叹旧日美好时光的逝去。因为藏于记忆中的时光永不流逝。死亡本身无法止住一个记忆中的声音，或擦除一个记忆中的微笑。对现已长大成人的那个男孩来说，那儿将有一个湖塘不会因时间和潮汐而改变，可以让他继续在阳光下享受安静的时光。

——［美］约翰·布莱德列

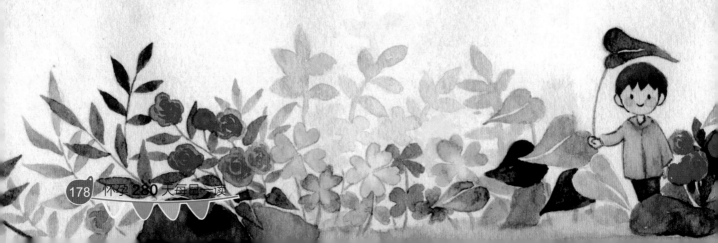

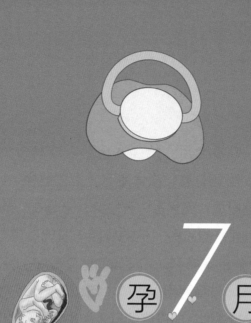

孕7月

胎儿皮肤发育完成

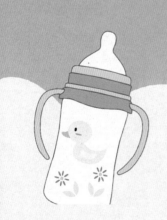

《逐月养胎法》说："妊娠七月，始受木精，以成其骨，劳身摇肢，无使定止，动作屈伸，以运血气。居处必燥，饮食避寒，常食稻粳，以密腠理，是谓养骨而坚齿。七月之时，儿皮毛已成，无大言，无号哭，无薄衣，无洗浴，无寒饮。"

孕7月是胎儿胎动最为频繁的阶段，他的骨骼与肌肉能够与大脑进行很好的协同，这时的准妈妈可以做一定的家务劳动和适当的体育锻炼，除了让自己的身体气血通畅外，也能够让胎儿的身体与骨骼得以强健，可以为自然分娩做好充分的体能准备。这个阶段不宜吃太寒凉的食物，应以好的稻米为主食，以使胎儿的皮肤、骨骼、牙齿发育得更好。孕7月的胎儿皮肤已经发育完成。

胎儿与准妈妈

胎儿7个月时，红色的有皱纹的皮肤外表有一层被称为胎儿皮脂的发白的润滑剂，帮助其在羊水环境保护皮肤。此阶段胎儿皮肤的触觉进一步增强，除了对冷、热、按压有感觉之外，对痛觉的感受通道也已经打开，但在出生前胎儿的痛觉感受系统尚无法发育成熟，在出生后，痛觉抑制系统才会逐渐成熟。此阶段的胎儿也被称为"有生机儿"，是指其出生可以成活，全身布满胎毛，已有呼吸运动，生后能啼哭。

孕妇的腹部已明显凸出，因此会出现腰酸背痛；乳房日渐增大并出现暗红色的妊娠纹，腹部从肚脐到下腹部的纵向妊娠纹也越来越明显；随着胎儿不断长大，孕妇的呼吸变得越来越急促，经常在活动时气喘吁吁，心跳加快，血压升高。

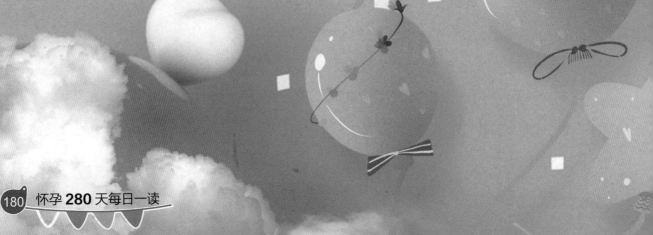

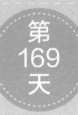
腿抽筋，不一定是缺钙

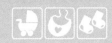

"腿抽筋"在医学上被称为腿痛性痉挛，表现为腿部一组或几组肌肉突然、剧烈、不自主地收缩，并且腿部肌肉变得很硬，疼痛难忍。抽筋虽然仅持续几分钟，但是发作过后肌肉的不适感或触痛可以持续几小时。腿抽筋了，要根据不同的原因采取不同的对策，这样才能很快解除痉挛而止痛。

小腿抽筋怎么办

小腿抽筋时，立即伸展小腿肌肉，伸直腿，从脚后跟开始，然后慢慢向胫骨（小腿内侧的长骨）的方向勾脚趾。虽然开始的时候可能会疼，但是坚持这样做可以减轻痉挛，疼痛也会逐渐消失。

1. 可以试着按摩肌肉，或者用装着热水的瓶子热敷，来放松痉挛的肌肉。

2. 来回走几分钟，对缓解小腿抽筋也有帮助。

3. 如果是经常性的肌肉疼痛、腿部肿胀或触痛，应该去医院检查，这可能是出现了下肢静脉血栓的征兆，需要立即治疗。虽然血栓很罕见，但怀孕期间发生的危险会稍高些。绝不能以小腿是否抽筋作

为需要补钙的指标，因为个体对缺钙的耐受值有所差异，有些孕妇在缺钙时，并没有出现小腿抽筋的症状。

怎样预防小腿抽筋

1. 避免长时间站着或双腿交叉坐着。

2. 白天经常伸展小腿肚肌肉，晚上上床前也做几次。

3. 坐着、吃饭或看电视时，转转脚踝，动动脚趾。

4. 每天散步，除非医生建议你不要做运动。

5. 避免过度疲劳。采取左侧卧位，以改善你腿部的血液循环。

6. 白天经常喝水，保持体内水分充足。

7. 临睡前洗个温水澡，放松肌肉。

泡脚和热敷也有效

睡前把生姜切片加水煮开，待温度降到可以承受时用来泡脚。生姜水泡脚不但能缓解疲劳，而且还能促进血液循环、安神促睡眠。有条件的可以使用木桶，水量没到小腿肚以上，这对预防和缓解抽筋特别有效。

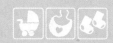
什么是孕期水肿

对绝大多数准妈妈来说，正常妊娠时都会发生轻度水肿，主要表现为下肢水肿，首先从足踝部开始，后来慢慢向上蔓延，但一般只限于小腿，这是一种正常的生理现象，对母婴健康影响不大。发生水肿的原因有以下几点：

下肢血液回流受阻：妊娠后期，逐渐增大的子宫会压迫到下肢静脉，使下肢的血液回流受阻，导致静脉压升高，引起下肢水肿。

内分泌变化：怀孕后，准妈妈的内分泌功能会发生巨大的变化，如雌激素、醛固酮分泌增多，导致体内水、钠潴留增多，进而导致下肢水肿。

血液稀释：随着孕周的增加，准妈妈的血容量也会增加，在孕32~34周时达到峰值，血容量增加40%~45%，但血浆蛋白没有明显增加，导致血液相对较稀，血浆胶体渗透压降低，进而水分渗透如组织间隙而发生水肿。

预防孕期水肿的饮食原则

摄入足量的蛋白质：水肿的孕妇，特别是由营养不良引起水肿的孕妇，每天一定要保证摄入畜、禽、鱼、虾等动物性食物和蛋、奶及豆类食物。这类食物都含有丰富的优质蛋白质。

摄入足量的蔬菜水果：蔬菜和水果中含有人体必需的多种维生素和微量元素，可以提高机体的抵抗力，加快新陈代谢，还具有解毒、利尿等作用。

不吃过咸的食物：水肿时要吃清淡的食物，特别是不要多吃咸菜，以防止水肿加重。

控制水分的摄入：对于水肿较严重的孕妇，应适当控制水分的摄入量。

教你预防和缓解孕期水肿

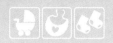

很多准妈妈在中晚期都会出现小腿水肿现象，可采用以下措施进行缓解：

穿准妈妈专用的弹性长筒袜

这种弹性长筒袜是专为准妈妈设计的，穿着后可以给腿部适当加压，让静脉失去异常扩张的空间，从而缓解水肿。穿着弹性长筒袜需要长期坚持，最好每天早上就穿上，晚上睡觉时脱下。准妈妈经常穿着弹性长筒袜，一般较轻的不适，如疼痛、抽筋、水肿、瘀血性皮炎等，都将随着静脉反流的消除与静脉回流的改善而逐渐消除。

静养是消除水肿的最好方法

只有充分休息，心脏、肝脏、肾脏等脏器的负担才会减轻，水肿也会随之减轻或消失。因此，已经出现孕期水肿的准妈妈要尽量多休息，以减轻内脏器官的负担，缓解水肿。

工作中如何缓解水肿

可以在办公室放一张小凳或一个木箱，用以搁脚，促进足部的体液回流，减少水肿的发生。

每工作1~2小时后，可稍作伸展，并按摩小腿部位，沿淋巴回流的方向由下向上按摩，减少水肿。准妈妈最好穿柔软宽大的平跟鞋，不要穿袜口过紧的袜子，以减轻水肿带来的沉重感。

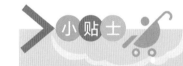

小 贴 士

孕期准妈妈出现水肿很正常，但是准妈妈要科学地认识水肿，做好每一次产检，如果是生理性水肿可以不用太担心，若是病理性水肿要及时就医。

按压丰隆穴祛除体内湿气

丰隆穴位于外膝眼和外踝尖连线的中点，用手指的指端用力按压此穴，可以祛除体内残留的湿气，缓解水肿。

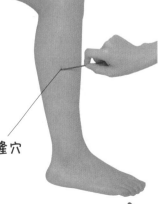

丰隆穴

胎教要继续

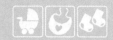

光照胎教

这个时期胎儿初步形成的视觉皮质就能接收眼睛传达的信号，能够区分外部的明暗，并能间接体验妈妈的视觉感受。胎儿的脑神经已经发达起来，具有了思维、感觉和记忆功能。此时，通过外界光照，可以促进胎儿视觉功能的建立和发育。

光照胎教方法：通过产前检查已经知道了胎儿头部的位置，每天选择固定时间，用手电筒弱光通过腹壁照射胎儿头部。时间不要太长，每次5分钟。胎儿看到光线，会转头、眨眼。结束时，可以反复关闭、开启手电筒数次。

准妈妈应注意把自身的感受详细记录下来，如胎动的变化是增加还是减少，是大动还是小动，是肢体动还是躯体动。通过一段时间的训练和记录，准妈妈就可以总结一下胎儿对刺激建立的特定反应了。

基于胎儿识别光线的能力，可以与胎儿一起建立有规律的作息。这对于胎儿大脑的发育至关重要，因为胎儿大部分的睡眠时间都是在进行精密的发育，睡眠不充足会影响发育的质量；而孕期规律的作息对准妈妈的

产后生活而言是十分必要的。如果准妈妈在孕期总是晚睡，那么宝宝出生后也会是较乱的作息时间，带宝宝就会比较辛苦。

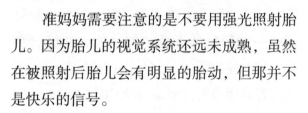

准妈妈需要注意的是不要用强光照射胎儿。因为胎儿的视觉系统还远未成熟，虽然在被照射后胎儿会有明显的胎动，但那并不是快乐的信号。

准妈妈要经常给胎儿读绘本

这个时期胎儿的大脑进入第二个脑发育高峰期，为培养孩子的丰富想象力、创造力，准妈妈可给胎儿读一读幼儿图画书、绘本等。图画书的内容应有利于胎儿健康成长，如颂扬理想、幸福、勇敢、坚强、智慧的童话故事或历史故事。

在给胎儿读书时，准妈妈一定要将感情倾注到故事的情节中去，通过生动的语气和表情给胎儿讲故事，将书中积极健康的精神传递给孩子。

语言胎教：给胎宝宝讲故事《爱美的小公鸡》

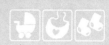

小公鸡，真神气，戴着小红帽，穿着花花衣。"喔喔喔，看我多美丽！"

有一天大清早，小公鸡跑啊跑，跑到树林里，碰见啄木鸟。"啄木鸟阿姨，啄木鸟阿姨，瞧瞧我的小红帽，瞧瞧我的花花衣，喔喔喔，谁也不能比！""嘿嘿嘿，小公鸡，别夸口，树林里面走一走，看看谁个美谁个丑！"

小公鸡不服气，扑扑翅膀往前走，碰见蜜蜂在采蜜。"小蜜蜂，小蜜蜂，咱们比一比，到底谁美丽！"小蜜蜂微微笑："我啊，忙着采蜜，你去跟别人比吧！"

小公鸡脸一红，扑扑翅膀往前走，碰见青蛙在捉虫。"小青蛙，小青蛙，到底谁美丽，咱们比一比！"小青蛙叫呱呱："我啊，忙着捉害虫，你还是跟别人去比吧！"

小公鸡挺生气，扑扑翅膀往前走，碰见兔子在挖地。"小兔子，小兔子，咱们比一比，到底谁美丽！"小兔子摆摆手："我呀，忙着种萝卜，你没事，你快走！"

小公鸡发了火，扑扑翅膀往前走，碰见松鼠摘松果。"小松鼠，小松鼠，到底谁美丽，咱们比一比！"小松鼠笑哈哈："我呀，忙着摘松果，你东游西荡在干啥？"

小公鸡泄了气，拖着尾巴往前走，碰见白马背东西。"白马哥，白马哥，瞧我长得多美丽，可是谁也瞧不起！"白马笑眯眯，告诉小公鸡："小红帽，花花衣，没有什么了不起，谁爱劳动，这才真的是美丽！"

小公鸡从此早早起，早起喔喔啼，告诉大家天亮了，大家都欢喜。小公鸡从此再不说"瞧我多美丽"，可是大家都夸它是个美丽的小公鸡！

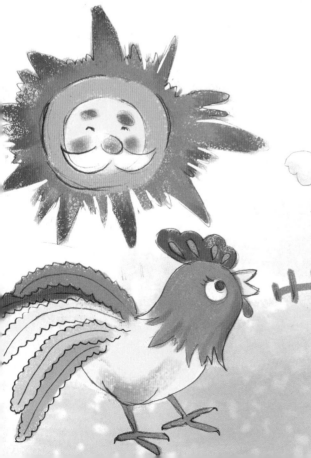

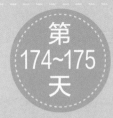
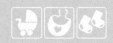
准妈妈不宜盲目大量补充维生素

很多准妈妈为了补充营养，长期大量地口服维生素类药物，殊不知这样做只会对胎儿造成损害。医学专家指出，过量服用维生素A、鱼肝油等会影响胎儿大脑和心脏的发育，诱发先天性心脏病和脑积水，脑积水过多又易导致精神反应迟钝。准妈妈每日维生素A供给量为990微克视黄醇当量，即330国际单位。如果摄入维生素D过多，易导致特发性婴儿高钙血症，表现为囟门过早关闭、腭骨变宽而突出、鼻梁前倾、主动脉窄缩等畸形，严重的还伴有智商减退。平时经常晒太阳的准妈妈可不必补充维生素D和鱼肝油。

准妈妈要保证吃早餐

有的准妈妈存在不吃早餐的不良习惯，这对身体非常不利。人们通常上午工作劳动量较大，所以在工作前应摄入充足营养，才能保证身体需要。准妈妈除日常工作外，更多一项任务，就是要供给胎儿营养。如果准妈妈不吃早餐，不仅饿了自己，也饿了胎儿，不利于自身的健康和胎儿的发育。

为了更好地吃早餐，准妈妈可以稍早一点起床，早饭前活动一段时间，比如散步、做操和参加家务劳动等，激活器官活动功能，促进食欲，加速前一天晚上剩余热量的消耗，以产生饥饿感，促使多吃早饭。

早晨起床后，可以饮一杯温开水或蜂蜜水，通过温开水的刺激和冲洗作用，激活器官功能，使肠胃功能活跃起来。体内血液被水稀释后，可增加血液的流动性，进而活跃各器官功能。

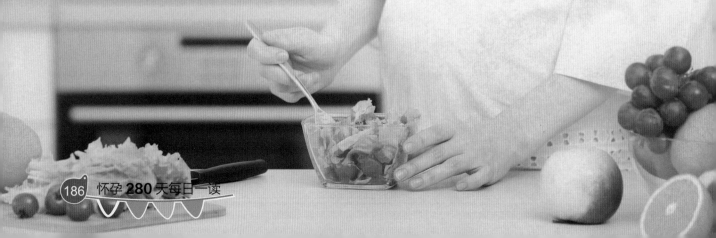

孕期食欲过盛的隐患

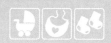

很多准妈妈为了给胎宝宝更多地补充营养，往往胃口大开，过犹不及会造成不良后果，需要引起注意。

1. 食欲过盛很可能会导致准妈妈的孕期体重超重，会给胎宝宝和准妈妈带来很多健康隐患。

2. 毫无顾忌想吃什么就吃什么，尤其是甜食摄入过多，会造成血糖升高，有引发妊娠期糖尿病的危险。

3. 准妈妈若吃得太多而使肚子太大，还可能会压迫下肢血管，影响血液循环，使下肢水肿较重，易形成静脉曲张。

4. 吃得过多，不但体重增长过快，会使妊娠纹过早出现，而且产后不易消失。

5. 准妈妈吃得过多，一旦体重超重，就会影响产后身材恢复。相关研究表明，若准妈妈整个孕期体重增长超过16千克，产后继续肥胖的可能性增加。

6. 准妈妈食欲过盛，会把胃撑大，整个孕期都可能小不下来，导致体重过快增长，很可能造成胎宝宝体重过重，给分娩带来困难，易引起新生儿产伤。而且，孩子出生后，患糖尿病的风险也会增加。

控制孕期食欲过盛的方法

准妈妈孕期食欲过盛与体内激素的改变密切相关。但科学的饮食可以在保证营养的情况下让准妈妈体重正常增长。当然，这也需要一些饮食调理的方法来控制准妈妈的"馋嘴巴"。

饮食多样化： 每顿正餐都要精心准备，保证蛋白质、碳水化合物、脂肪和微量元素的均衡摄入。各种食物吃的量不要多，吃的种类要多些，既可以保证营养全面，同时又可避免因对某一种食物的偏爱而造成食用过量。

生活多彩化： 孕期不要把注意力都放在饮食上，要坚持适当运动，要多关注胎教，还要学习新生儿的喂养知识等。

进食减速化： 进食时要细嚼慢咽。据统计，进食慢的人，比进食快的人总的进食量要小，而且不易发胖，同时更容易吃饱。

加餐灵活化： 加餐时间不必拘泥，按需补充，加餐的种类要灵活多变，可以是水果、坚果，也可以是芝麻糊、燕麦粥、饼干、黄瓜、番茄、酸奶、瓜子等。

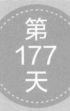

准妈妈自我防护有妙招

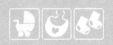

公共场所如何防撞

避开人群： 等车的时候，准妈妈可以站在人少的地方；乘坐地铁或公交车时，应该后上车，如果车上人太多最好再等一趟车；上车后，尽量移步人少的地方。

穿着轻便： 准妈妈最好穿着轻便，鞋子应选防滑、减震的运动鞋，以保护双脚；不要穿长裙，以免绊倒自己。另外，建议穿防

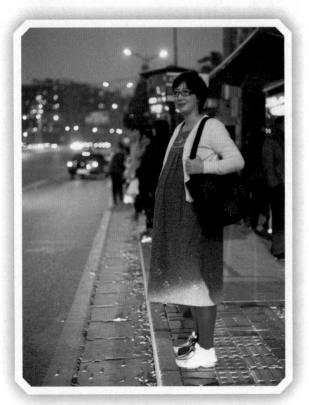

辐射服，使别人能注意到孕妇。

掌握正确站立姿势： 在车上站着的时候，双脚分开与肩同宽，将重心放在下半身，一只手扶着立柱，另一只手挡住后背。注意不要伸手拉吊环。

被撞倒时的紧急应对措施

护住肚子： 准妈妈不慎被撞时，应立即用手中的包或衣物放在肚子上或用手护住肚子，侧身着地以缓冲被撞的冲击力，保护腹中的胎儿。

别用手撑地或双膝跪地： 当准妈妈因重心不稳要摔倒时，不宜用手撑地或双膝跪地，否则会损害关节，甚至造成骨折。

缩成球形： 一般状况下，摔倒时着地的面积越大，其所受的伤害会越小。因此，准妈妈如果不慎被撞倒，应尽量将身体蜷缩起来，以缩成球形为最佳。

第178天 语言胎教：为胎宝宝读诗 《孩子的世界》

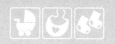

泰戈尔是一个对自然美和生活美都极敏感的人，他以一个诗人细腻敏锐的感受、对生命的感悟以及对万物的爱，写出了大量优美的诗歌。

孩子的世界

我愿我能在我孩子自己的世界的中心，
占一角清净地。
我知道繁星会对他私语，
天空也在他面前垂下，
用那傻傻的云朵和彩虹来逗弄他。
那些让人以为不会说话和看起来永远不能动弹的人，
带着他们的故事和满是明亮玩具的托盘，
悄悄爬到他的窗前。
我愿我能在横过孩子心中的道路上旅行，
摆脱了一切的束缚；
在那儿，使者奉了无所谓的使命奔走于没有历史的王国君主间；
在那儿，理智以她的法律造为纸鸢而飞放，
真理也使事实从桎梏中自由了。

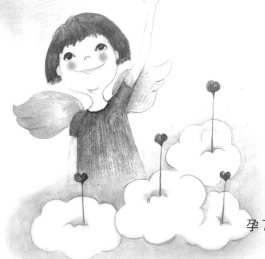

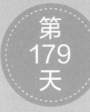
妊娠期抑郁症的判断

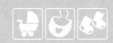

对大多数女性来说，怀孕期间是一生中感觉最幸福的时期之一，然而事实上也有将近10%的女性，在孕期会感觉到不同程度的抑郁。也许正是因为人们都理所当然地认为，怀孕对女人来说是一种幸福，所以连很多产科医生都可能忽视了对妊娠期抑郁症的诊断和治疗，而简单地把孕妇的沮丧抑郁，归结为一时的情绪失调。

妊娠期抑郁症的症状

如果在一段时间（至少两周）内有以下4种或4种以上的症状，则表明你可能已患有妊娠期抑郁症。如果其中的一种或两种情况近期特别困扰你，则应该引起你的高度重视。

> 1. 不能集中注意力。
> 2. 焦虑。
> 3. 极端易怒。
> 4. 睡眠不好。
> 5. 非常容易疲劳或有持续的疲劳感。
> 6. 不停地想吃东西或者毫无食欲。
> 7. 对什么都不感兴趣，总是提不起精神。
> 8. 持续的情绪低落，想哭。
> 9. 情绪起伏很大，喜怒无常。

导致妊娠期抑郁症的原因

怀孕期间体内激素水平的显著变化，可以影响大脑中调节情绪的神经传递素的变化。你很可能在怀孕6～10周时初次经历这些变化，然后当你的身体开始为分娩做准备时，会再次体验到这些变化。

激素的变化将使你比以往更容易感觉焦虑，因此，当你开始感觉比以往更易焦虑和抑郁时，应注意提醒自己，这些都是怀孕期间的正常反应，以免为此陷入痛苦和失望的情绪中不能自拔。

容易导致妊娠期抑郁症的诱因有：家族或个人的抑郁史。如果你的家族或你本人曾有过抑郁史，那么当你怀孕时，就更容易患上妊娠期抑郁症。

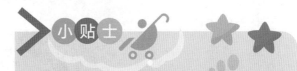

小贴士

人际关系出现问题，也是女性在孕期和产后患抑郁症的主要原因之一。比如你与你的配偶关系紧张，并且已无法自行解决问题，那么最好立即找心理医生进行咨询。

第180天 远离妊娠期抑郁症

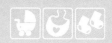

妊娠期抑郁症如果不及时予以治疗，不仅会增加流产、死产、早产、胎儿宫内发育不良和新生儿体重过轻的可能性，而且高血压和心脏病的平均发病率也会高于常人。更严重的是，孕妇抑郁症并不能随着婴儿的出生而结束。如果妊娠期抑郁症在孕期不予治疗，症状将会延续到产后，情况会变得更加严重。产后抑郁症还会严重损害准妈妈照看新生婴儿和哺乳的能力，甚至有的患者还可能会伤害婴儿。

尽量使自己放松

放弃那种想要在宝宝出生以前把一切都照顾周全的想法。准妈妈也许觉得应抓紧时间找好产后护理人员，给房间来个大扫除，或在休产假以前把手头的工作都结束了，其实准妈妈忘了最重要的一条，那就是善待自己。可以试着看看小说，看看以前没有时间看的电影、电视剧，从容地吃个可口的早餐，去公园散步，或约上闺密小聚，尽量多做一些让自己愉快的事情。

和准爸爸多交流

保证每天有足够的时间和准爸爸在一起，并保持亲密的交流，如果身体允许，可以考虑一起外出度假，尽你所能使你们的关系更加牢不可破，当孩子降生时，他会成为你坚强的后盾，可以放心依赖。

正确发泄情绪

向准爸爸和家人、朋友说出你对于未来的恐惧和担忧。在妊娠期，你需要准爸爸和家人的精神支持，只有当他们理解你的感受时，他们才能给予你想要的安慰。遇到什么烦心事，不能憋在心里或者发脾气让别人来猜测你的心思，而应该把你的想法说出来，只有这样才能得到家人和朋友的理解与支持。

和压力作斗争

不要让你的生活充满挫败感。时时注意调整你的情绪。感到压力时做一做深呼吸，保证充足的睡眠，多做运动，注意营养。如果你仍然时时感觉焦虑不安，可以考虑参加孕期瑜伽练习班，这种古老而温和的运动，可以帮助准妈妈保持心神安定。

拍孕妇照，留下孕期美好回忆

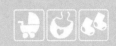

留心细节，充分准备

拍照要提前预约，并且跟摄影师协商好，在自己拍摄的阶段没有其他的顾客，不然要等很久，体力上支撑不住。注意拍摄时间不宜太长，也不宜设计"高难度动作"，最主要的就是要突出准妈妈幸福的感觉。最好照几张温馨的全家福。

最好选择专门给孕妇拍摄的影楼，这种影楼专业性较强，工作人员都有与孕妇沟通、合作的工作经验，而且还会提供很多适合你身材、气质的孕妇服装供你选择。

拍摄环境可以选择在自己家里或附近行人较少、拍摄环境条件很好的公园，避免出远门。外出拍摄时最好带上自己常用的安全化妆用品，避免使用影楼的化妆用品。

有些影楼还会在准妈妈肚子上画一些可爱的图案，一定要注意使用的颜料是否含铅，拍完后要立即洗掉。

拍摄时的注意事项

与化妆师沟通，尽量少用化妆品，更不要化浓妆，最好拍出自己的"本色"，以免将来宝宝不认识照片中的你。既然是拍大肚照，一定要有一组露出肚子的照片，不要害羞、遮遮掩掩的，大方地把骄傲的大肚子露出来，还可以涂些橄榄油，这样照出来的效果会非常好。露肚子的时间不要太长，要注意腹部的保暖。在拍照的过程中要注意休息，喝点儿水，休息的时候最好把腿部垫高，缓解下肢的压力。

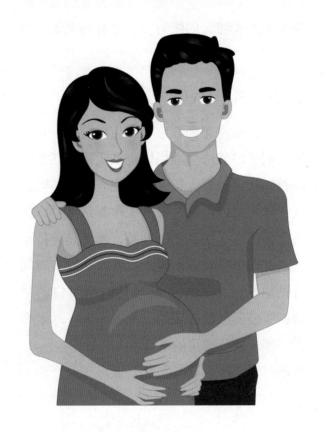

多吃富含钙的食物，坚固胎宝宝的骨骼和牙齿

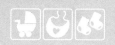

　　根据《中国居民膳食营养素参考摄入量（2016版）》中孕早期推荐钙的摄入量是1000毫克，孕中晚期是1200毫克，然而调查显示，准妈妈实际膳食钙摄入量为每日500~800毫克。按此标准，目前我国许多准妈妈的钙摄入量不足，因此，对准妈妈来说，平时除了补充钙剂外，还要特别注意食物补充钙质，这样才能有利于胎宝宝骨骼和牙齿的发育。

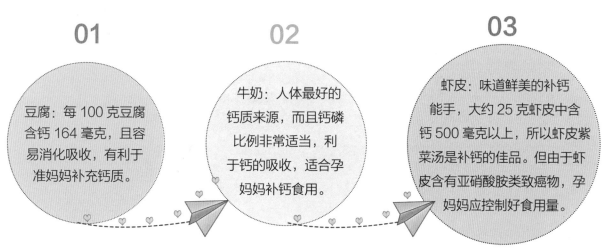

01
豆腐：每100克豆腐含钙164毫克，且容易消化吸收，有利于准妈妈补充钙质。

02
牛奶：人体最好的钙质来源，而且钙磷比例非常适当，利于钙的吸收，适合孕妈妈补钙食用。

03
虾皮：味道鲜美的补钙能手，大约25克虾皮中含钙500毫克以上，所以虾皮紫菜汤是补钙的佳品。但由于虾皮含有亚硝酸胺类致癌物，孕妈妈应控制好食用量。

怎样让钙质的吸收利用达到最大

　　准妈妈通过食物补充钙质，就希望钙质都被身体吸收，保证自身和胎宝宝对钙质的需要，但往往效果不佳，下面提出几点提高钙质吸收利用的注意事项：

　　1. 少量多次补钙。人体吸收钙能力有限，如一次性摄入过多，钙来不及吸收就会被排出体外，不但浪费，还会造成身体的负担。如牛奶分2~3次喝，补钙效果就可以大大提高。

　　2. 选择合适的补钙时间。血钙浓度在后半夜和早晨最低，睡前半小时补些钙，能提高吸收率，最好喝牛奶来补充。

　　3. 多晒太阳补充维生素D。天气好的时候，准妈妈可以多晒晒太阳补充维生素D，这样可以促进钙质吸收。注意不要隔着玻璃晒太阳，那样无助于钙质的吸收。

什么是妊娠期高血压疾病

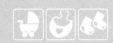

妊娠期高血压疾病多出现在孕20周以后，大约9%的准妈妈会患上妊高征，其症状为高血压、蛋白尿、水肿等。病情严重的话还会出现头痛、视物模糊、上腹痛等症状，如果得不到适当食疗，有可能会出现抽搐、昏迷、脑出血、胎盘早剥等。

哪些人容易得妊娠期高血压疾病

1. 初产妇。
2. 准妈妈年龄小于18岁或大于40岁。
3. 多胎妊娠。
4. 妊娠期高血压病史及家族史。
5. 慢性高血压。
6. 慢性肾炎、糖尿病等疾病。
7. 营养不良及低社会经济状况。

避免过劳： 避免过度劳累，保障休息时间，每天的睡眠时间应达到 8 小时左右；不要有精神压力，保持平和的心态很重要。

保证营养： 适量摄取优质蛋白质、钙和植物性脂肪，一天应摄取 80~90 克的蛋白质，蛋白质摄入不足时会加重病情。同时注意摄取有利于蛋白质吸收的维生素和矿物质。

如何预防妊娠期高血压疾病

减少胆固醇： 动物性脂肪会增加血液中胆固醇的数量，从而导致血压升高，应限制摄取。但是鱼类的脂肪中含有降低血压、减少血液中胆固醇数量的成分，可适量摄取。

减少盐分： 盐分摄入过多会导致血压升高，影响心脏功能，引发蛋白尿和水肿，因此要严格限制食盐的摄取，每天不超过 5 克。

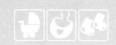
妊娠期高血压疾病的发生与饮食方式有很大的关系。调查表明，在妊娠期高血压疾病发生前，都会存在水分和盐摄入过量的情况，从而使水肿加重。

调整脂肪摄入量

患有妊娠期高血压疾病的准妈妈应减少脂肪的摄入量，并且少吃动物性脂肪，尽量以植物性油脂代替。植物性油脂不仅可提供胎儿生长发育所必需的脂肪酸，还具有辅助清除体内多余脂肪的作用等。

补充足量优质蛋白质

患有妊娠期高血压疾病的准妈妈必须补充足够的优质蛋白质。在患病期间大量蛋白质由尿中排出，血清蛋白质低下，如不能及时补充会加速体内蛋白质水平的降低，影响胎儿的正常发育。禽肉、鱼类是优质蛋白质的良好来源，增加这类食物的摄入不仅能补充优质蛋白质，其中含有的多种不饱和脂肪酸和必需脂肪酸对脂质代谢也很有益处。

多吃谷类和新鲜蔬菜

谷类及新鲜蔬菜不仅可增加膳食纤维的

摄入量，还可补充多种维生素和无机盐，有利于预防妊娠期高血压疾病。

不要吃腌制食品

如咸肉、咸菜、咸鱼等。调味品应尽量少用，尤其是辣椒面、芥末等刺激性较强的调料。

保证铁质摄入量充足

准妈妈怀孕中期如果患有贫血，会引起孕晚期妊娠贫血，导致胎盘缺血缺氧而发生妊娠期高血压疾病。故适量补铁可降低妊娠期高血压疾病的发病率。

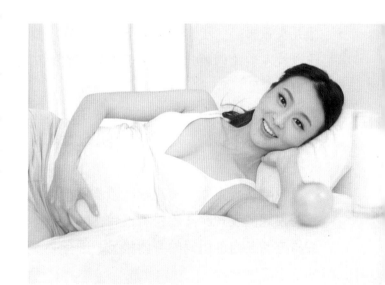

及早发现胎位不正

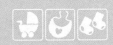

胎位不正多出现在孕18～22周，一般在孕28周时的产前检查，除了常规检查外，还会增加胎儿位置的检查。检查包括以下内容：

胎产式：胎儿身体长轴与母亲身体长轴的关系，两轴平行者称为直产式，两轴垂直者称为横产式。

胎先露：最先进入骨盆入口的胎儿部分称为胎先露，直产式有头先露及臀先露，横产式有肩先露。

胎方位：胎儿先露部位的指示点与母体骨盆的关系称为胎方位，简称胎位。

胎产式以直产式多见，横产式少见。胎先露以头先露多见，臀先露少见。这是因为胎儿头重脚轻，子宫腔上宽下窄的缘故。胎位以枕左前（即胎儿枕骨位于母体骨盆的左前方）多见。

在各种胎位中，枕前位是正常胎位，其他都属于异常胎位。胎位异常是造成难产的重要原因之一。

只要按规定做产前检查，胎位不正可以及时发现。发现胎儿胎位不正后，医生会详细检查胎儿与准妈妈的身体状况，进行必要的治疗。

如何发现胎位不正

胎位不正的情形，仅能通过产检发现。如果胎宝宝很大，准妈妈在腹部上部摸得到硬硬的部分，就有可能是胎儿的头在上面，如果怀疑有此情形，可通过超声波观察。

胎位不正的原因

胎位不正的原因，与胎儿妊娠周数、骨盆腔大小和形状、子宫内胎盘大小与着床的位置、多胎次经产妇松弛的腹肌、多胞胎妊娠、羊水不正常、脐带太短、子宫内肿瘤（如子宫肌瘤等）或子宫先天性发育异常（如双角子宫或子宫内纵隔）等因素有关。但在大多数情况下，胎位不正的原因并不十分明确。

纠正胎位的最佳时机

胎位不正最合适的纠正时间为孕35～37周。孕28周以前，由于羊水相对较多，胎儿又比较小，在子宫内活动范围较大，所以位置不容易固定。孕35周以后，羊水相对减少，此时胎儿的姿势和位置相对固定，一般来说难以纠正。

第187天 胎位不正的纠正方法

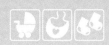

发现胎位不正后不必惊慌，一般采取以下措施解决：

| 艾灸至
阴穴 | 这是中医一种纠正胎位的方法。准妈妈平卧或采取正坐的姿势，松解裤带。同时由医生灸双侧至阴穴（足小趾端外侧），每日1～2次，每次15分钟，5次为一疗程，一周后复查。这一方法操作简便、无痛苦、经济实用。 |

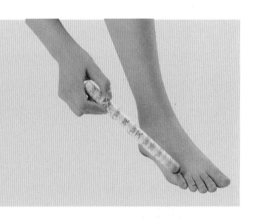

| 外倒
转术 | 用以上方法纠正胎位无效者，一般可在妊娠30周以后，到医院由医生通过手推等动作倒转胎儿，此法需要专业技术，准妈妈不可在家自行操作。如果胎儿的臀、足已经伸入小骨盆，倒转困难，或者在倒转时胎儿有变化，就不能勉强了。 |

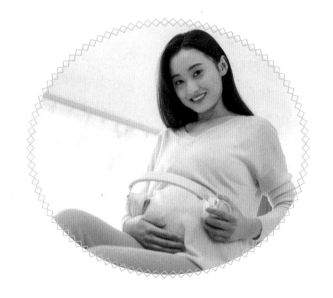

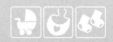

准妈妈今天来欣赏优美动听的《田园》吧，这是贝多芬创作的经典交响乐之一。

在心情平静的时候带着胎宝宝来听这首曲子吧，可以在头脑中幻想一幅你心中的田园美景，如画的风光，并将这种美的感受传递给胎宝宝。

听这首乐曲，会让你感受到人与自然和谐统一的佳境。自然的千姿百态与音乐的宏伟互为映衬，你能根据乐曲想象出一幅美丽的图画，令人身心舒畅，不禁感叹：好一幅自然的美景！当你与胎宝宝一起漫步于小区花园或是林荫小路时，听一听这曲《田园》吧。充盈在耳朵里的大自然的声音和眼前大自然的美景会让你从心灵深处呼吸到那纯净清新的空气。或者，在天气晴好的日子，与准爸爸一起到郊外，看一看真正的田园风光，尽情感受乐曲带给你的美好体验。

贝多芬和他的音乐

《田园》是贝多芬的F大调第六号交响曲，其灵感来自大自然，是贝多芬最受欢迎的交响乐之一。贝多芬完成这首乐曲后，亲自将它命名为《田园》，是他为数不多的各乐章均有标题的作品之一，也是他9首交响乐作品中最具有故事性、情节性的一部。这部作品于1808年在维也纳首演，由贝多芬亲自指挥，在首演节目单上，他写道："乡村生活的回忆，写情多于写景。"

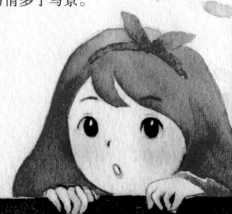

第190天 孕晚期，更要注意心理保健

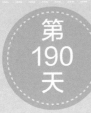

进入孕晚期后，准妈妈的子宫已经极度胀大，各器官、系统的负担也接近顶峰。因而，准妈妈的心理压力也比较大，为了更好地迎接分娩，准妈妈需要做好以下准备：

了解分娩知识

克服分娩恐惧，最好的办法是让准妈妈自己了解分娩的全过程及可能出现的状况。许多地方的医院或有关机构开办了"孕妇学校"，在怀孕的早期、中期、晚期对准妈妈进行孕期保健知识的普及，讲解孕产期的医学保健知识及分娩时准妈妈的配合方法。这对有效地减轻准妈妈心理压力、解除思想负担、做好孕期保健、及时发现并诊治孕期各类异常情况等均大有帮助。

做好分娩准备

分娩的准备包括孕晚期的健康检查、心理上的准备和物质上的准备。一切准备的最终目的都是希望母子平安，所以，准备的过程也是对准妈妈的安慰。如果准妈妈了解到家人及医生为自己付出了多少辛劳，并且对意外情况做了多少周密的准备工作，准妈妈的安全感便油然而生。

孕晚期，特别是临近预产期时，准爸爸应多留在家中，让准妈妈在心理上得到安慰。

不宜提早入院

有些准妈妈以为临近分娩时提前进入医院待产室是最保险的办法。可事实上提早入院等待太长时间也不一定是好事。

首先，医疗设备的配置是有限的，如果每个准妈妈都提前入院，医院不可能为所有人提供所需的医疗资源。其次，准妈妈入院后较长时间不临产，会有一种紧迫感，尤其是看到一些后入院者已经分娩，心理上更会焦虑、恐慌。此外，产科病房内的每一件事都可能影响准妈妈的情绪，而这种影响有时候会影响准妈妈的心理状态。

出现不正常的乳汁怎么办

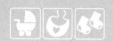

准妈妈在孕期出现不正常的乳汁，可能有以下几种情况，需要仔细分辨，正确判断，及时就医。

急性乳腺炎： 由于乳腺管内本身有乳汁淤积，乳汁本身是细菌繁殖的温床，加上此时若有细菌感染即会造成乳腺炎。虽然大部分的乳腺炎发生在产后哺乳期，但也有少部分会发生在怀孕期。它通常只发生在单侧的乳房。乳房会有局部肿胀、疼痛、皮肤发红发热，可能会有化脓的液体流出，会有臭味，准妈妈有时会同时出现全身性类似流感的症状，如发热、畏寒、全身无力等。

乳腺肿瘤： 主要是因为怀孕造成雌激素急速上升，会促使乳房持续变大，也会刺激已存在的雌激素依赖性肿瘤（乳腺纤维瘤或乳腺癌）的快速生长。乳腺肿瘤发生的机会并不会因为怀孕而减少，反而容易被忽略，最后也可能因为癌细胞的快速生长而有不正常的液体流出。

炎性乳腺癌： 也可能会出现局部的红肿热痛，出现类似乳腺炎的症状，此时可能就需要借助其他的仪器及检查进行鉴别诊断，找出真正的原因。

乳头平坦，将来如何哺乳

如果准妈妈的乳头较为平坦或是向内凹陷，这对将来的哺乳会造成不便。如果为此感到担心，必须早些与医生进行沟通，听从医生的指导来解决这个问题。准妈妈也不必过于担心自己的乳头平坦，因为产后利用吸乳器及宝宝天生吸吮母乳的吸力，自然会将乳头吸出来。另外，你还可以在孕期进行乳房保养，可以改善平坦或凹陷的乳头状况。

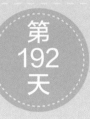

第192天　碳水化合物，孕期不可或缺的营养

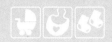

碳水化合物是生命细胞结构的主要成分及主要供能物质，是人体能量的主要来源。它能为身体提供热能，维持机体正常生理活动、生长发育和体力活动，尤其是能维持心脏和神经系统的正常活动。

女性怀孕后，代谢增加，各器官功能增强，为了加速血液循环，心肌收缩力增加，这时就需要补充可作为心肌收缩时应急能源的碳水化合物。此外，脑组织和红细胞也要靠碳水化合物分解产生的葡萄糖供应能量。因此，碳水化合物所供能量对维持妊娠期以及神经系统的正常功能、增强耐力及节省蛋白质消耗是非常重要的。因此，准妈妈必须重视碳水化合物的摄入。

缺乏碳水化合物的危害

准妈妈缺乏碳水化合物会出现全身无力、血糖含量降低、头晕、心悸、脑功能障碍等症状，严重者会导致低血糖昏迷。准妈妈体内血糖含量降低还会影响胎宝宝的正常代谢，妨碍其生长发育。

每日摄入量

孕期的碳水化合物需求量应占总热量的50%~60%。以体重60千克的准妈妈为例，每日需碳水化合物约300克。处于孕早期的准妈妈妊娠反应较严重时，每日至少也应摄入150克碳水化合物。到孕中晚期，如果体重每周增加350克，说明碳水化合物摄入量合理。如果体重增长过快，说明应减少摄入量，并以蛋白质代替。

碳水化合物最佳食物来源

碳水化合物主要来源于玉米、大麦、水稻、小麦、燕麦等谷类食物，还有西瓜、香蕉、葡萄、甘蔗等新鲜水果以及红薯、芋头、土豆、山药等薯类。新鲜蔬菜也含有一定量碳水化合物。

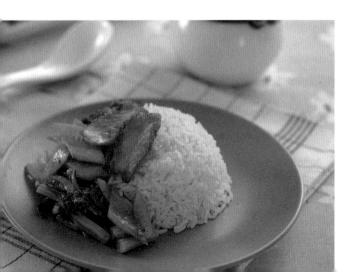

孕晚期应做的检查

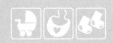

孕7～10月为妊娠晚期，在这期间孕35周前要每两周做一次产前检查，孕36周后每周做一次产前检查。

一般检查

通过一般检查，了解准妈妈的妊娠时间，有无不适症状，有无慢性疾病史、遗传史、早产、流产、宫外孕、胎盘早剥、前置胎盘、贫血、下肢水肿等。通过心电图检查准妈妈的心脏功能。

超声波检查

超声波检查可以帮助了解胎位，了解胎

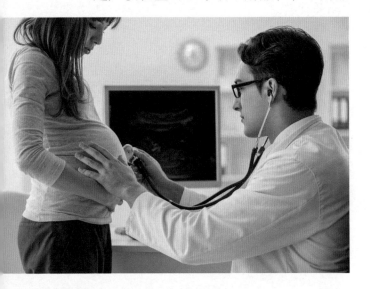

儿发育是否正常。另外，前置胎盘也需用超声波诊断。

妇科检查

腹部检查包括测量腹围和宫高、检查胎位和胎心、了解胎头是否入骨盆、估计胎儿大小等。通过骨盆测量，了解骨盆的大小，以便准确估计能否自然分娩，是否需要剖宫产，以便医生和准妈妈都能心中有数。

借助阴道检查了解产道有无异常。通过检查，了解骨盆有无异常，包括坐骨棘、尾骨等。

实验室检查

实验室检查包括血常规、尿常规、大便常规、肝肾功能、查尿中E3值或EC比值、血HPL测定、乙肝五项、抗HCV检测、有关凝血功能检查等。

对有遗传病家族史或有过分娩死胎、畸胎史者，应行绒毛先导培养或抽羊水做染色体核型分析，以降低先天缺陷及遗传病儿的出生率。

开始准备宝宝出生后的用品

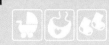

准妈妈开始准备宝宝用品的时间可以根据自己的情况而定，尽量在身体行动还方便的情况下做准备。

喂养用品： 奶瓶、奶嘴、奶嘴刷、奶瓶夹、奶瓶清洗液、奶瓶消毒锅、奶粉盒、软勺、小碗等。

洗护用品： 婴儿洗发液、婴儿沐浴露、润肤产品、婴儿爽身粉（选择不含滑石粉成分的，因为若为女婴滑石粉容易进入阴道）、婴儿护臀霜、婴儿护肤湿巾、水温计、浴网、浴盆、大浴巾等。

日常用品： 婴儿指甲刀、棉签、棉球、体温计、婴儿梳刷组、退热贴、鼻喉通爽贴、吸鼻器、小镊子、婴儿喂药器、防滑袜、婴儿便盆、防溢奶哺乳垫、练牙器具、安全门卡、安全台角、乳牙发育安抚奶嘴等。

家居及外出必备用具： 婴儿床、蚊帐、床上用品、床铃、手推车、学步带等。

洗涤用品： 婴儿洗衣液、婴儿衣物柔顺剂等。

服装： 内衣、围兜、帽子、手套、脚套、袜子、学步鞋等。

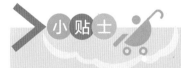

小贴士

选购时的注意事项

　　衣服的质感要柔软、吸汗，面料以纯棉为宜，不含荧光剂，颜色以浅色为主，穿脱要方便，尽量宽松。用具方面，必须符合国家安全标准，如使用的奶瓶、奶嘴必须绝对无毒，包括其使用的材料、印刷的油墨等。并应选择设计上符合人体工学原理及有品质保证的安全产品。

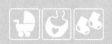
当准爸爸带着准妈妈一起郊游时，在欣赏大自然、呼吸着新鲜空气的同时，找一块平坦的草地和准妈妈一起做一做夫妻操吧，这样既能增进夫妻间的感情，还有利于母子的身心健康，消除妊娠期的不适症状，是一种不错的运动胎教方式。

脊柱伸展操

1. 准妈妈和准爸爸背靠背坐在垫子上，可以屈膝，也可以盘腿，以准妈妈的体位舒适为原则。

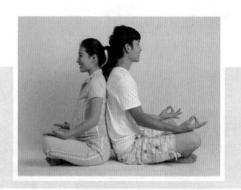

2. 准爸爸双臂紧紧地勾住准妈妈的手臂。

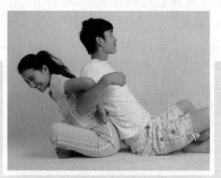

3. 双方分别轮流地进行前弯和后仰的动作，并进行有规律的呼吸。

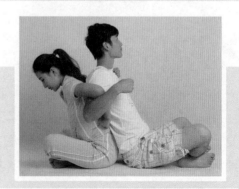

肩部伸展操

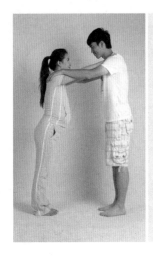

1. 准妈妈和准爸爸取面对面的站位，准妈妈的双手自然地搭在准爸爸的同侧双肩上，为了保证准妈妈的舒适度，准爸爸也可将手搭在准妈妈的手臂上。

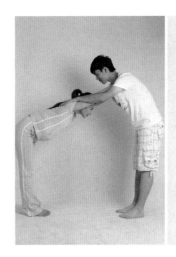

2. 双方同时向下运动，至双方身体下降到相当水平。

前后推手运动

1. 准爸爸和准妈妈面对面端坐，双方均伸直右腿，左腿弯曲，面对面而坐，双手掌心相对。

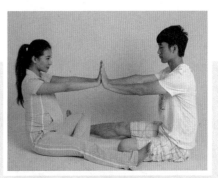

2. 准爸爸用左手轻轻地将准妈妈的右手向后推，一直推至准妈妈胸前。

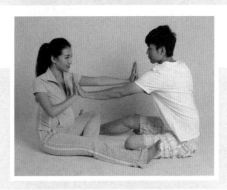

3. 准妈妈用右手轻轻地将准爸爸的左手推回至准爸爸的胸前，同时，准爸爸用右手轻轻地推动准妈妈的左手。反复操作数次。

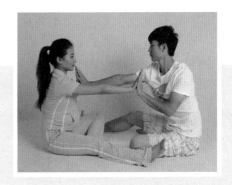

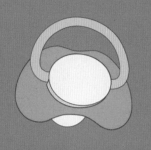
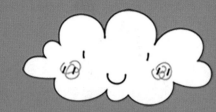

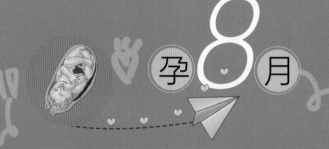

孕**8**月

皮下脂肪越来越多

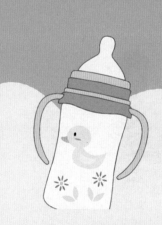

《逐月养胎法》说："妊娠八月，始受土精，以成肤革。和心静息，无使气极，是调密腠理，而光泽颜色。八月之时，儿九窍皆成，无食燥热，无辄失食，无忍大起。"

孕8个月时，胎儿皮肤已经长得非常光滑，身体的皮下脂肪储存得越来越多，从之前皱皱的样子开始变得圆润；胎儿的两眼、两耳、两鼻孔、口、肛门、尿道都已经发育成熟。这一时期的准妈妈的肚子越来越大，身体的不适感逐步增多，所以更应注意休息，保持平心静气，不要过分劳累，情绪也不要大起大落。

胎儿与准妈妈

孕8月，胎儿微红的皮肤变得苍白，皱纹变得光滑，面部汗毛已开始脱落，胎体开始丰满，脂肪积累在皮肤下，为离开母亲的子宫做准备。

生长迅速的胎儿，身体比例与足月儿相仿。同时呼吸与吞咽动作已建立，最重要的是，胎儿在这个阶段头部也会逐步下降，进入骨盆。

他的脑功能越发完善，越来越好的记忆能力使他可以分得清爸爸妈妈的声音，而且他已经会做梦了，同时，他也是个小小的表情帝，会做好多表情。

到了孕8月，准妈妈的腹部更加凸出，体内脏器向上推挤，胸部受到压迫，有时会感到呼吸困难，胃部也会受到挤压，会出现胃口不适。骨盆、关节、韧带均出现松弛，耻骨联合可呈轻度分离，会引起这些部位的疼痛。

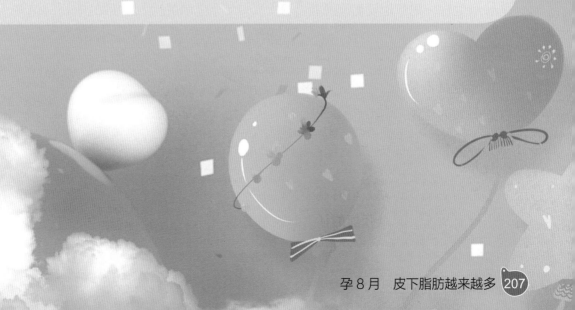

孕晚期遭遇腹部胀痛

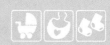

孕晚期由于肠蠕动功能减弱，准妈妈容易出现腹胀、腹痛的症状。怀孕8个月后，每小时出现4~5次腹胀是正常的生理现象，是妊娠晚期无须担心的腹胀，当然如果这种阵痛强度不断加剧，阵痛频率逐渐增加，就需立即就医了。

腹部胀痛对胎宝宝有影响吗

腹胀时，子宫处于收缩状态，这时提供给胎宝宝的氧气会略微减少。因此，有准妈妈担心这种感觉会使胎宝宝难受。但实际上与准妈妈的担心正相反，正常的生理性腹胀反而会刺激、促进胎宝宝的发育。对于腹中的胎宝宝来说，子宫的收缩就像是妈妈在轻拍着逗他玩一样，他反而会觉得有趣。

腹部胀痛时的对策

无论是不是正常的生理性腹胀，准妈妈首先要做的就是休息一下，能躺下休息是最好了，但如果条件不允许，也可以坐下休息一会儿。

准妈妈适度运动，也有利于减轻胀气。如果没有出血，只是胀痛的话，只要静卧观察就可以。当疼痛加剧或是伴有出血时要去医院。

此外，腹部的胀痛则是很多异常情况的先兆，不能轻视。腹部胀痛是腹内的胎宝宝传递的危险信号，所以即使很轻微也要停下工作和家务，暂时休息观察情况，只是稍微有肿胀疼痛感可不必大惊小怪，要静下心来好好观察。胀痛并有少量出血时，多数医生会建议准妈妈休息。此时要保证充分的休息，尽量卧床。这样，就可以应对腹胀腹痛了。

异常情况需警惕

腹痛和腹胀当然有很多都是异常状况的先兆。它们以流产、早产为代表。此外，异位妊娠、卵巢囊肿蒂扭转、葡萄胎、双胞胎、羊水过多症、常位胎盘早期剥离等情况都以强烈的腹部鼓胀、疼痛为主要症状。此外与妊娠无关的疾病，如膀胱炎、尿路结石、阑尾炎、肠炎、腹泻、重症便秘等也会导致腹部不适。

第198天　继续实施胎教

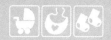

　　胎儿大脑的发育在这个月已经和初生婴儿类似了，因此，来自视、听、味、触、嗅的多元化胎教信息依然可以为胎儿强劲而智慧的大脑持续输入。在妈妈温暖的子宫里居住了这么久，胎儿的记忆能力也展示出强大的效果，他能够记得住妈妈的心跳声和说话声，所以出生后的宝宝只要被妈妈抱起或听妈妈说话就能很快停止哭声；因为他能记住妈妈身体里的气味，胎儿闭着眼睛都能非常快速地找到妈妈的乳头；如果准爸爸总与胎儿说话，那么他听到爸爸的声音时还会睁眼看看这个给了自己生命的男性。

对话胎教
孕8月准妈妈腹壁与子宫壁变得更薄，胎儿更容易听到外界的声音，对许多声音开始有所反应，也开始有意识地记忆。胎儿能记忆他每天听到的声音，如母亲的血液流动声、肠鸣音、妈妈说话的声音等。胎儿具备了辨别各种声音并做出相应反应的能力，准妈妈应该抓住这一时机经常对胎儿进行呼唤训练，也可以说是"对话"。

游戏胎教
准妈妈继续与胎儿玩踢肚游戏，当准妈妈轻拍肚皮两下，胎儿就会在拍的地方回踢两下。

音乐胎教
除了可以选择悦耳舒适的音乐之外，有些专业医师认为莫扎特的曲子比较类似母亲的心跳声，可以给胎宝宝安全感，是对胎教有益的音乐。只要是能让准妈妈感到舒服、愉快的音乐，就是适合准妈妈的胎教音乐。

阅读胎教
准妈妈可以选择简单、有旋律的童话故事书，甚至是自己编的故事内容讲给胎儿听。讲故事时，口气与音调应不紧不慢，对胎儿是很好的交流。

芳香胎教
准妈妈也可以尝试一下安全的芳香精油，稀释后涂抹于身上，搭配轻柔音乐，以达到全身舒缓的目的。值得准妈妈注意的是，精油的选择应以茶树、洋甘菊等清淡香气的为主，尽量不要用薄荷、茴香等呛鼻刺激的精油，以免胎儿有抵触情绪。

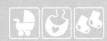
一个小女孩想要寻找一个"帮助"，她去问山羊："山羊爷爷，我要找一个'帮助'，你能给我吗？"山羊说："我没有'帮助'，我们一起去野牛那里找吧，野牛很强壮，它也许会有'帮助'。"小女孩和山羊找到森林里的野牛，问它有没有"帮助"，野牛说："我没有'帮助'，我们一起去找猴子吧，它很聪明，也许会有'帮助'。"小女孩和山羊、野牛一起找到聪明的猴子，猴子说："我也没有'帮助'。"这时候，森林里来了一阵暴风雨，又打雷又打闪，小女孩吓得发抖。山羊爷爷搂住小女孩，钻到野牛身子下面。猴子摘来许多叶子给大家挡雨。大家紧紧地靠在一起，不害怕，也不感到冷了。暴风雨过去了，动物们一起送小女孩回家，小女孩高兴地说："我找到'帮助'了。"

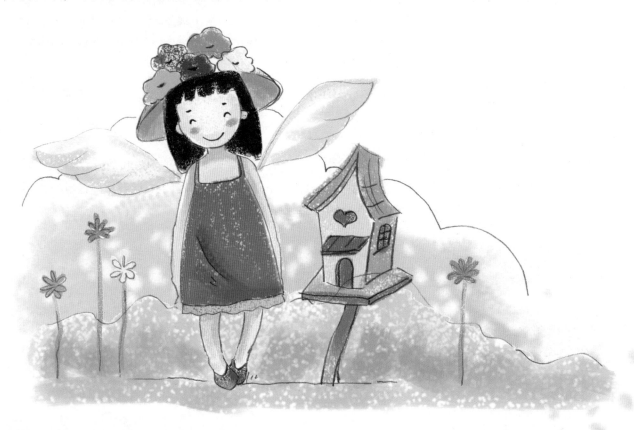

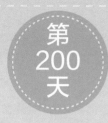

经常吃牛肉可预防贫血

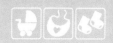

准妈妈一个星期吃2~3次瘦牛肉，每次60~100克，可以预防缺铁性贫血，并能增强免疫力。每100克的牛腱含铁量为3毫克，约为怀孕期间铁建议量的10%；含锌量8.5毫克，约为怀孕期间锌建议量的77%，营养价值比一般天然食品高。瘦牛肉也不会对血中胆固醇浓度造成负面影响。缺铁的症状包括疲倦、精神不振、嗜睡、注意力不集中、头晕眼花。

充足的铁质一方面能维持血红素正常，以载送血氧到脑部及其他重要器官，保护心脏不致过度劳累；另一方面能使肌肉产生充足能量，使人有活力并不易疲倦。一旦体内储存的铁耗尽，很容易导致贫血。如果妇女在怀孕期间缺铁，产后应及时补充，否则身体的缺损可能难以弥补。而锌不但有益胎儿神经系统的发育，而且对免疫系统也有益，有助于保持皮肤、骨骼和毛发的健康。缺锌时人的免疫力下降，容易生病，对胎儿的神经发育容易产生不利影响。牛肉中的锌比植物中的锌更容易被吸收。人体对牛肉中锌的吸收率为21%~26%，而对全麦面包中锌的吸收率只有14%。

贫血不是很严重的准妈妈最好食补，生活中有许多随手可得的补血食物。常见的补血食物如下：

黑木耳：黑木耳具有较高的营养价值，被称为"素中之荤"。黑木耳含铁量很高，是肉类含铁量的100倍。经常食用黑木耳能补气益智、滋养强壮、止血活血，并可滋阴润燥、养胃润肠。

金针菜：金针菜含铁量大，比菠菜高了20倍，还含有维生素、蛋白质等营养素，并有利尿、健胃的作用。

黑豆：黑豆可以生血、乌发。黑豆的吃法多种多样，可以用黑豆煲乌鸡，还可以用黑豆榨豆浆等。

进行骨盆测量，判断能否自然分娩

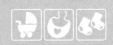

胎儿从母体娩出时，必须经过骨盆，除了由子宫、子宫颈、阴道和外阴构成的软产道外，骨盆也是产道的最重要的组成部分。

骨盆测量的必要性

胎儿能不能通过骨盆而顺利分娩，这除了和胎儿的大小有关外，也和骨盆的大小有关。骨盆形态正常，但是如果径线小也会造成难产；若骨盆大小正常，而胎儿过大，胎儿与骨盆不相称时，也会发生难产。为了弄清骨盆的大小和形态，了解胎儿和骨盆之间的比例，产前检查时要测量骨盆，为早期诊断难产做好准备。骨盆测量一般在孕34周

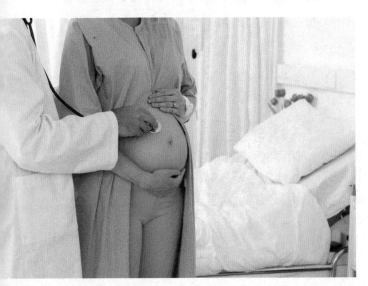

进行。若过早测量，因为阴道和韧带不够松弛，会影响测量结果；过晚则有引起感染或胎膜早破的危险。

骨盆测量的指标

骨盆的大小，是以各骨之间的距离即骨盆径线大小来表示。骨盆的大小与形态，因个人的身体发育状况、营养状况、遗传因素及种族差异而不同。因此，在正常范围内骨盆各径线，其长短也有一定的差别。目前在各种资料中描述的骨盆径线值，是许多正常骨盆的平均数值。

骨盆内测量

骨盆测量分内测量和外测量两种。内测量前，医生会检查阴道分泌物和子宫颈情况。测量时医生将手指伸入阴道，测量骨盆各个平面的宽度。测量时准妈妈要放松，配合医生得到准确的数据。若有先兆流产或早产史，则可暂不做内测量。

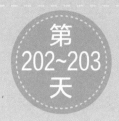
孕晚期要积极预防早产

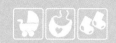

在正常情况下，胎儿在怀孕280天左右（即38~42周）降生，称为足月产。妊娠28~37周就出生，体重不足2500克，身长在45厘米以内的婴儿被称为早产儿。由于过早分娩，早产儿各器官系统发育不成熟，个子小，体重轻，体外生活能力较弱，调节体温、抵抗感染的能力很差，容易出现各种并发症。

未满20岁或大于35岁的准妈妈早产率明显增高，尤其是小于20岁者，早产发生率是20~34岁的11倍。从事重体力劳动、工作时间过长、过于劳累都可使早产率明显增高。情绪异常波动或精神过度紧张，易使大脑皮层功能紊乱，易发生早产。妊娠晚期频繁的性生活易引起胎膜早破，是导致早产的常见原因。准妈妈吸烟和过度饮酒也容易引发早产。

妊娠合并急性传染病和某些内外科疾病，如风疹、流感、急性传染性肝炎、急性肾盂肾炎、急性胆囊炎、急性阑尾炎、妊娠期高血压疾病、心脏病等，易导致早产。准妈妈内分泌失调、黄体酮或雌激素不足、严重甲亢、糖尿病等，均可引起早产。严重贫血的准妈妈，由于组织缺氧，子宫、胎盘供氧不足，也可发生早产。准妈妈营养不良，特别是蛋白质不足以及维生素E、叶酸缺乏，也容易导致早产。

了解早产的征兆

下腹部变硬：过了孕8月，下腹部反复变软又变硬且肌肉也有变硬、发胀的感觉时，要保持冷静，并尽早去医院接受检查。

出血：少量出血是临产的标记之一，但若是从生殖器官出血，便有非正常临产的危险。

破水：破水是指羊膜破裂，羊水流出的现象。有的准妈妈即使是早期破水，仍能在几周后平安分娩。一般情况下是破水后阵痛马上开始，此时可把腰部垫高，不要转动腹部，马上去医院。

早产是导致围产儿死亡的重要原因，预防早产是降低围产儿死亡及残疾儿出生的重要环节。预防早产的措施包括以下几种。

1 从孕早期开始，定期做好产前检查，以便尽早发现问题，进行恰当处理。

2 要积极预防和治疗妊娠期高血压疾病及各种异常妊娠。

3 注意改善生活环境，减轻劳动强度。保持心境平和，消除紧张情绪，避免不良刺激。

4 怀孕后期应多卧床休息，并采取左侧卧位，以改善子宫、胎盘的血液循环，减少宫腔内向宫口的压力。

5 妊娠期间要节制性生活，孕7月后应避免性生活。

6 有宫颈功能不全、子宫畸形等异常情况的准妈妈请加以注意。

7 有妊娠期高血压疾病、多胎妊娠、前置胎盘、羊水过多等情况的准妈妈需遵照医生的指示活动。

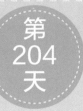

第204天

准妈妈应为母乳喂养做准备

现在就开始着手为母乳喂养做准备，你可能会认为这为时过早，其实不然。宝宝出生以后，前期储备是否充分直接关系到母乳喂养的成败，也决定着宝宝在新生儿期的营养状况。

日常营养储备

在整个孕期和哺乳期，准妈妈都需要摄入足够的营养，多吃含丰富蛋白质、维生素和矿物质的食物，特别是豆制品，因为其蛋白质、矿物质和维生素成分含量高，更重要的是异黄酮有调节雌激素的作用，有助母乳分泌，为产后泌乳做准备。此外要多吃水果、蔬菜，保证营养并排毒。

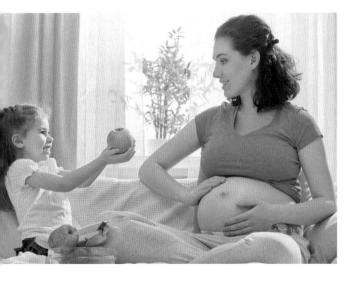

乳房保健

乳房、乳头的健康与否会直接影响产后的哺乳。在孕晚期，可在清洁乳房后用羊脂油按摩乳头，增加乳头柔韧性；使用宽带、棉质乳罩支撑乳房，防止乳房下垂；乳头扁平或凹陷的孕妇，应在医生指导下，使用乳头纠正工具进行矫治。

由于准妈妈皮脂腺分泌旺盛，乳头上常有积垢和结痂，从孕中期开始，准妈妈应经常用香皂水和清水擦洗乳头，如果结痂难以清除，可以先用植物油（橄榄油最佳）涂乳头，等待结痂软化后再用清水冲洗干净。

孕期按摩乳房也能促使分娩后乳汁产生，并能使乳腺管通畅，有利于产后哺乳。准妈妈在清洗乳晕和乳头后，可用两手拇指和食指自乳房根部向乳头方向按摩，每日2次，每次20下。也可用钝齿的木头梳子，自乳房根部向乳头轻轻梳理。

定期进行产前体检

发现问题及时纠正，保证妊娠期身体健康及顺利分娩，是妈妈产后能够分泌充足乳汁的重要前提。

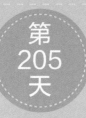

孕晚期运动不宜过于频繁

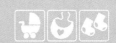

自孕8月起，准妈妈的子宫过度膨胀，宫腔内压力较高，子宫颈开始变短，准妈妈身体负担加重，会出现水肿、静脉曲张、心慌、气闷等。此时，准妈妈应适当减少运动量，以休息和散步为主，过于频繁的活动会诱发宫缩，导致早产。

但是，有些准妈妈担心活动会伤及胎儿，不敢参加任何劳动或运动，这是不对的。适当的运动能使准妈妈全身肌肉得到活动，促进血液循环，增加母体血液和胎儿血液的交换；能增进食欲，使胎儿得到更多的营养；能促进胃肠蠕动，减少便秘；增强腹肌、腰背肌和骨盆底肌，有效改善盆腔充血状况；能够有助分娩时肌肉放松，减轻产道的阻力，利于顺利分娩。

散步

散步可以帮助胎儿下降入盆，松弛骨盆韧带，为分娩做准备。散步时准妈妈最好边走动，边按摩，边和胎宝宝交谈。散步可分早、晚两次安排，每次30分钟左右，也可早、中、晚各一次，每次20分钟。散步最好选择环境清幽的地方，四周不要有污染物，不要在公路边散步。

爬楼梯

爬楼梯可以锻炼大腿和臀部的肌肉群，并帮助胎儿入盆，使第一产程尽快到来。平时准妈妈可爬爬单元楼内的楼梯，午后可在家附近走走。假如觉得累的话要及时休息，下楼梯时要留心脚下，注重安全。

休息时进行放松练习

穿上宽松的衣服，以轻松的姿势躺在床上、地板上或沙发上，用枕头或靠垫将身体垫好。由下往上开始做放松练习：先收紧脚掌上的肌肉几秒钟后放松；接着逐一收紧，放松小腿、大腿、臀部、腹部、手掌、手臂等部位的肌肉。最后是脸部，紧闭双目皱起眉头，再睁开双眼舒展眉头；尽力张开下巴然后放松。再重复做一次以上的练习，只是这一次是从脸部开始向下做。这套练习每天至少做1次。

遵循"三高三低"饮食原则

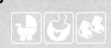

在这个月，准妈妈应遵循"三高三低"的饮食原则，即高蛋白、高钙、高铁及低盐、低糖、低脂饮食，每日蛋白摄入量为100克左右，食盐摄入量应控制在每日6克以下，有助于预防妊娠期高血压综合征。因此，准妈妈应多吃鱼、肉、蛋、奶及新鲜蔬菜，补充铁和钙剂，少食过咸食物。

在这个月，胎儿的生长速度仍旧很快，准妈妈要多为胎儿补充营养。在保证营养供应的前提下，坚持低盐、低糖、低脂饮食，以免出现妊娠期糖尿病、妊娠期高血压、便秘及下肢水肿等症状。

准妈妈要注意维生素、铁、钙、钠、镁、铜、锌、硒等营养素的摄入，进食足量的蔬菜水果，少吃或不吃难以消化或易胀气的食物，如油炸的糯米糕等食物，避免腹胀引发的血液回流不畅，使下肢水肿症状更加严重。如果准妈妈的水肿症状较为严重，可以吃一些消肿的食物，如冬瓜、胡萝卜等。

不宜长期服用温热补品

不少准妈妈为了给自己和胎儿增加营养，经常吃人参、桂圆等补品，其实这类补品对准妈妈和胎儿利少弊多，可能会造成不良的后果。准妈妈应慎服。

中医认为，妊娠期间，女性月经停闭，脏腑经络之血皆注于冲任以养胎，母体全身处于阴血偏虚、阳气相对偏盛的状态，因此，准妈妈容易出现"胎火"。

准妈妈由于血液量明显增加，心脏负担加重，子宫颈、阴道壁和输卵管等部位的血管也处于扩张、充血状态，容易导致水钠潴留而产生水肿、高血压等病症。

在这种情况下，如果准妈妈经常服用温热性的补药、补品，如人参、鹿茸、鹿胎胶、鹿角胶、阿胶等，势必导致阴虚阳亢，会加剧孕吐、水肿、高血压、便秘等症状，甚至会发生流产或死胎等。因此，准妈妈不宜长期服用或随便服用温热补品。

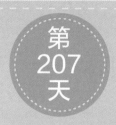
准妈妈要保持良好的情绪

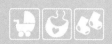

把良好的生活情趣带给宝宝

怀孕期间，准妈妈可以多学一点小手工，如插花、毛衣编织、十字绣、绘画、摄影、烘焙等，这样既丰富了自己的孕期生活，又可以使自己心情愉快，从而给腹中的胎儿创造良好的生长环境。良好的生活情趣有助于调节情绪，陶冶情操。准妈妈拥有良好的生活情趣，会对胎儿产生深刻的影响，可以促进胎儿身心健康发育。

准妈妈勤动脑，宝宝更聪明

腹中的胎儿能够感知母亲的思想，如果准妈妈在怀孕期间既不勤思考，又不多学习，胎儿也会受到影响，变得懒惰起来，这对胎儿大脑的发育不利。

如果准妈妈一直勤于思考，勇于探索，工作上积极进取，生活中注意观察分析，同时把自己看到的、听到的信息传递给胎儿，让胎儿不断接受积极的刺激，从而促进大脑神经和细胞的发育。出生后的宝宝会非常聪明。

准妈妈可以通过情感调节来促进胎儿的记忆

很多妈妈都有这样的体会，刚出生的宝宝哭闹不止时，将宝宝贴近母亲胸口，母亲心跳的声音传到宝宝耳朵里，宝宝就会立即停止哭闹，安静入睡。这是因为宝宝对母亲的心跳声有记忆，当听到熟悉的心跳声音时，会产生一种安全感，哭闹立刻停止。

研究表明，胎儿对外界激励行为的感知体验将会长期保留在记忆中直到出生，而且对婴儿将来的智力、能力、个性等有很大影响。由于胎儿在子宫通过胎盘接受母体供给的营养和母体神经反射传递的信息，使胎儿脑细胞在分化、成熟过程中不断接受调节与训练。因此，孕期母体情绪调节与子女的记忆形成、能力发展有很大关系。

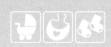

《自新大陆》虽然描写的是作者在"新大陆"（美国）的生活感受，但思乡之情却随着音乐奔泻而出，全曲表达了深邃的意境、鲜明的民族色彩、活泼开朗的波希米亚风格，乐观高昂旋律的加入也让准妈妈感受到一种生命的活力。

乐曲的第二乐章是整部交响曲中最为有名的乐章，经常被单独演奏。这充满无限乡愁的美丽旋律，曾被后人填上歌词，改编成为一首名叫《恋故乡》的歌曲，并在美国广泛流传，家喻户晓。

准妈妈可以重复听同一首或几首乐曲。要知道，胎宝宝喜欢重复的刺激，因此他更喜欢熟悉的东西。在将来的某一天，准妈妈会惊奇地发现这个有趣的现象——当胎宝宝听到你为他唱一首熟悉的歌，或是听一首熟悉的乐曲时，他会轻轻地蠕动；宝宝出生长大后，也会对在子宫内听到过的音乐和旋律有所反应。如果准妈妈此时也是远在他乡读书或工作，也可以借助这优美的旋律让自己的思乡之情得到充分的释放。

德沃夏克和他的音乐

德沃夏克，19世纪捷克最伟大的作曲家之一，捷克民族乐派的主要代表人物。德沃夏克的作品不仅具有民族质朴和豪放的节奏、沉郁的韵律、自然而诚实的表情、高超的管弦乐技巧，还带有强烈的浪漫热情，深受人们喜爱。相信准妈妈和胎宝宝也会陶醉在他的音乐中。《自新大陆》是德沃夏克最著名的一首交响乐作品，是他在四年的旅美生活期间创作的。

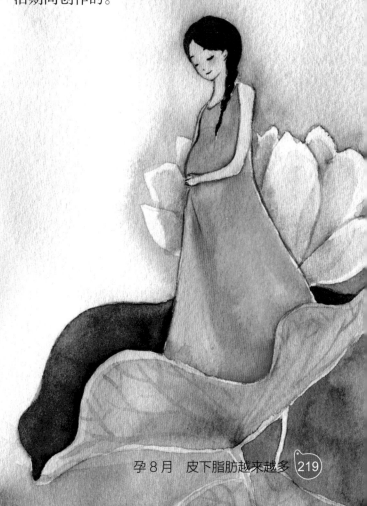

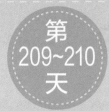

准爸爸按摩甜蜜蜜

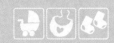

手腕放松方法

准妈妈找一个舒服的坐姿，准爸爸在一旁用右手轻轻地握住准妈妈的左手腕，用左手活动准妈妈的手腕，使其上下活动。此项运动能增加腕关节的灵活性，预防及缓解手部麻木。

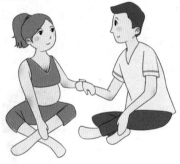

头部放松方法

准妈妈躺在床上，全身放松。准爸爸用双手轻轻地托起准妈妈的头部，帮助准妈妈放松颈部。此项运动能有效缓解头颈部疲劳，需要注意的是，准妈妈和准爸爸的用力方向要一致。

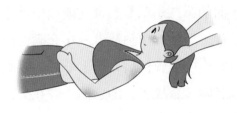

膝盖放松的方法

准爸爸用左手握住准妈妈的膝盖，右手握住准妈妈的脚踝，将准妈妈的膝盖反复弯曲、伸直，准爸爸还可以适当按摩准妈妈的小腿。此项运动能改善下肢静脉曲张和水肿带来的不适。

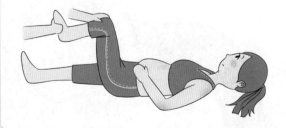

脚踝放松的方法

准妈妈采取舒服的坐姿，左脚向前伸。准爸爸用左手轻轻地托住准妈妈的脚踝，用右手推动准妈妈的脚趾使其前后运动。此项运动能疏通下肢经络，缓解脚部压力和水肿。需要注意的是，准爸爸的力度以准妈妈感到舒服为准。

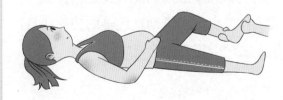

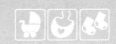
猜猜家乡和职业

一列北京至福州的列车里坐着6位旅客A、B、C、D、E、F，分别来自北京、天津、上海、扬州、南京和杭州。已知：

① A和北京人是医生，E和天津人是教师，C和上海人是工程师；

② A、B、F和扬州人参过军，而上海人从未参军；

③ 南京人比A岁数大，杭州人比B岁数大，F最年轻；

④ B和北京人一起去杭州，C和南京人一起去广州。

试根据已知条件确定每个旅客的家乡和职业。

答案：A是医生，来自杭州；B是教师，来自天津；C是工程师，来自扬州；D是工程师，来自上海；E是教师，来自南京；F是医生，来自北京。

找零难题

某国的货币只有1元、3元、5元、7元和9元，5种面值，为了直接付清1元、2元、3元……98元、100元各种物品的整数元，至少要准备几张什么样面值的货币？

答案：至少要准备2张1元币、1张3元币、1张5元币、10张9元币。

猜谜语

1. 地里走，沟里串，背着针，忘了线。

2. 骨头骨脑骨眼睛，骨脚骨手骨背心。

3. 胡子不多两边翘，开口总说"妙妙妙"，黑夜巡逻眼似灯，日里白天睡大觉。

4. 南阳诸葛亮，稳坐中军帐，摆起八卦阵，单捉飞来将。

5. 小姑娘，穿花袍，棉花田里逞英豪，保护庄稼不用药，专治蚜虫本领高。

答案：1. 刺猬　2. 螃蟹　3. 猫　4. 蜘蛛　5. 瓢虫

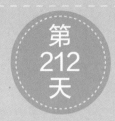
做一做活动下半身的工间操

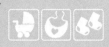

今天为职场准妈妈设计了两套有氧健身操，让准妈妈随时随地都可以运动一下，以帮助准妈妈活动筋骨，促进下半身血液循环。

臀部运动方案

1. 准妈妈双腿站直，然后把重心放在右脚上。

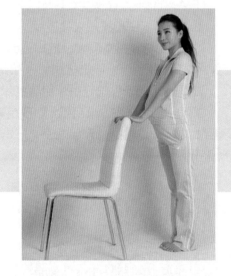

2. 收紧臀部，抬起左腿，膝盖绷直，不能弯曲，画圈，做10次后换脚，重复同样的动作。

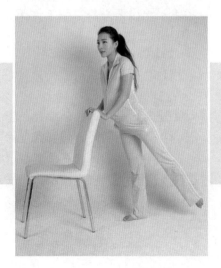

保健功效：加强臀部及腰部肌肉，改善腰部酸痛，预防臀部下垂。

腰部运动方案

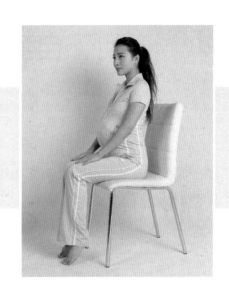

　　1. 准妈妈坐在椅子上，全身自然放松，腰脊挺直，小腿与地面保持垂直；避免坐得太靠后而影响下肢的摆动。

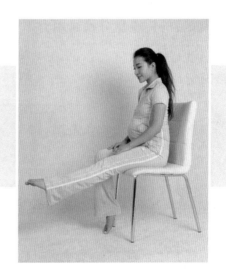

　　2. 左脚抬起，脚踝上下摆动30秒。也可以将抬起的脚踝按顺时针或逆时针方向转动，再换脚做相同动作。

　　保健功效：锻炼踝关节，让准妈妈走路更平稳。

利于自然分娩的放松训练

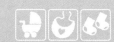

放松训练是通过肌肉放松训练和腹式呼吸训练来帮助产妇缓解恐惧、紧张、焦虑的情绪，减轻分娩引起的疼痛，使分娩过程更加顺利。

放松训练

训练目的：避免分娩时用力不当，以平和的心态面对分娩。

训练步骤：

1 仰卧，放松全身肌肉。

2 垫高臀、膝及脚底三处，使全身肌肉放松，自然呼吸，好好体会一下放松的感觉。

3 换侧卧，放松全身肌肉。

盘坐伸展运动

训练目的：活动股关节，柔软骨盆底肌肉，使产道容易扩张，胎儿顺利通过产道。

1 盘腿，将身体的重量放于两膝上，把双手放在肩膀上。

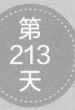

2 双臂上举，一只手向上拉伸，高度比另一只手高，然后放松，换另一只手。

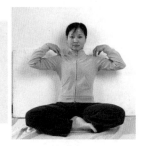

3 扩胸，双手上举，做深呼吸。

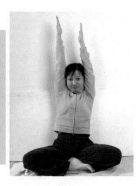

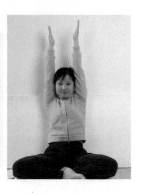

驼峰下垂训练

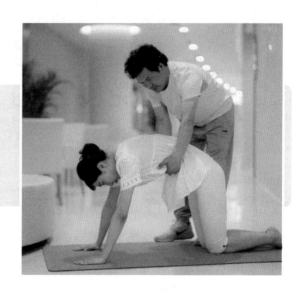

训练目的： 锻炼支撑骨盆与脊柱的肌肉，消除瘀血，加强腹部肌肉的韧性，以便分娩时用力。

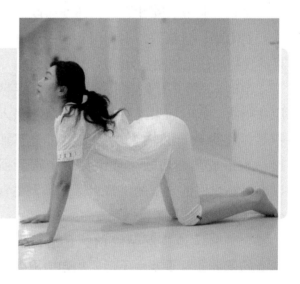

动作要领： 双手与双膝触地，伸展腰部与背部；准爸爸两手扶住准妈妈两肋处。准妈妈一边吸气，一边收缩肛门；头朝下，在准爸爸协助下，将背部弯成弓状，之后慢慢吐气，放松肛门，抬头，将重心往前移，放松背部。

最后 3 个月合理饮食，避免巨大儿

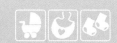

增加食物种类，保证营养充足

孕晚期，胎儿的发育很快，因此准妈妈要保证摄入充足的营养以供胎儿生长发育需要。这个月，要增加富含蛋白质的豆制品，如豆腐和豆浆等。除此之外，还要多吃海产品，如海菜、紫菜等，多食用动物内脏和坚果类食物。注意控制盐分和水分的摄入量。

孕 8 月，胎儿开始在肝脏和皮下储存糖原和脂肪。此时如果准妈妈碳水化合物摄入不足，将导致母体内蛋白质和脂肪分解加速，易造成蛋白质缺乏或酮症酸中毒，所以准妈妈要保证热量的供给，保证每天主食 400 ~ 450 克，总脂肪量 60 克左右。

合理科学地搭配孕晚期的食谱，保持均衡的营养非常重要。不但要均匀摄取基础食品类，而且应增加菜肴的种类，要制定丰富的食谱，使准妈妈一天能够获得更多的营养。

在怀孕的最后 3 个月里，准妈妈每天的主食量要增加到 300 ~ 400 克，牛奶也要增加到 500 毫升，荤菜每顿可增加到 150 克。但是，准妈妈也无须大量进补，准妈妈的过度肥胖和巨大儿的产生对母子双方健康都不利。体重增加每周不应超过 500 克，体重超标极易引起妊娠期糖尿病。新生婴儿的重量也并非越重越好，3 ~ 3.5 千克为最标准的体重。从医学角度看，超过 4 千克属于巨大儿，巨大儿产后对营养的需求量加大，但自身摄入能力有限，所以更容易生病。此外，巨大儿在娩出时容易使妈妈产道损伤，产后出血概率也比较高。

不要只吃精米精面

准妈妈不能只吃精米精面，要尽可能以未经细加工过的食品，或经部分精制的食品作为热量的主要来源。因为这些食品中含有人体所必需的各种微量元素（铬、锰、锌等）及维生素 B_1、维生素 B_6、维生素 E 等，它们在精制加工过程中常常损失掉，如果准妈妈偏食精米精面，则易患营养缺乏症。

美育胎教：欣赏名画《洗澡》，品读亲情之美

画中的母亲正在帮她的女儿清洗身体。女孩坐在母亲的大腿上，母亲一手搂着她，一手轻轻地给她洗脚，母女的神情都非常安静，整幅画充满母爱的温暖。《洗澡》是为世人熟知的一幅名画，构图完整，色彩饱满，画家以俯视角度描绘母亲小心地为女儿洗澡的场景，人物动态非常自然舒展。这幅画的作者是美国画家玛丽·卡萨特（1844—1926）。

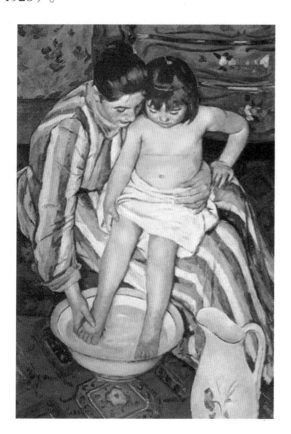

玛丽·卡萨特是19世纪末至20世纪初期美国著名画家与版画家，她生长在美国的一个富有家庭。她倾心于绘画，不顾家庭的反对，离开美国到巴黎学习绘画，先后游学于意大利、西班牙、荷兰等国。玛丽·卡萨特的一生绝大部分时间是在法国度过的，受到印象派的影响，成为印象派画家。她善于描绘女人，特别是反映母子关系的作品，这幅作品便是其代表作。

这幅作品描绘的是一位母亲正在给女儿洗澡的场景，画家运用俯瞰视角，将背景色彩的分布划分为上下两部分，花纹墙纸的赭色与地面地毯图案的红棕色，通过母亲的条纹服装衔接起来，使色调在表现情绪中融为一体。画家运用这种形式、色彩的目的，是刻画母女之爱，特别是着力于刻画女孩的可爱、母亲动作的亲昵，从而加强对母爱主题的烘托。

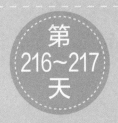
需要做妊娠期高血压疾病筛查

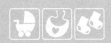

在怀孕20周以后，尤其是怀孕29周以后是妊娠期高血压疾病的多发期。妊娠期高血压疾病就是以往所说的妊娠中毒症，发生率占准妈妈的5%~9%，其表现为高血压、蛋白尿、水肿等，称为妊娠期高血压疾病。

先兆子痫危及母婴健康

先兆子痫是以高血压和蛋白尿为主要临床表现的一种严重妊娠期高血压并发症，对准妈妈的影响包括出血、血栓栓塞（DIC）、抽搐、肝功能衰竭、肺水肿、远期的心脑血管疾病，甚至死亡。对胎宝宝的影响包括早产、出生体重偏低（低体重儿）、生长迟缓、肾脏损伤、肾衰竭、胎死宫内。所以，准妈妈出现先兆子痫的征兆时，应及时住院。

现在可预测先兆子痫

先兆子痫的发生和sFIT-1（可溶性fms样酪氨酸激酶-1）异常升高，与PIGF（胎盘生长因子）异常降低有关。通过sFIT-1/PIGF比值，可以预测先兆子痫高危人群（早发型或晚发型），明确诊断先兆子痫，预测准妈妈会发生的不良妊娠结果。

sFIT-1/PIGF短期预测，诊断先兆子痫的参考值如下表所示。

早发型先兆子痫〔（孕周：（20周+）~（30周+6）〕

sFIT-1/PIGF比值	临床意义	性能参数
≥ 85	诊断孕妇为先兆子痫	特异性：99.5% 敏感性：88.0%
≥ 38且 < 85	孕妇在检测后的4周内会发生先兆子痫	特异性：83.1%
< 38	孕妇在检测后的1周内不会发生先兆子痫	NPV：99.1%

晚发型先兆子痫（孕周：34周~分娩）

sFIT-1/PIGF比值	临床意义	性能参数
≥ 110	诊断孕妇为先兆子痫	特异性：99.5% 敏感性：58.2%
≥ 38且 < 110	孕妇在检测后的4周内会发生先兆子痫	特异性：83.1%
< 38	孕妇在检测后的1周内不会发生先兆子痫	NPV：99.1%

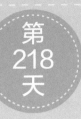
孕晚期遭遇痔疮怎么办

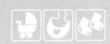

妊娠期间，特别是孕后期，由于孕激素的影响，胃肠道蠕动减少，粪便在结肠停留时间延长，水分被吸收，致使粪便干燥，常有便秘出现；又由于腹内压力的增加，增大的子宫对下腔静脉的压迫，影响下腔静脉血及盆腔静脉血回流，造成痔疮的发生，或是原有的痔疮症状加重。

准妈妈发生痔疮时，必须根据其症状的严重程度及怀孕的时期选择适当的治疗方法，原则上仍以保守治疗为主。确需进行手术者，也应尽量在怀孕中期以适当的方法给予手术治疗，这样不但手术后的并发症少，也有良好的治疗效果。此外，产后也可以去正规的中医医院进行艾灸治疗。实践证明，艾灸治疗痔疮的效果非常好。在日常生活中，应注意以下几点：

1. 多喝水。

2. 多食用含膳食纤维丰富的蔬菜，芹菜、莲藕等。

3. 要粗细粮搭配，膳食结构合理。

4. 养成定时排便的良好习惯，预防便秘，才能预防痔疮的发生。

5. 温水坐浴及软膏栓剂治疗为主，使用软膏栓剂时，必须注意用药安全，一些含有类固醇或麝香的药物应尽量避免使用。

6. 每天休息时抬高双腿至少1小时。

7. 睡觉时双腿抬高，膝盖微屈。

8. 洗澡时水温不宜过热，最好洗温水浴。

9. 在痔疮部位冰敷或敷上药棉。

10. 不要长时间地坐着或站着。

缓解便秘的营养粥

核桃粥：取核桃仁50克，大米100克。将核桃仁捣烂同大米一起煮粥。适用于体虚肠燥的孕期便秘患者食用。

芝麻粥：先取黑芝麻适量，炒热研碎，每次取30克，同大米100克煮粥。适用于身体虚弱、头晕耳鸣的孕期便秘患者食用。

无花果粥：无花果30克，大米100克。先将大米加水煮沸，再放入切碎的无花果煮成粥。服时加适量蜂蜜。适用于孕期便秘的准妈妈。

第219天 什么是高危妊娠

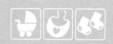

高危妊娠，是指在怀孕期间存在一些对准妈妈和胎宝宝都不利的因素或并发症，有可能造成较大危险的妊娠。常见的高危妊娠有以下几种情况：

1. 小于 18 岁或大于 35 岁的准妈妈。

2. 身高在 145 厘米以下，体重不足 40 千克或超过 85 千克的，骨盆狭窄，容易发生难产。

3. 在孕期同时有高血压、心脏病、肾炎、肝炎、肺结核、糖尿病、血液病、严重贫血、哮喘、甲状腺功能亢进等疾病。

4. 怀孕期间出现异常的，如母子血型不合、胎儿发育不良、过期妊娠、多胎妊娠、胎盘位置不对、羊水太多或太少等。

出现高危妊娠怎么办

如果准妈妈出现高危情况，千万不要紧张、恐惧，你需要做的是：

选择条件较好的医院和保健机构进行产前检查，并积极配合医生治疗。

学会自我检测，如数胎动、识别胎动异常等。

高危妊娠要适量补充维生素

维生素A 能增加准妈妈抵抗力，帮助胎儿生长发育；维生素B，可促进食欲，刺激乳汁分泌，促使胎儿生长；维生素C能使胎儿骨、齿发育，增强抵抗力；维生素D可帮助钙、磷的吸收，使骨、齿发育正常。在阳光照射充足的地区，可不需要另补维生素D。

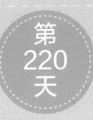
准妈妈要注意保护自己

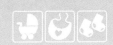

孕晚期不宜久站

妊娠晚期由于胎儿已逐渐发育成熟，子宫逐渐膨大。站立时，腹部向前凸出，身体的重心随之前移，为保持身体平衡，准妈上身代偿性后仰，使背部肌肉紧张，长时间站立可使背部肌肉负担过重，造成腰肌疲劳而发生腰背痛。在站立时应尽量纠正过度代偿姿势，可适当活动腰背部，增加脊柱的柔韧性，以减轻腰背痛。另外，妊娠晚期由于增大的子宫压迫腔内静脉，阻碍下肢静脉的血液回流，常易发生下肢静脉曲张，若久站久坐因重力的影响，可使身体低垂部位的静脉扩张、血容量增加、血液回流缓慢，造成较多的静脉血潴留于下肢，致下肢静脉曲张。常表现为下肢酸痛、小腿隐痛、踝及足背部水肿，行动不便。

警惕眩晕、昏厥

眩晕是一种运动性幻觉，准妈妈感到自身或周围景物发生旋转。昏厥是急促而短暂的意识丧失，准妈妈突然全身无力，不能随意活动而跌倒于地。主要发生在变换体位和长久站立之后。妊娠期，体内激素的变化和自主神经功能的改变使血管神经调节功能不稳定，在长久站立或体位改变时，不能迅速调节血管阻力，致使回心血量不足，心脏排血量减少，血压骤降，引起脑缺血，表现为眩晕或昏厥。如果出现眩晕或昏厥需立即就地休息。频繁出现眩晕或昏厥应及时入院检查。

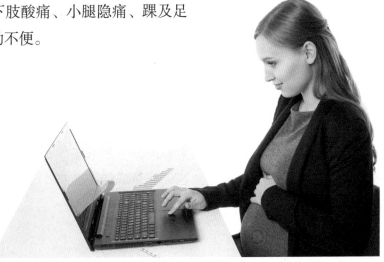

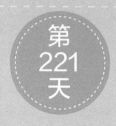

第221天　准妈妈何时停止工作

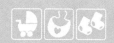

现代准妈妈大多在职场上拥有自己的天地，可以怀孕工作两不耽误。但是终有需要临产的那一刻。那么何时停止工作是最合适的呢？

工作性质不同，停止工作时间有异

环境安静清洁

工作环境相对比较安静清洁，也没什么危险性；长期坐办公室工作，且身体状况比较良好的话，可以在预产期的前一周或两周时回家待产。

环境阴暗嘈杂

孕妇工作地点是工厂的操作间或暗室等环境比较阴暗嘈杂的，建议还是尽量调动工作或暂时离开休养。

需长时间走动

孕妇是饭店服务人员、销售人员或每天至少会有4小时以上是在行走的，建议在预产期的前三周就要停止工作，回家休养。

工作量大

孕妇的工作运动量大，建议提前一个月就停止工作，以免发生意外。

了解《劳动法》

《劳动法》第六十二条规定："女职工生育享受不少于九十天的产假。"从女性保健的观点来说，这90天的产假实际上有两周是为产前准备的。因此，怀孕满38周的上班族准妈妈，就可以在家中休息，一方面调整身体，另一方面为临产做一些准备。如果准妈妈在孕晚期出现早产、妊娠期高血压疾病等异常情况，医生会建议休息或住院监护，上班族准妈妈应绝对听从医嘱，马上停止工作。

孕晚期适当运动有利于分娩

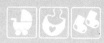

准妈妈应在孕中晚期坚持运动，适当运动有利于分娩。需要注意的是，孕晚期要适当降低运动强度。

做些伸展运动

孕晚期准妈妈身体负担越来越重，背部、腰部、腿部疼痛以及抽筋现象会经常出现。这时做一做伸展运动，可以有效缓解腰背酸痛，增强腹肌张力，还能拉伸髋部，为分娩做准备。

做些体操练习

体操练习可增加腹肌、腰背肌和骨盆底肌肉的张力和弹性，使关节、韧带松弛柔软，有助于分娩时肌肉放松，减少了产道的阻力，使胎儿能较快地通过产道。坚持做孕期体操的产妇正常阴道产率显著高于没有做体操的产妇，产程也较后者短。做孕期体操还可以缓解准妈妈的疲劳和压力，增强自然分娩的信心。

抬腿运动

训练目的：锻炼支撑骨盆关节的肌肉，柔软骨盆底部肌肉，有助于分娩顺利进行。

动作要领：

1. 侧卧，单手支撑头部，一腿弯曲，一腿脚尖撑地。

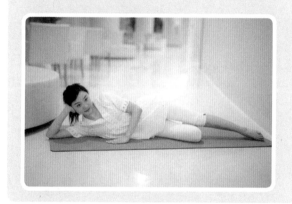

2. 左腿抬高，脚尖、膝盖打直，然后从膝盖开始放松，恢复原来的姿势，完成以后，做另一侧。

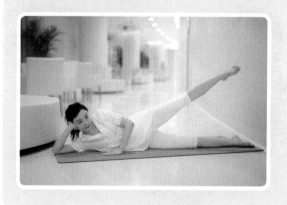

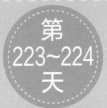
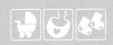
吉檀迦利（节选）

当我送你彩色玩具的时候，我的孩子，

我了解为什么云中水上会幻弄出这许多颜色，

为什么花朵都用颜色染起——

当我送你彩色玩具的时候，我的孩子。

当我唱歌使你跳舞的时候，

我彻底知道为什么树叶上响出音乐，

为什么波浪把它们的合唱送进静听的大地的心头——

当我唱歌使你跳舞的时候。

当我把糖果递到你贪婪的手中的时候，

我懂得为什么花心里有蜜，

为什么水果里隐藏着甜汁——

当我把糖果递到你贪婪的手中的时候。

当我吻你的脸使你微笑的时候，

我的宝贝，我的确了解晨光从天空流下时，是怎样的高兴，

暑天的凉风吹到我身上是怎样的愉快——

当我吻你的脸使你微笑的时候。

——［印度］泰戈尔

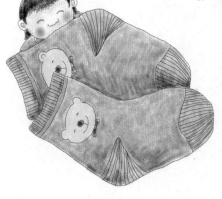

孕 9 月

胎儿外形丰满

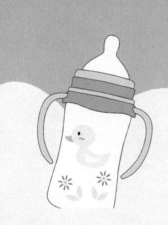

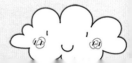

《逐月养胎法》说："妊娠九月，始受石精，以成皮毛，六腑百节，莫不毕备，饮醴食甘，缓待自持而待之，是谓养毛发、致才力。九月之时，儿脉续缕皆成。无处湿冷，无着炙衣。"

孕9月的宝宝，五脏六腑和四肢及筋骨都已经长得差不多了，所以此时的准妈妈要吃得好一点，为将要来到的分娩积蓄体力体能。这个阶段不要在湿冷的地方居住，不要穿过多的衣服，以舒适宽松为好。

胎儿与准妈妈

本月的胎儿即将进入"足月"啦，也就意味着胎儿即将来到这个世界，展开自己独一无二、别开生面的美丽人生之旅。此刻的胎宝宝外形逐渐丰满，胎毛明显减少，除了肺脏以外，其他脏器功能已发育成熟，体重迅速增加，皮下脂肪较多，面部皱褶消失，出生后即能啼哭和吸吮。

由于胎儿已经长得较大，子宫空间依然不够他充分地伸展自己的手脚，因此他的胎动会相对减少，但一旦行动，又会让准妈妈感受到非常有力，甚至会感觉到疼痛。

孕9月时，准妈妈的体重继续增加，因为胎头开始下降压迫膀胱，重新出现尿频；由于腹部过大，压迫经络血脉，准妈妈的手、脚、腿等会出现浮肿。

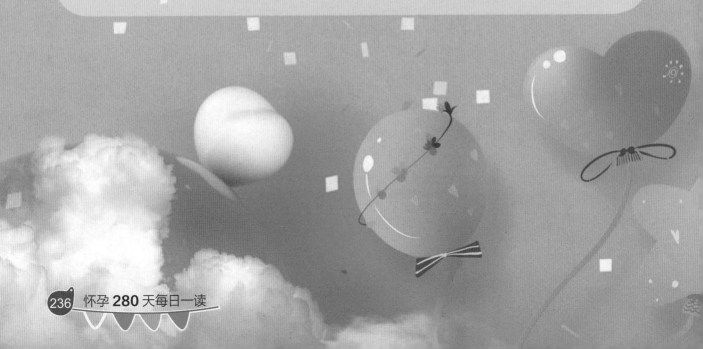

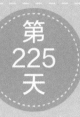 **第225天** 安排好住院期间的看护工作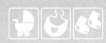

　　无论是顺产还是剖宫产，产妇的身体一般都比较虚弱。在住院期间，产妇需要有人精心照料。全家人可以做好分工，只有事先分配好了，才能保证到时候不会手忙脚乱。

安排好月子期间谁来照顾孩子

　　宝宝的降生会给全家带来欢笑，但是烦琐的护理工作、夜间的哭闹、完全被打乱的生活也可能会引发许多家庭矛盾，所以在孩子出生前就开个家庭会议，把孩子出生后照顾的工作分配一下，让所有家庭成员都明确自己的分工与责任，尽力为新生宝宝创造一个和谐的家庭环境。

　　首先，月子在哪里坐，自己家、公婆家，还是父母家？宝宝晚上跟谁睡？月子中的三餐谁来做？宝宝的尿布谁来洗？无数琐碎的问题，都要提前安排好。新爸爸、新妈妈总会有些手忙脚乱，是请老人帮忙，还是请一个专职的保姆？这一切千万不要等问题出现了以后再去解决。

是否请月嫂来帮忙

　　老人体力有限，可以分担一下新妈妈的营养餐制作，丈夫负责每天看护产妇。国家规定男方也享有一定时间的产假，可以合理利用假期，陪伴爱妻和刚出生的宝宝。

　　现在各大医院和一些相关机构也针对产妇推出了月子看护等服务，这些护工是受过专业培训并有一定的产妇、新生儿护理知识和经验，对于新手爸妈来说，她们的帮助能减轻不少压力。这类护工既可以在住院期间提供服务，也可以根据需要请回家里做全天候服务，可以根据自己家庭的实际情况来选择。

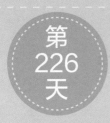

练习腹式呼吸法

第226天

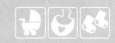

腹式呼吸是让膈上下移动。由于吸气时膈会下降，把脏器挤到下方，因此肚子会膨胀，而非胸部膨胀。为此，吐气时膈将会比平常上升，因而可以进行深度呼吸，吐出较多易停滞在肺底部的二氧化碳。

腹式呼吸的益处

孕晚期，胎儿的生长发育最快，需要的氧气更多了，准妈妈的耗氧量也明显增加，这就使得准妈妈出现喘气困难或胸闷的感觉。

练习腹式呼吸不仅能给胎儿输送新鲜的氧气，而且可以镇静准妈妈的神经，消除紧张与不适。

腹式呼吸还可以应用在分娩阵痛时，能缓解疼痛，减轻准妈妈的心理压力。

腹式呼吸法的练习最好请专业人士指导后再进行，以免做法不得当。

如何进行腹式呼吸

1. 取舒适的冥想坐姿，放松全身，自然呼吸一段时间。

2. 右手放在腹部肚脐，左手放在胸部。在脑海里想象胎儿此时正舒服地居住在一间宽敞的大房间里。

3. 吸气时，最大限度地向外扩张腹部，胸部保持不动。

4. 呼气时，最大限度地向内收缩腹部，胸部保持不动。

5. 用鼻呼吸，要深长而缓慢。

6. 一呼一吸掌握在 10 秒钟左右。即深吸气 3～5 秒，屏息 1 秒，然后慢呼气 3～5 秒，屏息 1 秒。

7. 循环往复，保持每一次呼吸的节奏一致。细心体会腹部的一起一落。呼吸过程中如有口津溢出，可徐徐下咽。

8. 经过一段时间的练习之后，就可以将手拿开，仅用意识关注呼吸过程即可。

9. 身体好的人，屏息时间可延长，呼吸节奏尽量放慢加深。身体差的人，可以不屏息，但气要吸足。

10. 每天练习不少于 3 次。

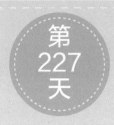

第227天 补锌助力准妈妈顺利分娩

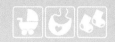

锌是参与人体生长发育、生殖遗传、免疫、内分泌等重要生理活动的必不可少的物质。锌对生殖腺功能也有着重要的影响，如果准妈妈在怀孕期间摄取足量的锌，分娩时就会很顺利，新生儿也会非常健康。

锌对准妈妈的意义

在正常情况下，准妈妈对锌的需要量比一般人多，分娩时主要靠子宫收缩，而子宫肌肉细胞内ATP（三磷酸腺苷）酶的活性取决于产妇的血锌水平。准妈妈发生缺锌的概率高达30%。

如果在怀孕期间尤其是产前注意补锌，就会使体内有一定量的锌储备，既有利于分娩，又有助于产后康复。

锌对准妈妈分娩的影响主要是可增强子宫有关酶的活性，促进子宫肌收缩，把胎儿"驱逐出"宫腔。锌在核酸、蛋白质的生物合成中起到重要作用。锌是合成胰岛素的成分之一，参与碳水化合物和维生素A的代谢过程。维持胰腺、性腺、脑下垂体、消化系统和皮肤正常功能。

准妈妈缺锌的危害

当准妈妈缺锌时，子宫肌收缩乏力，无法自行驱出胎儿，因而需要助产钳等，严重缺锌则需剖宫产。妊娠早期缺锌会干扰胎儿中枢神经系统的发育，严重的可造成中枢神经系统畸形；妊娠晚期缺锌，可使神经系统的发育异常。妊娠期间，锌摄取不足会造成胎儿生长发育迟缓。准妈妈缺锌还会影响胎儿大脑的发育、体重减轻，甚至导致先天畸形。临床显示，早产儿羊水中含锌量低，患重度妊娠期高血压综合征的准妈妈血清锌低于正常水平。

补锌的食物来源

准妈妈宜多补充动物性食物中的锌。植物酸和食物纤维可抑制锌的吸收，大量铁与叶酸皆可妨碍锌的吸收。另外，研究发现，能够使菜肴鲜美、提高人们食欲的味精，竟是引起缺锌的原因之一，所以怀孕和哺乳期间应尽量减少味精的摄入量。

一般说来，动物性食物含锌量比植物性食物更多。含锌量高的食物有牡蛎、蛏子、扇贝、海螺、海蚌、动物肝、瘦肉、蛋黄、蘑菇、黄豆、小麦芽、干酪、海带、坚果等。

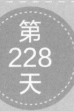

准妈妈动动手：用彩泥捏个大南瓜

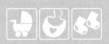

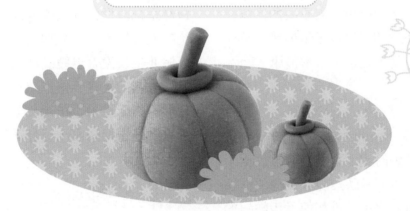

大南瓜成熟了

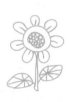

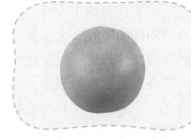

1 搓一个橙色圆泥。

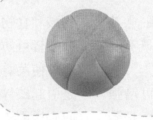

2 把圆泥上下轻压成南瓜的形状，用小刀在南瓜身体上划出如图的纹路。

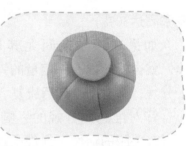

3 捏一个绿色的圆泥饼，粘在南瓜顶部。

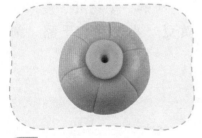

4 在绿泥中间点一个小坑。

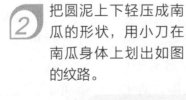

5 搓一个绿泥的小把儿插在小孔里，大南瓜就制作完成了。

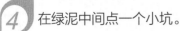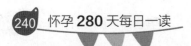

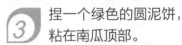

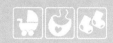
选择月嫂的条件

身心健康： 健康状况良好才能做一个称职的月嫂。正规的月嫂一般需进行全面的身体检查，包括乙肝两对半、肝功能、胸部X射线检查、妇科检查等体检项目，合格者才有资格做月嫂。

具备一定的资格： 具备护理专业知识和基本医学知识，或接受过专业的月子护理培训。此外，有过生育或养育经验也很重要。

一般来讲，月嫂的服务内容主要如下：

产妇方面

生活护理： 保持室内空气清新，观察产妇身体情况（主要是乳房、恶露、大小便），清洗、消毒产妇衣物，在产妇不能自理时帮助产妇擦洗身体，照顾产妇饮食。

乳房护理： 帮助产妇清洗、热敷、按摩乳房，减轻乳房胀痛，预防乳腺炎，指导产妇正确的哺乳姿势。

产后恢复： 为恢复产妇体形，指导产妇做好产后恢复操。

营养配餐： 合理安排产妇饮食，为产妇制作营养餐。

心理指导： 多与产妇沟通，交流育婴心得。

新生儿方面

生活护理： 保持室内空气清新，料理新生儿的饮食起居，给婴儿喂水、喂奶、洗澡，换洗尿布和其他衣物。

专业护理： 为婴儿测量体温，对婴儿脐带进行消毒，对尿布、毛巾、奶瓶等婴儿生活用品进行清洗、消毒，注意二便三浴，观察婴儿黄疸消退情况。

常见病护理： 观察婴儿大小便是否正常，身体有无异常，预防尿布疹、鹅口疮等常见病的发生，发现异常及时提醒并协助护理。

请月嫂时需要注意的事项

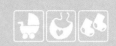

要明确自己的要求

有的准妈妈比较随意，有的则很讲究，对此首先可以和家政公司进行沟通，讲明需求，以便家政公司推荐合适的月嫂。

选择正规家政公司

选择家政中心要验看其营业资格，并查看其人员的从业资格。签订合同要写清服务的具体内容，收费标准，违约或者事故责任等；付费时索取正式发票。正规家政公司有一套严格审查的程序，每一位月嫂都有自己的档案，其中包括身份证、健康证、从业经验、上岗资格证、照片、体检证明等证件，用户必须验看这些证件。

月嫂面试技巧

怎么才知道这个月嫂够不够专业？不妨多从实际工作提问，比如您带过多少宝宝；容易发生哪些紧急情况及如何处理；宝宝吃奶开始吃多少，一周后吃多少；给宝宝洗澡的细节是什么样的；等等。看月嫂是否适合，除了技术，还要看人品，这点很重要。

一定要签订合同

建议请月嫂时，要先预定月嫂，再签订合同。有的雇主为了图方便，请月嫂时没有与家政公司签订合同，没有约定工作范围和工作时间，在月嫂服务过程中，出现了纠纷，雇主有理也说不清。另外在签服务合同时，多看看合同条款，没有问题再签。

对月嫂进行考核

在月嫂提供服务的过程中，要不断配合家政公司对月嫂的服务进行考核，并认真填写每天的月嫂服务评价表，对服务不太满意的月嫂，可以向公司提出更换要求。

及时与月嫂沟通

产妇在月子期间，容易心情不好，所以产妇与月嫂应及时加强沟通，直接告诉月嫂你的喜好或向月嫂提出你的建议，态度要真诚，对人要和蔼，这样有什么问题都容易解决。

第232天 孕晚期尿频现象如何应对

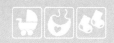

进入孕晚期，随着孕程的深入，准妈妈身体的不适症状又增加了尿频一项。

尿频有原因

孕期超过6个月后，胎宝宝的体重已经超过1.5千克，子宫受到的压力也会越来越大。准妈妈日渐膨胀的子宫开始压迫邻近的膀胱，造成膀胱储尿量的下降，这时候就会发现自己原来只需要每天去三五次卫生间，现在增加到了7次，甚至更多。

不要因尿频就少喝水

准妈妈为了减少上卫生间的次数而有意少喝水，甚至口渴才饮水，这是非常错误的做法。口渴说明体内水分已经失衡，脑细胞脱水已经到了一定的程度。这对于准妈妈及胎儿来说都是非常不利的。准妈妈应每隔2小时饮水一次，每日8次，每次200毫升，共1600毫升左右。

几种应对尿频的小方法

随时排净小便：出门前、参加会议或活动前及自由活动期间应及时排净小便，学会"忙里偷闲"。使用护垫，以防来不及去卫生间尿湿裤子。

不要憋尿：有了尿意应及时排尿，切不可憋尿，因为有的人会因为憋尿时间太长，而影响膀胱的功能，以致最后不能自行排尿，造成尿潴留，需要到医院行导尿术。

加强肌肉力量的锻炼：可做会阴肌肉收缩运动，如此不仅可收缩骨盆肌肉，控制排尿，还可以减少生产时产道的撕裂伤。

特殊情形如何处理

细心分辨尿频症状：正常的尿频只是小便频繁，身体不会出现其他症状和不适。如果尿频同时伴有尿痛、尿不尽，或有发热、腰痛等症状时，则有可能患泌尿系统感染，必须到医院找医生治疗。

谨防泌尿系统感染：潴留的尿液不仅对泌尿道的黏膜有刺激，而且还容易使细菌滋生。妊娠后尿液中的葡萄糖、氨基酸等营养物质增多，这又是细菌繁殖的有利条件。这些原因，使孕妇很容易发生泌尿系统感染。

第233天　准妈妈学习插花，环境美心情好

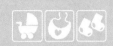

插花是中国传统的人文艺术，近几年学习插花的人不断增多，准妈妈也可以选择相关的课程学习一下，一方面可以打发时间，另一方面还可以陶冶性情，对于自身和胎宝宝的情绪都能起到积极的作用。学会以后，还可以装扮自己的家，把家里的环境打造得温馨浪漫。

如何学习

现在社会上很多花店、很多机构都开设了插花课程，有基础课程也有进阶课程，准妈妈可以根据自己的水平，进行学习。也可以购买一些插花方面的书籍进行学习。

如何实施

学习之后，可以购买一些花器进行尝试，根据家庭环境的不同，选择适合的鲜花和花器，根据自己的需求插出理想的造型，摆放起来，为家中增加情趣。

花器与鲜花搭配有妙招

花器有古朴的陶器，也有现代时尚的玻璃制品，还有竹制的、陶瓷的，种类繁多。在选择花器时，要根据自己的喜好，以及家庭的装修风格，以及插花的风格，进行合理的搭配。素色的细花瓶搭配淡雅的雏菊非常协调，粗糙质朴的陶罐更适合浓烈的大丽花，竹编的花器可以插一些山桃花，透明的玻璃花瓶适合娇艳的玫瑰……

学习插花，既能锻炼准妈妈的动手能力，也有助于培养胎宝宝的审美观念。

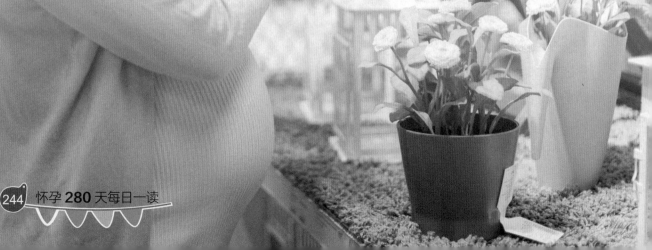

警惕过期妊娠

第234天

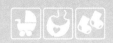

直面过期妊娠

过期妊娠是指平时月经周期规则，妊娠达到或超过42周尚未临产，发生率占妊娠总数的5%～12%。对胎儿和母亲的危害有胎儿窘迫、羊水量减少、分娩困难及损伤等。

如果准妈妈从妊娠39周起，每天用湿热的软布敷乳房，并轻轻按摩，这样会刺激脑垂体分泌催产素，从而使过期妊娠的发生率降低，注意应两侧乳房轮流热敷按摩，每15分钟交替，每天进行3次，每次半小时。

如果预产期超过一周还没有分娩征兆，更应积极去检查，医生会根据胎儿大小、羊水多少、测定胎盘功能、胎儿成熟度或者通过B超来诊断妊娠是否过期。

胎儿的心率为120～160次/分，高于或低于此数值都提示胎儿缺氧，如发现胎心低于120次/分时可能表示胎儿窘迫，须立即到医院处理。

过期妊娠对胎儿健康的危害

过期妊娠对子宫环境不好、羊水不足且胎盘功能也不佳，属不适合胎儿继续生长的环境，对胎儿健康有危害。

过期妊娠的胎儿围产病率和死亡率增高的主要原因是胎盘老化。胎盘是胎儿的生命线，母体的营养、氧气是通过它传送给胎儿的，胎儿的废物，如尿素氮、二氧化碳等，也必须通过它传送给母体，然后由母体排出体外。胎盘功能的最佳时期是在妊娠38周，其后即逐渐衰退，表现为胎盘血管梗死，绒毛细胞坏死，胎盘纤维化、钙化，这样胎盘输送氧气的功能必然下降。胎盘氧供逐渐减少，而胎儿对氧的需求却日益增大，这就使胎儿处于缺氧的危险状态。

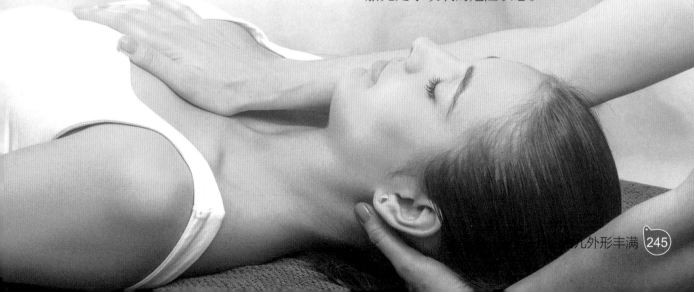

语言胎教：准爸爸给胎儿唱儿歌

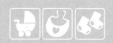

　　马上就要分娩了，语言胎教还是要继续进行。今天，准爸爸来给胎儿唱几首关于小动物的儿歌吧。唱的时候语调要轻松、活泼，可以模仿小动物的样子，把快乐、健康的情绪传递给胎儿。准爸爸的语速要和缓，音调要稳定，不要忽高忽低。在准爸爸的儿歌声中，准妈妈对分娩的恐惧减少了，胎宝宝也能感受到和谐的家庭氛围，对胎儿的性格发育非常有益。

螳螂

螳螂哥，螳螂哥，
肚儿大，吃得多。
飞飞能把粉蝶捕，
跳跳能把蝗虫捉。
两把大刀舞起来，
一只害虫不放过。

松鼠

小松鼠，尾巴大。
轻轻跳上又跳下。
我帮你，你帮它。
采到松果送回家。

蜻蜓

大蜻蜓，绿眼睛，
一对眼睛亮晶晶，
飞一飞，停一停，
飞来飞去捉蚊蝇。

鸭子

小鸭子，一身黄，
扁扁嘴巴红脚掌。
嘎嘎嘎嘎高声唱，
一摇一摆下池塘。

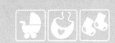
应对失眠的原则

营造良好的睡眠环境：睡眠环境对睡眠质量有很大影响。

保持良好的睡眠习惯：睡前不大声讲话、不谈论令人兴奋的话题，早睡早起，好的睡眠习惯也会缓解失眠症状。

保持良好的心态：入睡前不要想太多令人担心的事，平复好自己的心情，保持良好的心态。

其他值得提倡的小妙招

音乐疗法

聆听平淡而有节律的纯音乐，例如：火车匀速运行声、滴水声及春雨淅淅沥沥的声音，或音乐催眠音带，有助睡眠，还可借此建立诱导睡眠的条件反射。

饮食疗法

实践证明，食疗是天然安全的疗方，而且没有副作用。下面介绍一些治疗失眠的饮食妙招：

1. 睡前喝一杯热牛奶，具有镇定安神作用，能使人安稳入睡。

2. 睡前在凉开水中加入一茶匙醋，有催眠的作用。

3. 睡前吃一个苹果，可镇静中枢神经，帮助入睡。

4. 血虚失眠者可以常吃藕粉（可加蜂蜜）。

5. 由高血压所致的失眠者可用芭蕉、瘦肉同煮服用。

6. 小米具有安神助眠的功效，晚上可以吃一些用小米做的粥、饭，帮助入睡。用莲子、桂圆、百合配小米熬粥，可以摆脱经常失眠的困扰。

按摩疗法

睡前做"鸣天鼓法"，睡前坐在床上，两手放于脑后，左掌掩左耳，右掌掩右耳，用指头弹击后脑勺，使自己听到呼呼的响声。弹击的次数已自我感到微累为止。停止弹击后，头慢慢靠近睡枕，两手自然安放于身体两侧，便会很快入睡。

小贴士

合适的服装有助于冥想。应该穿着宽松舒适的衣裤，任何有束紧感的服饰都可能令你在冥想过程中产生不适。

语言胎教：为胎宝宝读诗《爱抚》

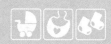

爱 抚

妈妈，妈妈，吻吻我吧，

我要更多地吻你，

直吻得你看不见别的东西……

蜜蜂钻进百合里，

花儿不觉得它鼓动双翼。

当你把儿子藏起，

同样听不见他的呼吸……

我不停地注视着你，

一点也没有倦意，

你眼里出现一个孩子，

他长得多么美丽……

你看到的一切，

宛如一座池塘；

但只有你的儿子，

映在秋波上。

你给我的眼睛，

我要尽情地使用，

永远注视着你，

无论在山谷，海洋，天空……

——［智利］加夫列拉·米斯特拉尔

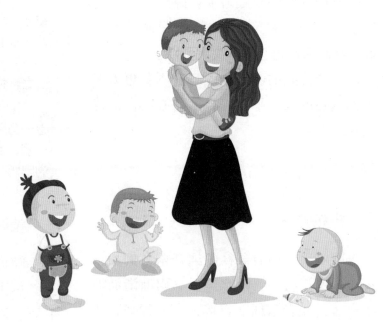

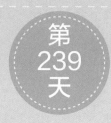
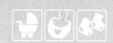
进入孕晚期后，胎儿会快速成长，如果准妈妈营养不全面，难免会影响胎儿的发育；如果摄入的营养过多，容易造成胎儿营养过剩，体重过重，生产时会增加准妈妈的痛苦。所以，这时期的饮食要合理安排，最好参照以下营养补充原则：

少食多餐，营养全面

应控制食物的摄入量（尤其是高脂肪、高蛋白类食物），可以增加每日的进餐次数，这样才不至于吃得过多导致营养过剩，也比较容易消化吸收。食物搭配尽量多样化，荤素搭配好，颜色搭配好，不仅营养全面，而且色香味俱全，充分调动准妈妈的食欲。一般情况下，只要准妈妈不偏食，消化吸收没有问题，食物的搭配合理，就可以做到营养全面。

继续补充钙、铁、卵磷脂等营养素

孕晚期准妈妈体内易缺钙，会发生小腿抽筋、腰酸背痛、关节痛、水肿、妊娠期血压等疾病，平时要继续适量吃些鸡蛋、豆制品、海带、紫菜、虾皮、芝麻、牛奶、蔬菜等富含钙质的食物补充钙质；准妈妈还需要每天继续补充铁，每天摄取

30毫克为宜，可以食用动物血、肝、木耳、青菜等，以防止缺铁性贫血；卵磷脂可以增强脑力，安定心神，平衡内分泌，提高免疫力和再生力，也可以增加胎儿的脑细胞数量，有利于智力的提高。

遵循低盐、低水、低脂肪的饮食原则

准妈妈孕晚期要遵循"三低"的饮食原则，即低盐、低水、低脂肪。因为吃得过咸、喝水过多，可致妊娠期高血压综合征的发生。准妈妈日常饮食要注意尽量清淡、荤素结合，还要注意少吃能量高、脂肪多的食物，这些食物往往胆固醇含量过高，如果过多的胆固醇在血液里沉积，会使血液的黏稠度急剧上升，使血压升高，严重的会导致高血压病、高血压脑病（如脑出血）。而且脂肪在身体里堆积过多，容易肥胖，胎儿的体积也会过大，不易顺产。

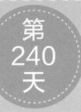

准爸爸帮助准妈妈消除产前焦虑

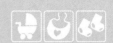

产前焦虑是大多数准妈妈在妊娠晚期出现的一种情绪障碍，表现为经常对未来有不好的预感，影响理性活动，以致出现认识或判断上的一系列错误。准妈妈的心理状态会直接影响胎儿状况和分娩过程，产后也易发生围产期并发症等。另外，准妈妈产前焦虑会对母体及胎儿造成直接的影响。据调查，产前严重焦虑的准妈妈行剖宫产的概率比正常准妈妈高1倍。严重焦虑的准妈妈常伴有恶性妊娠呕吐，并可导致早产或流产。因此，作为准爸爸，要充分重视准妈妈的产前焦虑情绪，及时帮助她舒缓压力，调整心态。

产前焦虑产生的原因

产前身体出现不适，如水肿、腹痛等，易造成产前焦虑。

长期不运动，易产生消极心理，加重产前焦虑。

消除产前焦虑的方法

准爸爸多抽出时间陪准妈妈参加一些有利于培养她心理积极向上的活动，转移和分散她的注意力。

1. 督促准妈妈多和其他准妈妈或已经做妈妈的朋友交流，向她们请教，多吸取经验，以排解产前焦虑。

2. 和准妈妈一起学习分娩的常识，消除准妈妈对自己的生育能力的怀疑，增强顺利生产的信心。

3. 准爸爸要尽量体谅准妈妈，尤其是在准妈妈诉说内心的焦虑时，准爸爸要及时安抚她，可以陪她一起听些音乐，帮助她排解焦虑情绪。

4. 周末时，准爸爸要尽量多陪准妈妈，可经常带她到离家较近、环境宁静、风景优美的郊外散步，这对缓解焦虑情绪非常有利。

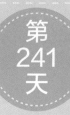

第241天 自然分娩好处多

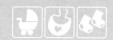

《达生篇》说："天地自然之道莫过于生人养人……生与养皆有自然之道也，无难也。"明确提出分娩是一种自然现象。

自然分娩就是经阴道分娩。阴道分娩是自然、安全、对母婴都有利的分娩方式。特别是丈夫陪产，可使分娩的操作更科学、产程更顺畅、产妇更轻松、母婴更健康。按时经过了产前检查，各项指标均正常的产妇。我们主张自然分娩，是因为自然分娩有多种优点。

1. 初生婴儿健康

分娩过程中子宫的收缩，能让胎儿肺部得到锻炼，让表面活性剂增加，肺泡易于扩张，婴儿出生后发生呼吸系统疾病少。子宫的收缩及产道的挤压作用，使胎儿呼吸道内的羊水和黏液排挤出来，初生婴儿窒息及初生婴儿肺炎发生率大大减少。经过产道时，胎儿头部受到挤压，头部充血，可提高脑部呼吸中枢的兴奋性，有利于婴儿出生后迅速建立正常呼吸。免疫球蛋白IgG在自然分娩过程中可由母体传给胎儿，自然分娩的初生婴儿具有更强的抵抗力。胎儿在产道内受到触、味、痛觉及本位感的锻炼，促进大脑及前庭功能发育，对今后运动及性格均有好处。

2. 妈妈恢复快

阴道自然分娩的产妇，产后身体恢复大大快于剖宫产的产妇，能有更多精力照料婴儿。分娩阵痛使子宫下段变薄，上段变厚，宫口扩张，产后子宫收缩力更强，有利于恶露的排出，也有利于子宫复原。仅会阴部轻微损伤，并发症少，生产当天就可以下床走动。3～5天即可出院。再次怀孕后因为没有子宫与腹部疤痕，分娩更安全。产后可立即进食和喂哺母乳。

3. 花钱少

自然分娩花费少，大约是剖宫产的四分之一。经阴道分娩才是正常的分娩途径，没有疼痛就没有生育。

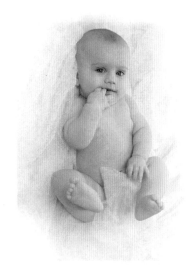

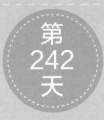

第242天 剖宫产需谨慎

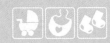

剖宫产是用手术的方法，剖开孕妇腹壁及子宫，直接取出胎儿的方法。

剖宫产有着严格的适应证

当骨盆、阴道、软产道、宫颈等出现特殊病变或畸形；胎位异常，如横位、臀位；产前出血；子宫有疤痕；妊娠合并症病情严重；先兆子宫破裂；35岁以上的高龄初产妇，同时诊断出妊娠合并症者；胎儿体重超过4千克，或出现脐带绕颈、脱垂；前置胎盘等。在不能自然分娩的情况下，施行剖宫产可以挽救母婴的生命。

手术前必须慎重考虑

我国选择剖宫产的孕妇人数在世界上居第一位，调查发现孕妇选择剖宫产的原因竟然千奇百怪，其中，因为恐惧分娩痛的不在少数。剖宫产手术有一定的危险性，千万不要擅自做决定，或在不正规的医院实施手术，一定要有剖宫产手术的严格指征，并在正规医院，在妇产科医生允许的情况下，才能实施剖宫产手术，以保证母子安全。如果真的需要剖宫产手术，医生一定会主动与家属交代情况，并告知剖宫产手术的危险，在家属签字后才能进行。如果腹腔内合并卵巢肿瘤或浆膜下子宫肌瘤，可一并处理并切除。剖宫产出血量会较多，有时会出现并发症，产后恢复慢，住院时间长。再次怀孕的话，孕晚期可能会引起子宫破裂。

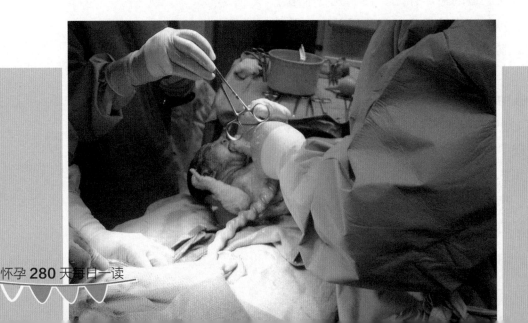

第243天 决定分娩方式

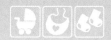

到本周，医生会给准妈妈做内检、阴拭子和B超检查，来决定准妈妈的分娩方式了。

内检

一般在孕35周进行，主要是了解骨盆腔的宽度是否适合顺产，同时也希望能刺激子宫颈早点成熟，促进产兆出现，以免发生过期妊娠。

做内检的过程

1 医生会事先在检查床上铺好清洁的一次性臀垫。

2 准妈妈脱掉一条裤腿（一般脱左腿），以膀胱截石位，平躺在检查床上等待检查。

3 医生会将手指插入阴道，另一手置于腹部上方，以检查子宫位置、大小、形状、软硬度及怀孕周数是否与子宫大小相符。

内检前的准备

1 做内检前一天的晚上，准妈妈要将自己外阴部清洗干净（用清水冲洗即可，洗液有可能掩盖阴道存在的隐患）。

2 换上干净的内裤，穿上易于穿脱的衣裤。

3 内检前，应排空膀胱。

阴拭子检查

阴拭子检查主要是检查阴道中有无细菌感染，来决定分娩方式。如果感染严重只能剖宫产。具体就是用无菌棉棒伸入阴道提取一些白带，然后进行普通培养，如果结果显示阴性，则表示没有细菌生长，可以作为判断是否能顺产的一个依据。

了解待产中的意外情况

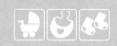

待产时，准妈妈往往会遇到一些意想不到的情况，从而给正常分娩造成困难，更重要的是给准妈妈和胎宝宝都造成危险。下面我们提前了解一下待产时可能会遇到的突发状况及应对策略，让准妈妈心里有数。

胎盘早期剥离

待产过程中，如果准妈妈突然由阵痛转为持续性疼痛，且伴有大量阴道出血不止，即出现了胎盘提前剥离子宫的情况。目前原因仍不明确，且发生前没有任何征兆，必须立即急救，以免给母婴造成巨大的危险。

脐带脱垂

大多数发生在胎位不正或羊水早破的情况下。如果臀位的话，胎宝宝的脚先露出，脐带会顺着流出的羊水也滑落出来，很有可能卡在胎宝宝和产道之间，造成血液循环障碍，这样胎宝宝失去了获取营养和氧气的来源，很容易造成胎宝宝严重缺氧，甚至死亡。

如果出现这种情况，一般医生建议准妈妈"头低脚高"地躺着，尽量让胎宝宝或胎头不被压迫，再将手伸进产道内，把先露出的部分往上面推，使胎宝宝尽量不压迫脐带，然后紧急实施剖宫产手术。

羊水栓塞

待产过程中，羊膜细胞、胎膜、胎发穿透子宫内壁血管，沿着血液循环到达肺部，破坏凝血机能，造成准妈妈突然大出血，血液无法凝固，甚至造成准妈妈死亡。其原因尚不明确，且抢救胎儿非常困难，但这种情况非常罕见。

胎儿窘迫

胎心率急剧上升或下降，可能是因为胎儿脐带绕颈、解胎便、早期破水或者脐带下垂受到胎头压迫等。这时医护人员会给准妈妈吸氧、输液，让准妈妈左侧躺，如果胎儿心跳还是无法恢复正常的话，就必须进行剖宫产手术。

准爸爸：为准妈妈准备待产包

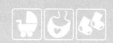

准妈妈所需物品清单

现金、夫妻双方的身份证、户口本、结婚证、产检证明、生育证、医保卡，这些统一放在一起。

病例及产前检查资料。

吸奶器1个。

准妈妈喜爱的小零食、巧克力、果汁饮料（生产过程中用于补充体力）。

两件以上宽大的前开襟棉质睡袍。几条宽大的棉质长裤，如果在冬季，外裤为厚实的运动裤最佳。

产后最初几天会不断有恶露排出，应准备充足的产妇卫生巾及卫生纸。

棉质毛巾1条，面巾2条。

棉质内衣内裤（或一次性棉内裤）、软质拖鞋（冬季应选带后跟的拖鞋）、厚棉袜。

帽子1顶或头巾1条。

洗漱用具1套，餐具1套。2～3件配有一次性乳垫的哺乳胸罩。

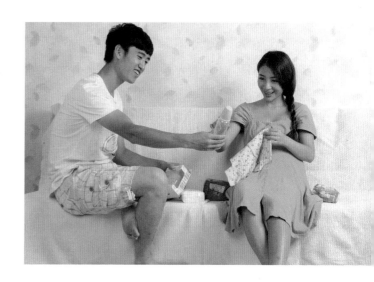

宝宝用品

爽身粉、润肤露、奶瓶一个（多配几个奶嘴）、奶粉一罐、纸尿裤1包、婴儿湿纸巾1包、宝宝专用干纸巾、纱布等。小帽子2顶、棉质内衣几件、抱被2条、小棉被1条。

其他用品

银行卡、摄像机、手机、充电器、笔和记事本一套。

待产包随时备用

以上物品准备好放在一个包里，因为谁都不知道宝宝什么时候出生，所以做好准备到时包一提就走了，也不至于手忙脚乱。

双胎妊娠的分娩方式

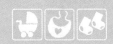

双胎分娩常伴有许多并发症，包括子宫收缩不良、胎位异常、脐带脱垂、胎盘早剥、产后出血等，需要医生制订专门而谨慎的处理方案。

双胞胎准妈妈不要对分娩怀有恐惧心理，剖宫产不是唯一的分娩方式。如果第一个胎儿不是臀位，可选择阴道分娩。

由于子宫过度扩张，生产时易发生宫缩无力和产程延长，生产后易发生产后出血。因此，双胞胎准妈妈有必要到医疗条件较好的大医院分娩。

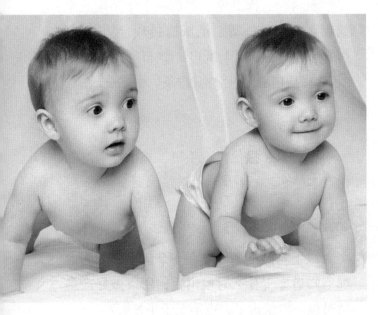

准备抢救新生儿

双胎妊娠不管是阴道分娩还是剖宫产分娩，都可能发生新生儿窒息。

双胎早产儿更需要接受新生儿重症监护室治疗。双胞胎准妈妈需要在有条件抢救新生儿的医院住院分娩。

预防产后出血

由于双胎妊娠子宫过度扩张，收缩力减弱，产妇常常在产程中出现宫缩无力，在产后因宫缩继续无力或胎盘异常而发生产后出血。因此，无论是阴道产还是剖宫产，均应做好预防产后出血的准备，需要在有条件的医院住院分娩。

止痛和麻醉

对高血压或出血的准妈妈可应用连续硬膜外麻醉镇痛，这项措施在双胎剖宫产分娩中功效显著。在自然分娩中，阴部局部麻醉辅以一氧化氮加氧气的吸入麻醉可以减轻准妈妈的疼痛。当必须进行宫腔内操作时，如足位内倒转术，应用异氟烷可使子宫松弛。虽然这些药物在宫腔内操作时可使子宫松弛，但在第三产程时可致出血增多，相关的药物代谢完毕后子宫收缩恢复。

如何预防过期妊娠（1）

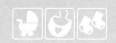

正常情况下，胎儿在母亲腹中的时间是40周，如果妊娠达到或超过42周，称作"过期妊娠"。由于胎盘的功能可能已减退，导致供血不好，所以胎儿患病、死亡的可能性都较正常孕周的胎儿多。因此，医生大多会在怀孕42周内帮助准妈妈结束分娩。

过期妊娠对胎儿的危害

孕期超过42周，胎盘容易出现老化现象，血流量减少，供给胎儿的血氧和营养物质也减少，容易使胎儿营养不良和缺氧。过期妊娠也可能引起胎儿颅骨钙化、变硬，分娩时宝宝容易有颅内出血等危险。宝宝出生后，发生新生儿窒息的概率会是足月宝宝的2～4倍。

如何预防过期妊娠

仔细核对预产期

据统计，超过42周的妊娠占妊娠总数的6%～7%，其中有40%～60%实际是足月妊娠，并非过期妊娠，可能是因为平时月经不准，算错怀孕日期。预产期只是对分娩时间的大致预测，并非精确到某天分娩。一般来说，预产期前后两周内分娩都属正常。如果超过预产期还没有生，准妈妈不必着急。通过核对孕周，如果属于过期妊娠，就要积极处理。检查越早，孕周核对的准确性就越高。

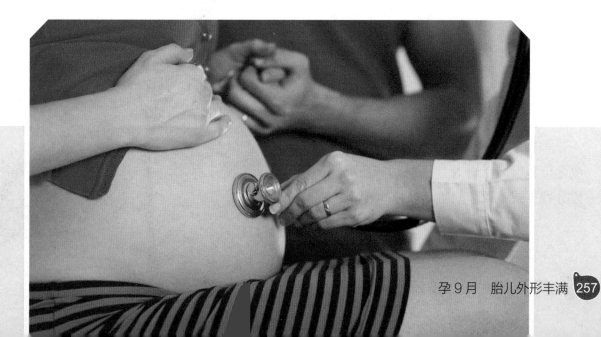

如何预防过期妊娠（2）

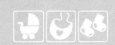

预防过期妊娠，准妈妈还应注意以下几点：

认真记录胎动

当发生胎儿宫内缺氧时，首先会表现为胎动减少。因此，孕晚期尤其是超过预产期时，准妈妈一定要认真地数胎动。

使用胎儿监护仪监测

孕40周后，每周做无应激试验（NST）1～2次，如果出现无反应型结构，就要做催产素激惹试验（OCT）；催产素激惹试验阳性者，提示胎盘功能减退，胎儿缺氧。

孕40周后做超声波检查

此时每周检查1～2次，观察胎动、胎心、羊水量、胎盘分级情况，可根据胎儿生物物理评分，评估胎盘功能和胎儿的安危。

综合考虑分娩方式

根据胎儿的情况、胎盘功能、子宫口的成熟度以及自然分娩能否顺利等情况综合考虑分娩方式，以争取胎儿最好的妊娠结果。

过了预产期不生怎么办

如果月经规律，周期在28天，那么如果预产期过了10天还没有临产的迹象，就要检查胎盘功能有没有减退。对胎盘功能的检查包括胎动计数、电子胎心监护、B超羊水量测定、24小时尿雌三醇（E3）测定、尿雌激素/肌酐（E/C）比值测定、胎盘催乳素（HPL）测定等，也需要评估宫颈的成熟度，来确定还能不能自然分娩。

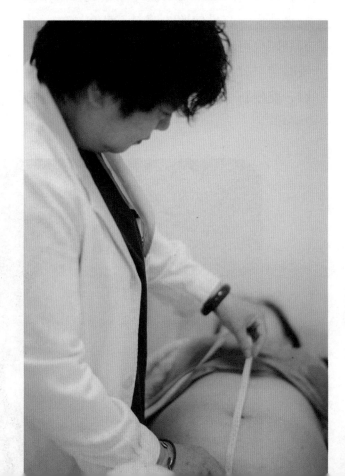

美育胎教：欣赏名画
《圣母子》

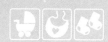

今天，为准妈妈准备的是意大利著名画家拉斐尔的一幅油画——《圣母子》，通过欣赏这幅画，准妈妈对自己的宝宝将更加期盼。圣母、圣婴原本是典型的宗教题材，在中世纪的绘画作品中，为了强调圣母、圣婴的神圣身份，一直被描绘得冰冷呆板，毫无生气。"文艺复兴三杰"之一的拉斐尔在此幅作品中摒弃传统的创作思维，把圣母描绘成一位温柔秀美、充满着爱意、微微丰腴的人间母亲。三角形构图是拉斐尔惯用的手法，金黄、酒红、墨绿，华丽的色彩让画面洋溢着温暖欢快的调子，同时也是文艺复兴时期的画商、教堂等喜爱的颜色。圣母正在沉思，而膝上的圣婴则是活泼、动态的，比例上稍大于人间男婴，肥肥的质感非常可爱逼真，激起观者的抚摸欲，他与圣母一静一动、相映成趣。背景是拉斐尔的故乡——意大利托斯卡纳的美丽乡村。

这是文艺复兴时期的杰出作品，也是人类美术史上的珍品。

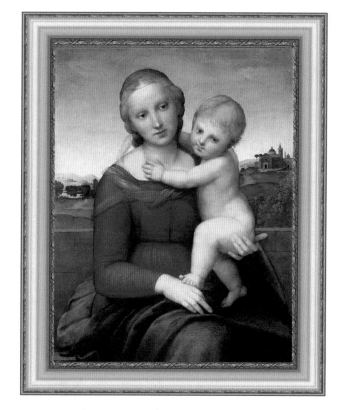

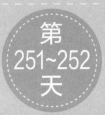

音乐胎教：欣赏《小夜曲》

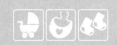

　　《小夜曲》是一种非常抒情的音乐形式，今天我们要推荐给准妈妈听的是海顿创作的《F大调第十七弦乐四重奏》的第二乐章《如歌的行板》。

　　孕晚期，准妈妈易被失眠困扰，此时，可以听听这首乐曲，能使准妈妈感到安心和愉悦。

　　这首乐曲，曲调明朗，节奏轻快，旋律优美，具有一种典雅而又质朴的情调，表现了无忧无虑的意境，如同一个少年在倾诉对爱人的思念，让人心旷神怡。乐曲由第一小提琴奏出柔美亲切的主题，充满欢乐的情绪。其他三个声部由第二小提琴、中提琴、大提琴用拨弦模仿吉他的音响为之伴奏。篇幅虽小，但很精致。旋律轻盈、优美。曲中连续出现了三次远距离大跳，但旋律线条依然流畅并富有歌唱性。结尾也仍保持着清新、动听的歌唱性旋律。

海顿和他的音乐

　　此曲原为海顿创作的《F大调第十七弦乐四重奏》的第二乐章，名为《如歌的行板》，后来被改编为管弦乐器、小提琴独奏曲、吉他曲等，也被称作《小夜曲》。海顿一生中共写有80余首弦乐四重奏，大多是欢乐热情的风格，这首也不例外。这是一首典型的器乐小夜曲，是海顿在1771年所作。听了这首充满生机和活力的曲子，准妈妈也会心情愉快的。

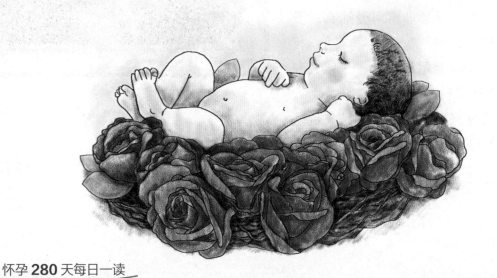

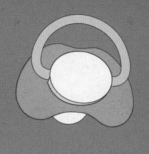
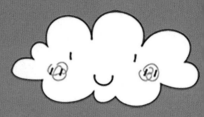
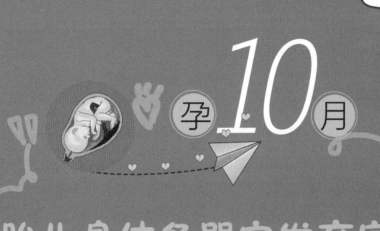

孕10月

胎儿身体各器官发育完成

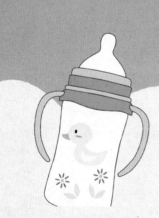

《逐月养胎法》说："妊娠十月，五脏俱备，六腑齐通，纳天地气于丹田，故使关节人神皆备，但俟时而生。"

孕10月，胎宝宝除了肺部功能需要在出生后几小时内完善外，其他的所有器官都已发育完全，只等待时机降生了。

胎儿与准妈妈

孕10月，胎儿身体各器官已发育完成，其中肺部是最后一个成熟的器官，在宝宝出生后几个小时才建立起正常的呼吸模式。出生后的宝宝哭声响亮，吸吮能力强，这都跟他在孕中期就开始在妈妈的子宫里练习吸吮手指的经验密切相关。

怀胎十月，胎儿已经发育成熟，胎头进入母体的骨盆中，静待一朝分娩，瓜熟蒂落，诞生人世。

孕10月的准妈妈体重达到最高峰。身体的分娩准备已经成熟，子宫和阴道趋于软化，容易伸缩，阴道分泌物增加，以方便胎儿通过产道。而且子宫收缩频繁，开始出现分娩的征兆。进入足月的准妈妈，在此阶段最重要的功课就是安心养胎，等待分娩。

稳定情绪最重要

临近分娩了，准妈妈紧张、不安、惶恐的情绪越发严重，这样的情绪很容易通过准妈妈传达给胎宝宝，造成宝宝躁动。所以，准妈妈在此阶段要调整好自己的心态，尽量多想一些轻松、愉快的事情，分散自己的注意力，给宝宝创造一个安静祥和的环境。此外，准妈妈不要太纠结预产期。医院产科发现，能够在预产期当天降临的宝宝还不到10%，这意味着多数宝宝在分娩时间上有着自己的小计划。因此，准妈妈在这一阶段对自己的身体的敏感度要加强，如果有异常情况要迅速处理，特别是有家族急产史的准妈妈尤其要注意；而准爸爸在这一阶段则需要调整外出的频率，尽可能地在宝宝发动的第一时间陪伴在准妈妈身边。

了解临产征兆，做到心中有数

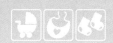

不规则宫缩

为分娩做准备，子宫会频繁不规则地收缩，常在夜间发作，白天好转，站立活动后多发，休息后好转。准妈妈常常会因此感到腰酸和腹胀，也有人会觉得肚子发硬。

胎位固定

临产前，由于胎宝宝的头部已经下降到了骨盆里，胎位已经固定，随时准备降生，所以准妈妈就会觉得他安静了许多。这是正常现象，准妈妈不必担心。

见红

在分娩前24~48小时内，因宫颈内口扩张导致附近的胎膜与该处的子宫壁分离，毛细血管破裂经阴道排出少量血液，与宫颈管内的黏液相混排出，俗称见红，这是分娩即将开始比较可靠的特征。

阵痛

临近分娩，子宫会开始收缩，把胎宝宝往产道方向挤压，这样准妈妈就会感觉到阵痛。如果准妈妈感觉到宫缩，可以先监测一下宫缩的间隔时间。如果没有规律或是有规律但间隔很长，那么离分娩还有一段时间，可以在家休息。等阵痛达到至少10分钟一次的时候再入院待产。在家休息时不用一直卧床，也可以下床走动，只要不做剧烈和使用腹肌的运动就不会有什么问题。

哪些特殊情况需要提前住院

1. 重度子痫前期（妊娠期高血压疾病），需根据医生要求，提前住院。

2. 妊娠合并心脏病。应提前住院，做相关科室检查，为顺利分娩提供安全保障。

3. 准妈妈患有糖尿病。

4. 准妈妈胎位不正，如臀位、横位等，应提前住院，随时做好剖宫产的准备。

5. 准妈妈有剖宫产史，再次怀孕，医生会建议准妈妈提前住院，方便医生观察准妈妈的情况，决定分娩方式。

6. 双胞胎或多胎妊娠。

一般情况下，产检时医生会根据准妈妈的身体情况，决定是否需要提前住院，所以，准妈妈只要遵医嘱就好。

保证营养，为分娩储备能量

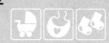

少盐多水

虽然孕晚期水肿日益严重，准妈妈也不要限制水分的摄入量，因为母体和胎儿都需要大量的水分。相反，摄入的水分越多，越能促进体内水分排出。

少摄入盐可以帮助准妈妈减轻水肿症状，但是，准妈妈也不宜忌盐。因为准妈妈新陈代谢比较旺盛，特别是肾脏的过滤功能和排泄功能比较强，钠的流失也随之增多，为了保证准妈妈对钠的需要量，就不能严格控制盐的摄入量。盐分的不足易导致准妈妈食欲缺乏、倦怠乏力等低钠的症状。

保证优质蛋白质的摄入

孕10月，准妈妈每天应摄入优质蛋白质80~100克，为将来给宝宝哺乳做准备。临近分娩时，准妈妈可多吃些脂肪和糖类含量高的食品，为分娩储备能量。保证每天主食500克左右，总脂肪量60克左右。可多喝粥或面汤等容易消化的食物。要注意粗细搭配，避免便秘。

孕10月，准妈妈食谱要多种多样，每天要适当地吃蔬菜，最好多吃富含优质蛋白的食物，保证营养全面均衡。产前不宜再补充各类维生素制剂，以免引起代谢紊乱。

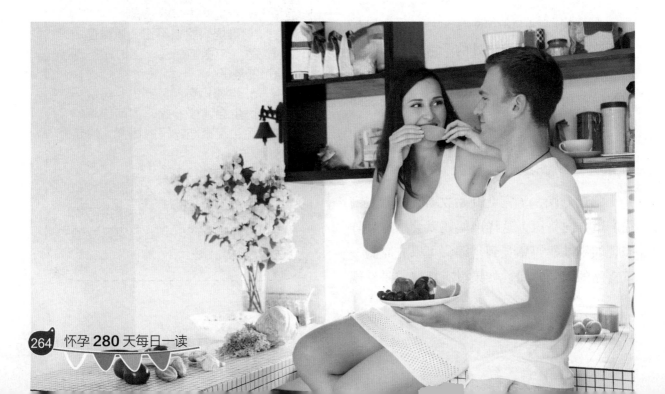

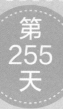

第255天　分娩前的身体准备

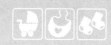

准妈妈在接近预产期时应适时入院。入院太早，时间过长不分娩，就会精神紧张，也容易疲劳，还可能引起滞产；入院太晚，又容易发生意外，危及母子生命安全。

准妈妈出现以下征兆时应入院待产：

临近预产期： 如果平时月经正常的话，基本上是在预产期前后分娩。所以，临近预产期时就要准备入院。

子宫收缩增强： 当子宫收缩间歇时间由较长转为逐渐缩短、阵痛持续的时间逐渐增长、宫缩强度不断增加时，应赶紧入院。

尿频： 准妈妈在临产前尿频，这说明胎儿头部已入盆，即将临产，应立即入院。

见红： 分娩前24小时内，50%的准妈妈常有一些带血的黏液性分泌物从阴道排出，俗称"见红"。这是分娩即将开始的一个可靠征兆，应立即入院。

高危孕妇： 属于高危孕妇的准妈妈应早些入院，以便医生检查和采取措施。

准妈妈出现以下病理情况时应及早入院：

1. 妊娠并发内科疾病，如心脏病、肝肾疾患等。

2. 有不良生育史，如流产3次以上、早产、死胎、死产、新生儿死亡或畸形儿史等。

3. 本次妊娠出现某些异常现象，如妊娠期高血压疾病、羊水过多、羊水过少、前置胎盘、胎位不正等。

4. 存在其他特殊情况，如高龄产妇、骨盆狭窄等。

凡孕期子宫敏感度高，或曾有过流产、早产、习惯性流产史，曾发生过胎膜早破、胎死宫内，有过多次人工流产、引产史，或有子宫颈机能不全的准妈妈，孕期均不宜过多地刺激乳房和乳头，以免引起早产。

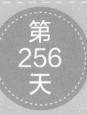 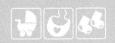

一忌怕

准妈妈应该放松心情，正确对待分娩过程，在现代医学条件下，只要认真进行产前检查，分娩的安全性几乎接近百分之百。

二忌累

到了孕晚期，活动量要适当减少，一直坚持工作的准妈妈此时更要减轻工作强度，并根据自己的情况选择进行休假了，特别要注意休息好，保证睡眠充足。养精蓄锐，保持精力充沛。

三忌急

有些准妈妈在分娩上也是个"急性子"，没到预产期就焦急地盼望早日见到宝宝，到了预产期，更是终日寝食不安。其实，预产期有一个正常范围，提前10天或错后10天左右都是正常现象。俗话说"瓜熟蒂落"，所以准妈妈要保持平稳心态，不要着急。

四忌饥饿

分娩时会消耗很大的体力，因此产妇临产前一定要吃饱、吃好，保持充足的体力，以迎接分娩的到来。

五忌粗心

一些准妈妈大大咧咧，到了临产日期仍不以为然，不去做必要的准备工作。这样，往往到临产时由于准备不充分而手忙脚乱，很容易出差错。所以准妈妈一定要细心做好产前准备，从容面对分娩的到来。

六忌远行

在接近预产期的前半个月就不宜远行了。因为旅途中各种条件都受到限制，一旦提前分娩容易造成危险，有可能威胁到母子安全。

七忌滥用药物

分娩前如果身体出现某些不适，不要自行用药，很多准妈妈产前会出现失眠、腹胀、腹痛等现象，这些都无须用药物解决，如果出现不适，应去医院进行检查，而不能自行用药，以免造成严重后果。

接近分娩，准妈妈要调整心态

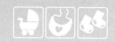

接近分娩，孕妇可能会心情紧张，产生许多疑惑和担忧。如担心胎儿是否健康，有无畸形，初生婴儿是否聪明，会不会发生难产，等等。

孕妇要了解分娩时正常生理过程，只要有良好的心理准备，大都能平安度过分娩这一关。产妇的精神状态固然受到外界各种因素的影响，但也是完全可以控制，并且可以不断进行自我调整的。

相信医生：要相信医院和医生，随着现代医学的进步，已经能够应付可能出现的各种意外，保证母子安全。

了解分娩过程：事先对分娩的过程有详细的了解，对可能出现的各种不正常的因素，都要尽可能地配合好助产人员。

瓜熟蒂落，泰然处之：保持不急不躁、泰然处之的心态，良好的心理状态能很好地帮助产妇克服产前的种种不适、缓解产中的疼痛，并能促进产后的尽快恢复。

对于分娩疼痛的恐惧是此时最为严重的心理问题。分娩过程的疼痛是不可避免的，但也因人而异，有人并不感到很痛，大部分人都是可以忍受的。分娩时的阵痛是自然现象，与受伤、疾病的疼痛有本质上的区别。

据研究，产妇产前的精神状况和分娩疼痛有很大的关系，分娩疼痛有自身心理因素，严重的紧张、恐惧心理会加重疼痛的感觉。对于人体来说，心情舒畅，肌肉也会放松，心情越紧张，肌肉就会绷得越紧。心情紧张可导致原发或继发宫缩乏力、产程延长等异常分娩，不仅疼痛加剧，还会造成难产、滞产，更严重的还会发生产后大出血的现象，甚至由于紧张的心理，产道不能撑开，致使本来可以顺产的婴儿突然窒息死亡，酿成更大的痛苦。

所以，必须从思想上消除对分娩的恐惧，保持平静的心态，分娩时也就不会感觉太疼了。

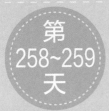

对话胎教：跟胎儿说一说即将迎接他/她的这个世界

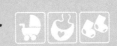

看看美丽的晨景

太阳每天东升西落，人们生活在一个昼夜规律的世界中，晚上睡觉白天醒来，经过一夜的休养生息，整个世界都充满了朝气。所以，在早晨起来后，准妈妈和准爸爸不妨先对胎儿说一声"早上好"。然后给胎儿描述一下早上美丽的景色，比如：太阳公公现在是什么样子的，阳台上的花花草草什么样子，天空是什么颜色，天上的云朵是什么形状……

描述一下居住的环境

宝宝即将来到这个世界，就让宝宝预先熟悉一下周围的环境吧。比如，所住的小区在哪里，叫什么名字，小区的周围环境如何，有什么典型的建筑物，这个建筑物有什么特点……还有家里的环境是怎样的，比如厨房在哪里，爸爸妈妈的卧室在哪里，宝宝未来的房间在哪里，这些都可以给宝宝讲一讲。

说一说每天的所见所闻

宝宝将来要面对的除了你所熟悉的，也有你不熟悉的，比如路上的行人、公园池塘里的小鸭子、街角的花店等，这些都是你和宝宝生活中的一部分，所以，也对胎儿描述一下出现在你视野中的这部分内容吧，让胎儿感受到世界的丰富和美丽，并充满期待。

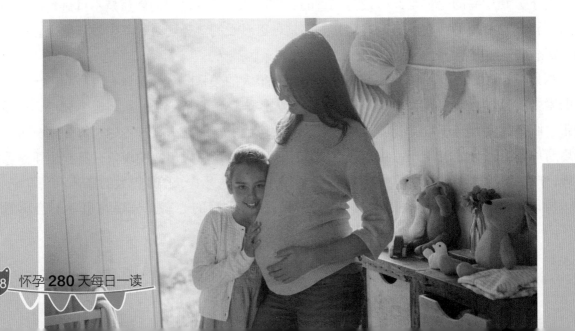

 第260天 **教你分娩前舒缓焦虑的小妙招**

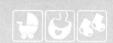

分娩前焦虑、不安的危害

临近分娩前，如果准妈妈常常感到焦虑不安，会直接影响到生产过程和胎儿的健康状况：

> 1. 使准妈妈肾上腺激素分泌增加，导致代谢性酸中毒引起胎儿宫内缺氧。
>
> 2. 焦虑还可引起自主神经紊乱，导致产时宫缩无力造成难产。
>
> 3. 由于焦虑，得不到充分的休息和营养，生产时会造成滞产。产前严重焦虑的准妈妈剖宫产及阴道助产比正常准妈妈高一倍。
>
> 4. 严重焦虑的准妈妈常伴有恶性妊娠呕吐，并可导致早产或流产。
>
> 5. 产后易发生围产期并发症等。

舒缓焦虑的小妙招

放松肌肉法：挺直腰背坐在垫子上，全身放松下来。想象着自己背部肌肉开始一点点重下来，就像背着一座山那样沉重。这时睁开眼睛，抛开大山的压力，体验一把轻松的感觉。想象完背部后，可以用此法再想象肩膀肌肉、臀部肌肉、大腿肌肉、小腿肌肉……

这样来回放松肌肉，可以有效地使准妈妈疏通血液循环，缓解心理压力。

深呼吸法

坐在舒服的垫子上，挺直腰背，闭上眼睛，全身放松。慢慢地用鼻子先吸气（吸气时想象自己在森林中漫步，或在白色的沙滩上捡到了漂亮的贝壳……），吸入肺腑后屏住呼吸，然后慢慢地呼气。多做几次，可以借调节气息来缓解紧张情绪。

刺激太阳穴和内关穴

想要缓解不安和焦虑，可刺激太阳穴、内关穴（内关穴位于手腕向上三横指正中线上）。这样做可以缓解紧张的情绪，具有稳定血压、镇静神经的作用。

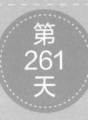
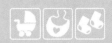
准爸爸最好陪产

准爸爸陪在身边，可以帮助准妈妈克服紧张情绪。准爸爸可以分担准妈妈的痛苦，也可以分享宝宝平安降生的快乐，这对于增进夫妻感情至关重要。

掌握基础的孕产知识

带着开放、接受的心态去和准妈妈一起参加产前辅导班，在那里可以了解到有关生产的全面而专业的基础知识。同时，也可以了解其他准爸爸是怎样计划度过这个重要时刻的。

做好等待的准备

建议分娩的早期最好在家里度过，这样选择的原因一方面是从舒适的角度考虑，另一方面是因为有些产床紧张的医院非到宫缩变得有规律时才准许住院。这时，可以想办法帮助准妈妈放松心情，比如陪她看看电视或陪着她在床上休息一会儿。

不要在意"拒绝"

分娩过程中，准妈妈完全进入了她自己的世界。要知道，分娩过程中的疼，是疼到了什么都不顾的地步，她可能会因此而情绪变化无常，这种变化会令准爸爸束手无策。告诉自己，她只是对正在经历的疼痛做出反应而已。

帮她采取措施，放松身心

在妻子需要的时候，帮助她采取各种减痛措施，别忘了利用那些在产前辅导课中或孕产书上所学到的知识。比如，建议她换个姿势，或帮助她寻找一种宫缩时能让她转移注意力的方法，如和她一起调整呼吸，说些安慰的话，或给她做脚部按摩。当她开始觉得又熬不过去时，你就重复这一套办法鼓励她坚持下去。

明确自己的任务

产房是个紧张忙碌的地方。如果准爸爸能进入产房陪产，要清楚哪些是自己能做的，哪些是应该让医护人员去处理的。不要大惊小怪，也不要随便乱说乱动，放心让医护人员做他们的工作，你只需要集中精力安抚准妈妈的情绪就好。

第262天　突然分娩的应对措施

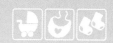

当准妈妈在医院以外的地方突然肚子痛，马上要临产了，该怎么办呢？千万不要慌张，按照以下程序操作，保证母子平安！

先冷静下来

对于毫无经验的准父母来说，突然要独自面对宝宝即将出生的过程，紧张的心情可想而知。此时应努力告诉自己及家人不要慌张，只有先保持冷静，才能想到合适的应对办法。

找宽敞空间

找一块平坦宽敞的空间，铺上干净的大浴巾，请产妇保持一个最舒适的姿势，如斜躺、蹲坐等，以准备把孩子生下来。接下来产妇要用力让孩子慢慢娩出，协助者以干净的双手或毛巾接住孩子。

剪断脐带

接着用橡皮筋或者干净的绳子在距离新生儿肚子5厘米以上的地方将脐带绑紧，再用干净的剪刀剪断脐带，并用酒精将断端消毒。

让新生儿哭出来

娩出后，要尽快以干净的毛巾擦拭新生儿脸部和身体，并查看是否有哭声。如果没有哭声的话，可以马上把新生儿倒提起来，轻轻拍打臀部使他哭出声音，然后再把新生儿包裹起来。

胎盘的处理

在新生儿出生后不久，胎盘通常会跟着娩出。此时找容器把胎盘装起来，稍后带到医院请医师确认一下，看胎盘是否完全娩出。如果胎盘没有娩出也不要紧，等到医院之后请医师处理即可。

包好婴儿

为了防止体温下降过快，新生儿出生后要立即用干净的大毛巾小心包好。此时可以把他放在妈妈身边，让他立刻开始吸乳。

平平安安去医院

当产妇和新生儿身体状况大致处理完毕之后，请尽快前往医院，让专业医师接手下面的护理工作。

第263天 随时做好住院准备

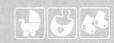

每天洗澡

尽可能每天洗澡，保持身体清洁。淋浴最好，特别要注意保持外阴的清洁。头发最好剪个适合打理的发式。绝对不要做对母体不利的动作，避免向高处伸手或压迫腹部。

吃好睡好

充分摄取营养，保证充足的睡眠、休息，以积蓄体力。初产妇从宫缩加剧到分娩结束需要十几个小时，特别要做好体能的储备。

严禁性生活

到了孕晚期，性生活一定要禁止，此时性生活可能造成胎膜早破，危及胎儿健康。

不要走远了

宫缩随时可能出现，因此要避免一个人在外走得太远，即便是在家附近、购物，也要将时间、地点等向家人交代清楚，最好有家人陪伴再出门。

再确认住院准备的落实情况

生产准备工作：确认住院必需的证件已放在包内；将入院必须带的物品放在包里；把待产包的位置告诉家人；安排好家里的事情；准备好出院时需要的大人和宝宝的用品；确认到医院的最佳路线；有人陪同的情况。

入院预约

提前预约好产科医生、保健医生、住院部、月嫂等。特别是月嫂，要提前联系好，如果生产时间赶上春节或其他假期，更要提前做好劳务人员的储备，以防到时候找不到合适的人员。

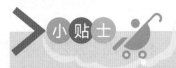 小贴士

准爸爸做什么？

准妈妈马上要进入预产期了，准爸爸此时应做好准备，迎接准妈妈分娩时刻的到来。比如，尽量把去外地出差的事推掉，随时听候准妈妈的差遣。很多准爸爸在这个时候比准妈妈更心急，既担心宝宝能否顺利出生，也担心准妈妈能否平安渡过分娩难关。此时准爸爸一定不要慌了阵脚，只有调整好心态，保持信心，才能将这份乐观的情绪传递给准妈妈。

正确识别临产信号

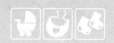

从子宫开始有规律地收缩，一直到胎盘娩出都算是自然分娩的过程。对准妈妈来说，正确识别临产信号，选择恰当的时机，及时到医院分娩，是顺利的保障。

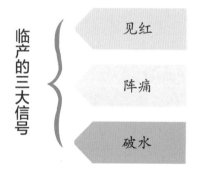

临产的三大信号 { 见红 / 阵痛 / 破水 }

见红

见红是分娩的征兆之一，由于子宫收缩，宝宝的头开始入盆，胎膜和子宫壁逐渐分离摩擦引起血管破裂而造成出血。通常是粉红色或是褐色的黏稠液体，或是分泌物中的血丝。一般来说，见红后的24小时内就会开始阵痛，进入分娩阶段。但是实际情况是很多人见红后几天甚至一周后才分娩。个体差异很大，所以关键在于见红后要观察它的性状、颜色、量等再做判断。如果只是淡淡的血丝，量也不多，准妈妈可以留在家里观察，平时注意不要太过操劳，避免剧烈运动就可以了。

阵痛

阵痛指周期性的子宫收缩。起初每30分钟或1小时，有10~20秒的腹部张力，然后间隔时间越来越短，逐渐加强规律性的子宫收缩。到了每10分钟1次规律的阵痛，就意味着分娩即将开始，必须入院了。待产妇早一点入院较安全。

破水

一般先阵痛才破水，是指包裹胎儿的羊膜破裂使羊水流出，羊水稍黏、无色，与尿液相似，有时含胎粪或胎脂。准妈妈感觉到温热的液体从阴道流出，不受意识控制，具有持续性。

如果发现出血量和生理期的出血量相当甚至超出，血呈鲜红色，或者大量涌出，并且伴有腹痛的感觉，就一定要立刻到医院就诊。因为这可能是胎盘剥离引起血管破裂而造成的出血，而非分娩先兆。

给临产准妈妈的饮食建议

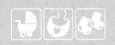

适量摄入高脂肪、高热量的食物：奶油蛋糕、坚果、巧克力和糖果等食物热量较高，临产前可以稍微吃一些，为分娩储备足够的体力和精力。机体需要的水分可由果汁、糖水及白开水补充，还可以喝一些具有抗疲劳和补充能量作用的功能饮料。

多吃高蛋白的食物：可多准备牛肉、鱼类、牡蛎等高蛋白食物和新鲜的蔬菜、水果。体虚的准妈妈在饮食上要多吃高蛋白和维生素含量高的食物。注意食用易消化的食物：如牛奶、鸡蛋挂面、骨头汤、粥等。

钙是准妈妈顺利分娩的"保护神"

对于准妈妈而言，钙有促进分娩的作用。分娩时，准妈妈的子宫会从弱到强地一阵又一阵收缩，把胎儿和胎盘强力推出，心血管系统循环加快，骨盆也为此承受巨大的张力。如果准妈妈缺钙，心脏的收缩舒张就不够有力，骨盆就不够强健，必定承受不住这种全力推挤，胎儿往往会被骨盆卡住而出现难产。子宫的肌肉为平滑肌，促使平滑肌强烈收缩的"信使"就是钙，充足的钙离子进入平滑肌细胞后，"指挥"子宫有力收缩，所以充足的钙的摄入是顺产的有力保障。

准妈妈除了在孕期要一直坚持每天喝牛奶、酸奶外，产前也不要停止奶制品的补充。以往，有专家建议准妈妈分娩时带些巧克力进产房，认为巧克力能使人体内产生内啡肽，这种成分可以让人兴奋、快乐，具有止痛作用。还可以带一些不加维生素D就可吸收的钙片进去，和巧克力相隔半小时服用，效果也很好。

即便是分娩后，补钙的任务也并没有完成。有的新妈妈一生完宝宝就觉得大功告成，自动停止补钙。然而，母乳含钙虽然比牛奶和奶粉少，但更容易被新生儿吸收。所以，准妈妈在分娩后，仍需补充大量的钙，以使奶水中钙质充足，为宝宝提供钙。哺乳期的妈妈仍需比平时多补两倍的钙。

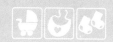
生孩子是每一位女性都要经历的时刻，然而很多准妈妈随着分娩日期的临近，开始出现紧张和恐惧，在这里告诉准妈妈一些分娩的注意事项，首先提醒准妈妈临产的一些前兆。

1. 轻松感

孕妇一般到了临产前两周左右的时候，由于子宫底会下降，对胃部压力缓解，这时上腹部反而比以前自觉轻松一些，叫作"轻松感"，呼吸也较前舒畅了，胃部压迫感减轻了，饭量也会相应增加。

2. 尿频

《胎产心法》中说："临产自有先兆，须知凡孕妇临产，或半月数日前，胚胎必下垂，小便多频数。"分娩前胎儿下移准备从母亲生殖道娩出，胎儿身体最下面的部位下降到母亲骨盆入口的位置时，孕妇必然会感觉到下腹部坠胀，膀胱被压迫，出现尿频、腰酸腿痛、走路不方便等症状。

3. 见红

见红即出血。因为子宫开始收缩，宝宝的头开始下坠入盆，入盆途中引起胞宫的脉络破损而出血，一般是红褐色的黏稠液体或血丝，俗称"见红"。有的准妈妈在见红的前几周会先有白带增多现象，见红多在阵痛前的24小时出血，但也有的在分娩几天前甚至一周前就反复出现见红。如果只是淡淡的血丝，量不多，准妈妈可以先在家里观察，注意此时就不要剧烈运动了。见红是分娩即将开始比较可靠的征兆，一般见红后24~48小时就会分娩。需要注意的是，如果还不到预产期，而且出血量很多，大于平时的月经量，呈鲜红色可能就不是分娩征兆了，应考虑是否有异常情况，如前置胎盘或胎盘早剥等疾病，需要立即到医院检查，否则很可能会有生命危险。

4. 规律收缩

　　一般宫缩开始时疼痛持续30秒，间隔10分钟。以后宫缩疼痛持续的时间逐渐延长，间隔时间缩短至2~3分钟，持续50~60秒，这是分娩马上来临的前兆。此时千万别慌乱，赶紧到医院待产。《达生篇》说："……渐痛渐紧，一阵紧一阵，是正产，不必惊慌。"

5. 破水

　　阴道流出羊水，俗称"破水"。破水时，孕妇阴道内就好像流水一样，根本无法控制，一股一股的热水向下流，隔一阵流几股，腹部也会伴有抽痛感，那时宝宝可能就要出生了。如《十产论》所说："正产者，盖妇人怀胎十月满足，阴阳气足，忽腰腹作阵疼痛……谷道挺拼，继之浆破血出，而遂自生。"但是，破水的前提一定是发生在临产前夕，而且出现其他临产先兆。此时应立即躺下，取平卧位，在臀下放一个枕头或垫一些衣服，使臀部抬高，以防脐带脱垂，还可以减少羊水流出，防止因羊水过少导致难产、初生婴儿窒息等意外；如果羊水流出太多，可垫块卫生巾，并保持平卧状态，由家人尽快送到医院检查待产。如果发生在非预产期，即预产期之前的日子里，那就可能不是破水了，需要尽快前往医院，检查是不是胎膜早破，以便医生及时采取措施。

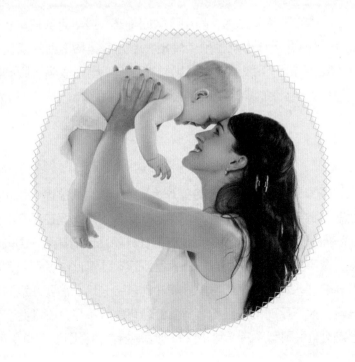

专家解读"无痛分娩"

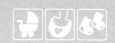

什么是无痛分娩

我们通常所说的"无痛分娩",在医学上其实叫作"分娩镇痛",是用各种方法使分娩时的疼痛减轻甚至消失。目前通常使用的分娩镇痛方法有两种:一种方法是药物性的,是应用麻醉药或镇痛药来达到镇痛效果,这种就是我们现在所说的无痛分娩。另一种方法是非药物性的,是通过产前训练、指导子宫收缩时的呼吸等来减轻产痛;分娩时按摩疼痛部位或利用中医针灸等方法,也能在不同程度上缓解分娩时的疼痛,这也属于非药物性分娩镇痛。

精神无痛分娩法

给产妇及家属讲解有关妊娠和分娩的知识,使他们对分娩中所发生的宫缩痛有所理解,从而对分娩的安全性有信心,这可使产妇消除恐惧、焦虑心理,分娩时产生强有力的宫缩,有助于产程顺利进展。指导产妇在宫缩增强以后做缓慢的深呼吸,以减轻宫缩时的疼痛感觉。目前开始提倡家属陪伴待产与分娩。痛苦之时有亲人在旁守护,产妇会感到无限安慰,增强对疼痛的耐受性。

药物镇痛

药物镇痛可起到镇静、安眠、减轻惧怕及焦虑心理的作用。临床中常用的镇痛药物有安定、杜冷丁等药物,但不可大量使用,尤其是胎儿临近娩出3~4小时内,以免影响宫缩和抑制新生儿呼吸。

硬膜外腔阻滞镇痛

镇痛效果较为理想的是硬膜外腔阻滞镇痛,通过硬膜外腔阻断支配子宫的感觉神经,减少疼痛,由于麻醉剂用量很小,产妇仍然能感觉到宫缩的存在。产程可能会因为使用了麻醉剂有所延长,但是可以通过注射催产素加强宫缩,加快产程。硬膜外腔阻滞镇痛有一定的危险性,如麻醉剂过敏、麻醉意外等。由于在操作时程序比较烦琐,在整个分娩过程中需要妇产科医生与麻醉科医生共同监督、监测产妇情况。

为什么要做会阴侧切

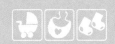

会阴是指阴道到肛门之间长2~3厘米的软组织。在分娩过程中，由于阴道口相对较紧，影响胎儿顺利娩出，需要做会阴侧切手术，扩大婴儿出生的通道，会阴侧切术是产科常见的一种手术。

对于会阴侧切，不少产妇都会感到恐惧。其实，进行会阴侧切对产妇和胎儿有时是必需的。胎儿出生时要经过子宫口、阴道和会阴等，会阴是产道的最后一关。子宫口与阴道需胎儿先露部分慢慢将其扩展，会阴也需要一定时间才能扩松。胎儿通过产道时间越长，缺氧的可能性越大。所以，做侧切可扩大会阴，保护胎儿，使其尽快出生。

会阴侧切术是对会阴组织的一种保护措施，避免生产过程中会阴的严重裂伤。会阴侧切术可减轻产道对胎儿头部的压迫，减少新生儿颅内出血等症状发生。

初产妇分娩时，大部分要做会阴侧切。会阴侧切常用于以下情况：

1. 初产妇会阴紧，分娩时常有不同程度撕裂，会阴侧切是为防止不规则撕裂和损伤肛门。

2. 手术助产时，为了便于操作，防止会阴裂伤，一部分产妇需会阴侧切。

3. 出现胎儿窘迫时，应迅速娩出，会阴侧切可达到此目的。

4. 会阴侧切能缩短分娩时间，减少盆底组织松弛，减少产后阴道膨出及子宫脱垂，不影响日后性生活。

在做侧切时一般要用少量麻醉药，产妇可无痛觉。胎儿娩出后，将侧切部位缝好，5天后拆线，便可恢复原样。

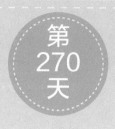

第270天 剖宫产如何进行麻醉

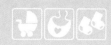

剖宫产一般是有局部麻醉（相对于全身麻醉而言），主要有脊椎麻醉、硬脊膜外麻醉两种。麻醉时需要侧躺，并把腰弯起来，方便注射麻醉剂。注射后，腹部和下肢会麻木，无法用力，但意识是清醒的，可以说话并听到宝宝的哭声，如果手术中感到不适，也可以及时告诉医生。

脊椎麻醉的特点

麻醉效果来得快，打完后很快就能手术了，产妇感觉不到开刀，下肢也不能动。注射完后不留麻醉导管。

硬脊膜外麻醉的特点

麻醉效果是慢慢出现的。注射完后要等20分钟左右再手术。感觉不到疼痛，但能感知开刀的动作。下肢也不是不能使用力量，无痛分娩也是在这种麻醉下，既能止痛，也不妨碍分娩用力。注射完后会保留导管持续给药，手术中如果需要，可以追加麻醉药，导管也能一直留到手术后继续止痛。

剖宫产麻醉安全吗

剖宫产常用的两种麻醉都是直接作用于神经，所以止痛效果很好，经胎盘吸收的也非常小，对胎儿并无不良影响，所以不用担心，麻醉的安全性是很高的。但两种麻醉也都可能出现不良反应，比如恶心、呕吐、头晕、胸闷、发抖等。脊椎麻醉出现不良反应的概率更大些，但不会出现很严重的并发症。硬脊膜外麻醉的难度相对较大，有可能意外将麻醉药物注入血管或脊椎内，发生毒性反应，所以也有一定的风险。

尽管如此，准妈妈也不用太担心。因为手术时选择的往往是麻醉医师最习惯、最熟练的麻醉方式，所以一般不会出现意外。

剖宫产怎样缝合

剖宫产缝合目前最常用的是肠线，它是一种可吸收缝线，缝合后无须拆线，住院天数短，伤口的疼痛也较轻，但也有少许产妇对肠线的吸收不好，缝线处出现小小的脓肿，引起一些疼痛或不适。

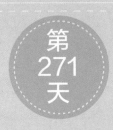
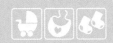
产房什么样

产房最好是宽敞、明亮、温馨的，一些医疗设备是可移动的，或者可放入柜子的，以减轻待产准妈妈的恐惧心理。

产床	产床上设有利于产妇分娩的支架，有些部位可抬高和降低，床尾可以去掉，床垫厚实、质量好。
胎儿监护仪	可时刻记录下宫缩和胎儿心跳，通过这种仪器可了解胎儿情况。
保温箱	由于新生儿热量易丧失，为防止体温降低，有时需将其放入保温箱内。目前大部分为开放式保温箱。
吸氧设备	当子宫收缩的时候，胎儿的血液和氧气供应都会受到影响，吸氧能够使产妇的氧气储备增加，提高对子宫收缩的耐受能力，对产妇和胎儿都有好处。
吸引器	胎儿在母体内处于羊水包围之中，口腔和肺内有一定量的羊水存在，新生儿受到产道的挤压，羊水被挤压出去，可减少肺部疾患的发生。少数新生儿口腔内仍有羊水，甚至还会有胎粪，就需要用吸引器吸出，它是产房必备的设备。
心电监护仪	对高危或产后出血的产妇进行生命体征监护。

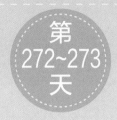
语言胎教：为胎宝宝读诗
《开始》

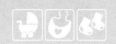

开 始

"我是从哪儿来的，你，在哪儿把我捡起来的？"孩子问他的妈妈说。

她把孩子紧紧地搂在胸前，半哭半笑地答道——

"你曾被我当作心愿藏在我的心里，我的宝贝。"

"你曾存在于我孩童时代玩的泥娃娃身上；每天早晨我用泥土塑造我的神像，那时我反复地塑了又捏碎了的就是你。"

"你曾和我们的家庭守护神一同受到祀奉，我崇拜家神时也就崇拜了你。"

"你曾活在我所有的希望和爱情里，活在我的生命里，我母亲的生命里。"

"在主宰着我们家庭的不死的精灵的膝上，你已经被抚育了好多代了。"

"当我做女孩子的时候，我的心的花瓣儿张开，你就像一股花香似的散发出来。

"你的软软的温柔，在我的青春的肢体上开花了，像太阳出来之前的天空上的一片曙光。"

"上天的第一宠儿，晨曦的孪生兄弟，你从世界的生命的溪流浮泛而下，终于停泊在我的心头。"

"当我凝视你的脸蛋儿的时候，神秘之感淹没了我；你这属于一切人的，竟成了我的。"

"为了怕失掉你，我把你紧紧地搂在胸前。是什么魔术把这世界的宝贝，引到我这双纤小的手臂里来的呢？"

——［印度］泰戈尔

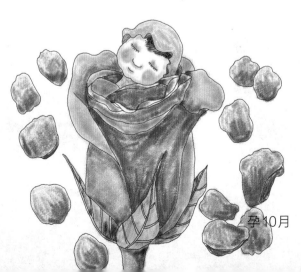

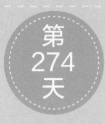

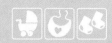

第274天 了解分娩四大要素

产道

产道由软产道和骨产道组成，是胎儿娩出的通道。软产道指子宫下段、子宫颈、阴道、会阴；骨产道指骨盆。骨盆大小与体形有一定关系，但不是绝对的，应通过骨盆测量了解骨盆情况。

胎儿

胎儿大小、胎位对于分娩十分重要。胎儿过大会给分娩增加困难。胎位是指胎儿在母体内所处的位置。头位是正常胎位，臀位及横位是异常胎位。需要及时发现异常胎位，并根据具体情况给予积极纠正。

产力

产力主要是指宫缩力，还包括腹部肌肉的收缩力。产力在分娩过程中起着重要的作用，依靠宫缩力可以使子宫口逐渐扩张，胎头下降。宫口开全后，由于胎头压迫，产生向下用力、屏气的感觉，使腹部肌肉收缩用力。腹部肌肉的收缩力是可以控制的。

精神状态

产妇在分娩过程中的不良精神状态，如过于紧张、害怕、担心等，都有可能对产程造成影响。

产道、胎儿、产力、精神状态四大要素互相联系、互相影响。十月怀胎非常不容易，想要顺利地生下健康可爱的宝宝，准妈妈一定要用足够的信心、勇气和乐观的心态来面对，积极与医生配合。

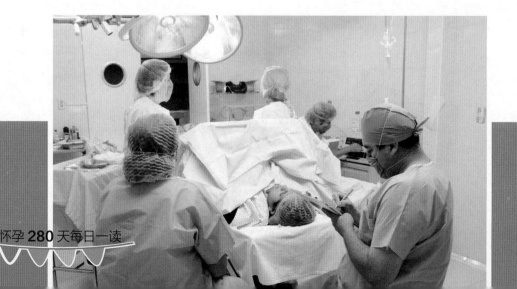

第275天 分娩六字箴言

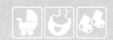

《达生篇》提出的临产"睡、忍痛、慢临盆"六字箴言，言简意赅，对现在所有的产妇都有很好的指导作用，大家一定要谨记。

睡

分娩前充足的睡眠是保存体力、养精蓄锐最好的方式之一。分娩是一项"体力活"，聪明的孕妇分娩前就开始攒足精力备战分娩了。建议临产前最好能够每天踏踏实实地睡7个小时以上，如果睡不着，那就闭目养神，千万不要慌张，以免自乱阵脚，消耗了体力，到生产时筋疲力尽。

忍痛

分娩疼痛是逃避不掉的，是女人必过的一关。准妈妈要正确认识分娩疼痛，并从心里接受它、战胜它，甚至期待它的到来。这大概是古人"忍痛"的真正寓意吧。千万不要在关键时刻"掉链子"，忍不住宫缩疼痛，在需要勇气和毅力的时候打退堂鼓，娇气地急于上产床，试图尽早解除"痛苦"，"久卧伤气"躺得太久，气虚不能正常运行，反而会越躺越累。或者狂喊乱叫，消耗体力，结果会事与愿违，变得更加惶恐，"惊则气乱"气血逆乱，导致宫缩异常不利于分娩。

慢临盆

慢临盆的意思就是顺势而为，不要急于用力。三个产程，每个产程都是有规律的，聪明的做法是不要人为缩短或延长产程。骨盆、胎儿、胎儿的肢体都是不规则的，让胎头和胎体慢慢地通过骨盆，这就是"慢临盆"。产妇应该沉着冷静顺势而为，当子宫开始规则地收缩时，不必急于用力，这是一种必然会发生的自然现象。过早用力对分娩的进行无济于事，相反也会出现"帮倒忙"的情况，阻碍子宫口扩张及胎儿下降；还会使体力过早消耗，待真正需要用力的第二阶段却已筋疲力尽。当收缩变得强烈时，在医生和助产士的指导下适度用力就可以了。腹式深呼吸能增加腹压并代替用力，孕妇会感觉舒服些。需要提醒的是不要憋尿，憋尿时膀胱内充满尿液，妨碍胎儿下降，尿液积存也会使下腹部感觉沉重、难受，所以有尿意时尽早上厕所把尿排空。

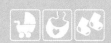
分娩过程对于每位产妇都是一个严峻的考验，在这重要的时刻怎样安然度过？最好多了解一些与分娩有关的知识，这样可以帮助自己做好准备，以迎接新生命的到来。

产程的三个阶段

第一产程：这个产程为子宫颈扩张期，从规则阵痛到宫口开全（10厘米）。这期间，初产妈妈往往要经历12～14个小时的阵痛；经产妈妈因子宫颈较松，容易扩张，需要6～8个小时。

其中从规律宫缩开始至宫口扩张至3厘米为潜伏期，约需8个小时，超过16个小时为异常；从宫口扩张5厘米至开全为活跃期，约需4个小时，超过8个小时为异常。在整个分娩过程中，第一产程历时最长，腹部阵痛越来越频繁，是产妇最艰难的一个阶段。

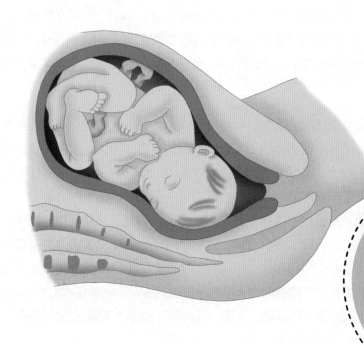

注意：准妈妈要保持安静，尽量忍住疼痛，不要大喊大叫白白消耗体力。如果把体力提前消耗掉，反而会缩减产程，疼痛也会变本加厉。

第二产程：从子宫颈开全到胎儿娩出。初产妈妈这个过程持续1～2个小时，经产妈妈可在1个小时内完成。产妇是在产床上度过这一阶段的，虽然比第一产程的时间短，却是整个产程中最关键的一个阶段。

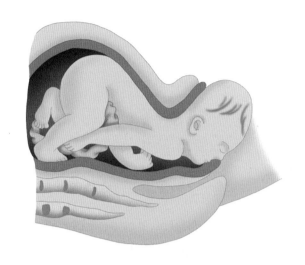

注意：这期间宫缩疼痛会减轻。在胎头即将娩出的那一刹那，准妈妈不可用尽全力，以免造成会阴撕裂或损伤。

第三产程：从胎儿娩出到胎盘娩出。需要5～15分钟，一般不会超过30分钟。

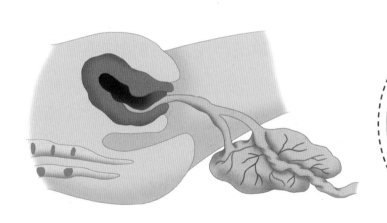

注意：在胎盘尚未娩出之前，产妇应该尽量避免用手去触摸下腹，因为这种刺激容易引起子宫颈口反射性地收缩，阻碍胎盘顺利娩出。

分娩宫缩规律

临产时，起初是不规则的子宫收缩，然后才渐渐变得规律。而其间隔由60分钟缩至30分钟，渐渐变为20分钟或15分钟，而张力也逐渐增强。等到出现5分钟间隔的规律收缩时，真正的分娩也就开始了。不过，每一位产妇的状况不同，如经产妇就可能不是逐渐缩短间歇时间，而会立刻由不规律状态进入5分钟的短暂间歇，在极短时间内进入分娩状态，这是必须注意的地方。

不同产程的配合方法

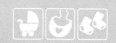

现在，宝宝即将到来的喜悦之情和临产的紧张心情交织在一起，你要调整好心态，多练习分娩技巧，增强对自己与宝宝的信心，缓解紧张焦虑的情绪。

第一产程，不宜用力

心理放松，精神愉快。紧张情绪会使食欲减退，引起疲劳乏力，影响子宫收缩和产程进展。

注意休息，适当活动：利用宫缩间隙休息，节省体力，切忌烦躁不安，消耗精力。如果胎膜未破，可以下床活动，适当的活动能促进宫缩，有利于胎头下降。

采取最佳的体位：除非是医生认为有必要，不要采取特定的体位。只要能使你感觉阵痛减轻，就是最佳的体位。

补充营养和水分：尽量吃些高热量的食物，如粥、牛奶、鸡蛋等，多饮汤水，以保证有足够的精力来承担分娩重任。

勤排小便：膨胀的膀胱有碍胎先露下降和子宫收缩。应保证充分的水分摄入，每2～4个小时主动排尿1次。

在分娩的第一阶段，宫口未开全，产妇用力是徒劳的，过早用力反而会使宫口膨胀、发紧，不易张开。

第二产程，巧用力

宫口开全后，产妇要注意随着宫缩用力。宫缩间隙要休息、放松，喝点水，准备下次用力。当胎头即将娩出时，产妇要密切配合接生人员，不要用力，避免造成会阴严重裂伤。

第三产程，保持情绪平稳

第三产程是指从胎儿诞生到胎盘娩出的过程，需要5～15分钟。产妇要保持情绪平稳。

应该避免的用力方法

大声呻吟或大喊大叫，这样做不仅不能减轻疼痛，反而可能引起过度换气，致使母体缺氧，影响宝宝的血液循环，还会过多地消耗体力，当真正需要用力时已无力可用。

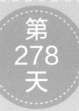

产前准妈妈的饮食宜忌

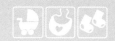

即将分娩的准妈妈此时不要过于紧张，分娩时越紧张，越容易增加疼痛，延长分娩时间。准妈妈此时要放松心情，在待产期间适当进食，消除产前的肌肉紧张。

待产期间适当进食补充体力

分娩过程一般要经历18小时，体力消耗大，所以必须注意饮食。这个时候的饮食要富有营养、易消化、清淡。可选择奶类、面条、馄饨、鸡汤等，也可以将巧克力等高热量的食物带进产房，以随时补充体力。

第一产程适宜食用半流质食物

在第一产程中，由于时间比较长，为了确保有足够的精力完成分娩，食物以半流质或软烂的食物为主，如粥、挂面、蛋糕、面包等，及时补充营养和水分。尽量吃些高热量的食物，如粥、牛奶、鸡蛋等，多饮汤水以保证有足够的精力来承担分娩重任。

第二产程适宜食用流质食物

快进入第二产程时，由于子宫收缩频繁，疼痛加剧，消耗增加，此时应尽量在宫缩间歇摄入一些果汁、藕粉、红糖水等易消化食物，以补充体力，帮助胎儿娩出。

第三产程适宜食用淀粉类食物

第三产程应该选择能够快速消化、吸收的碳水化合物或淀粉类食物，如小米稀饭、玉米粥、全麦面包等，以快速补充体力。

剖宫产前不宜吃东西

如果是有计划实施剖宫产，手术前要做一系列检查，以确定准妈妈和胎儿的健康状况。手术前一天，晚餐要清淡，午夜12点以后不要吃东西，以保证肠道清洁，减少术中感染。手术前6~8个小时不要喝水，以免麻醉后呕吐，引起误吸。手术前注意保持身体健康，避免患上呼吸道感染等发热的疾病。

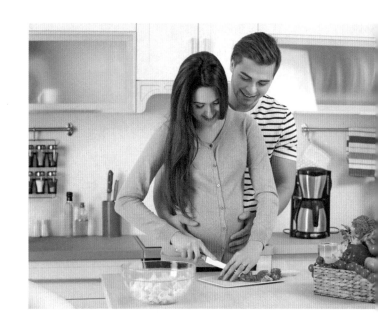

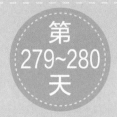
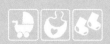
新生儿的标准体重

新生儿的正常体重一般在2500～4000克，男孩比女孩略重一些。

出生后1小时内体重等于或大于4000克的新生儿被称为巨大儿，如属于病理性体重，则容易发生产后低血糖等多种并发症。

新生儿头3个月体重增加值为500～900克/月。

新生儿的能力展示

觅食反射：新生儿已经具有维持生存的神经反射，他有敏锐的嗅觉和感知能力，如果用手指或物体轻轻碰触他的脸颊或嘴角，他会马上将头转向被碰触的一侧，并张口寻找，这种表现就是"觅食反射"。

吸吮反射：当新生儿的口唇触及乳头时，便会出现口唇、舌的"吸吮反射"，这表示他有支配自己行为的能力。

有听觉和视觉：突然有声响时，闭着眼睛的新生儿会立即睁眼或眨眼；当哭泣时，如果听到你叫他的声音，他会安静下来。新生儿在觉醒状态能注视人或物，眼睛会追随移动的物体。

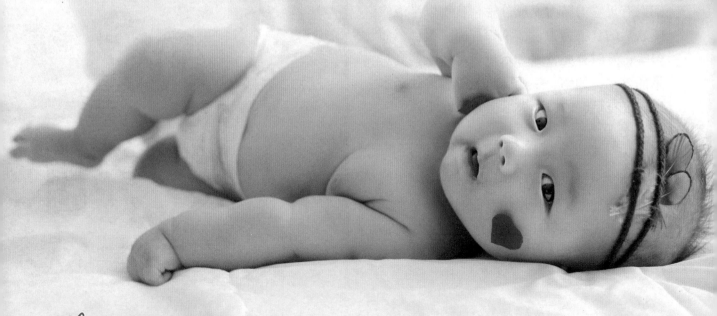